Radjai/Müller

Bleiben Sie herzgesund

Widmung

Wir danken Simone und Michael und den Kindern für Geduld und mentalen Beistand während der intensiven Arbeitsphasen.

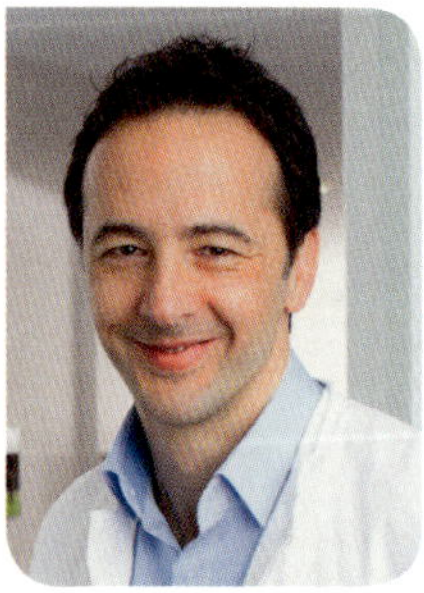

Dr. med. Mohsen Radjai (Dr. Mo) ist Facharzt für Innere- und Allgemeinmedizin, Sportmedizin, Chirotherapie und klassische Akupunktur. Den sympathischen Fernseharzt aus dem ARD-Morgenmagazin und der Kindersendung »Wissen macht Ah!« zeichnet eine langjährige Leidenschaft für die Innere Medizin und speziell die Kardiologie aus. »Mehr und mehr setzen sich meine Patienten mit ihrer Herzgesundheit auseinander. Ich merke aber immer wieder, wie erstaunt sie darüber sind, welchen großen Einfluss der persönliche Lebensstil hat und wie viel sie selbst für ihr Herz tun können.« Wie dies gelingen kann, ohne den Spaß am Leben zu verlieren, das möchte Dr. Mo in diesem Buch zeigen.

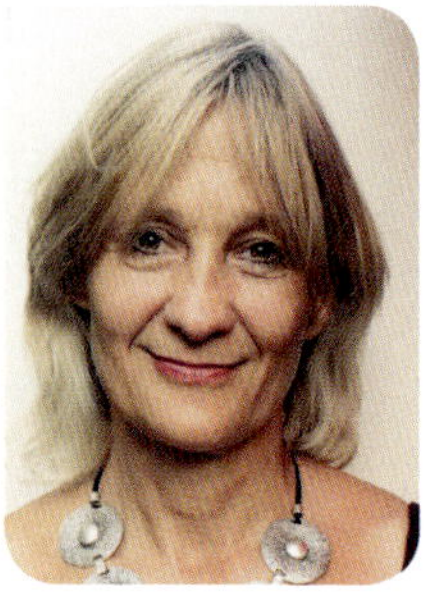

Uschi Müller ist freie Autorin für Fernsehen und Hörfunk, für das ARD Morgenmagazin arbeitet sie zusammen mit Dr. Mohsen Radjai an vielen Gesundheitsthemen. Die studierte Literatur- und Medienwissenschaftlerin freut sich über ihr erstes Buch bei TRIAS: »Ich wollte schon immer mal ein Buch schreiben. Ursprünglich sollte es die Doktorarbeit werden, doch daraus ist aus Zeitmangel nichts geworden. Jetzt wird es stattdessen eine Arbeit mit dem Doktor und dann auch noch zum spannenden Thema Herz, das mir aus familiären Gründen sehr am Herzen liegt. Die Zusammenarbeit mit dem sympathischen Kollegen hat mir großen Spaß gemacht.«

Dank

Wir bedanken uns bei den Maltesern Köln für das kostenlose Zurverfügungstellen des Defibrillators sowie bei der Velogical engineering GmbH Köln für die kostenlose Nutzung des blauen Fahrrads.

Dr. med. Mohsen Radjai
Uschi Müller

Bleiben Sie herzgesund

Herzlichst, Dr. Mo

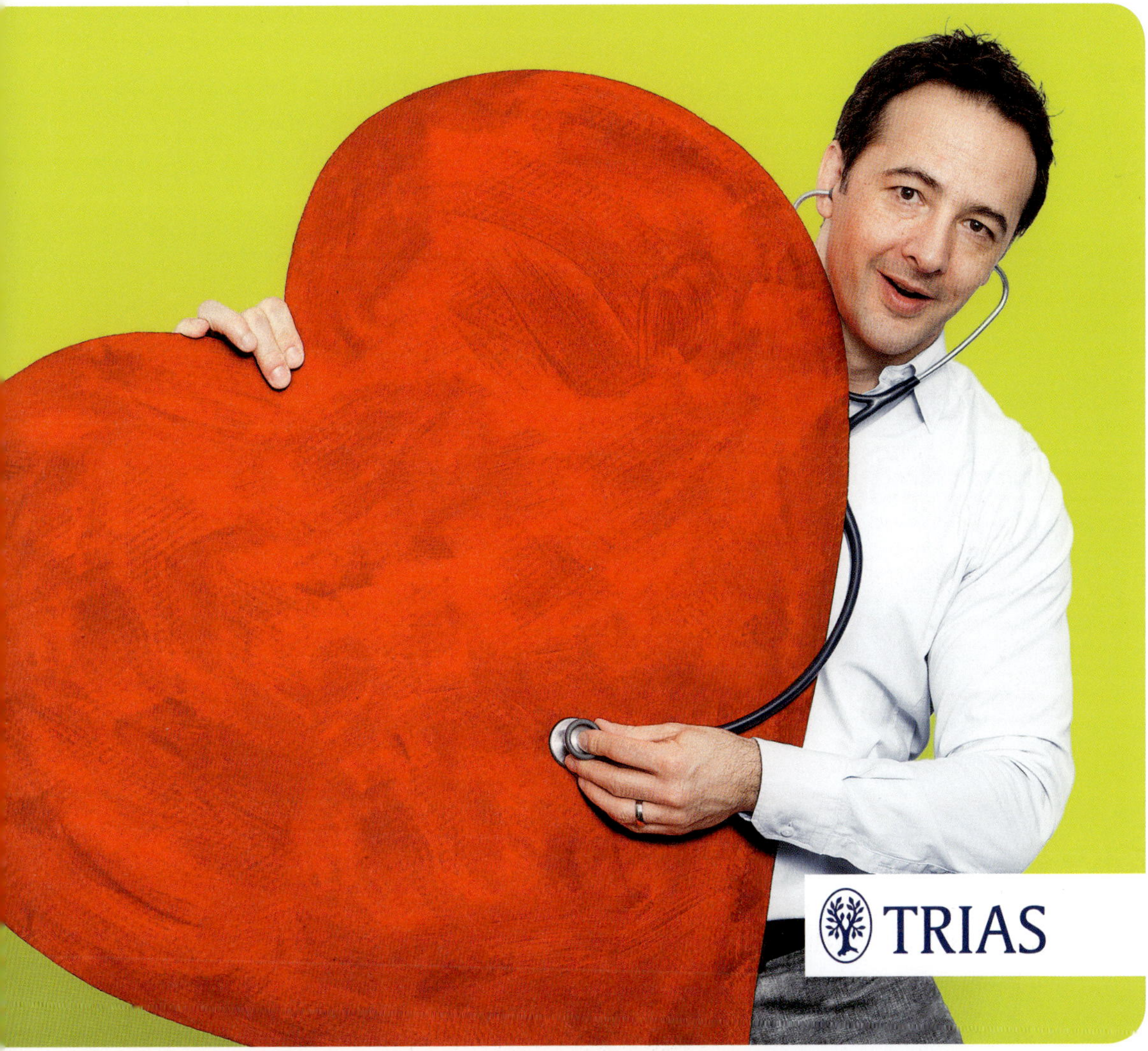

TRIAS

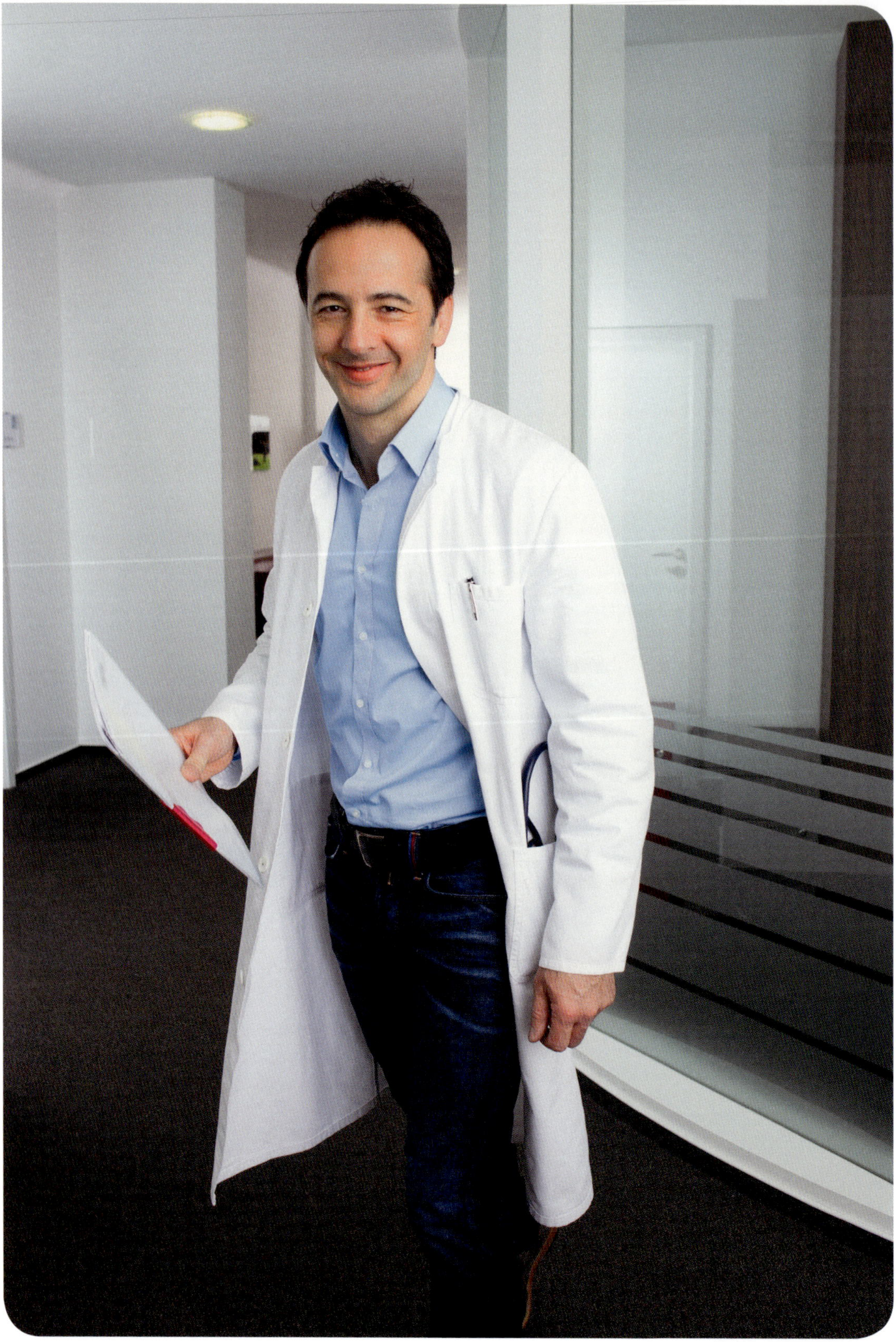

Liebe Leserin, lieber Leser

»Die Innere Medizin liegt mir am Herzen.« Mit diesen Worten habe ich mich 1997 nach bestandenem drittem Staatsexamen beim internistischen Chefarzt der Kliniken der Stadt Köln im Stadtteil Holweide beworben. Ich wollte eine »Marke« setzen. Etwas schreiben, das den Professor neugierig machen sollte, weiterzulesen. Damals bekamen die Professoren eine Vielzahl von Bewerbungen auf den Tisch. Stellen als Arzt-im-Praktikum (AIP) gab es nur wenige. Offensichtlich hat der Professor die Unterlagen vollständig gelesen, denn ich hatte Erfolg und bekam die Stelle.

Meine damalige »Marke« hat bis heute für mich unverändert Bestand.

Neben der Inneren Medizin hatte ich 1993 erstmals echten klinischen Kontakt zur Kardiologie. Im Rahmen der Doktorarbeit untersuchte ich Patienten, die unter einer koronaren Herzkrankheit litten. Die Durchblutungsstörungen ihrer Herzkranzgefäße waren so weit vorangeschritten, dass ein Ballonkatheter zur Behandlung erforderlich wurde.

Bis heute hat sich an meiner Liebe zur Inneren Medizin und vor allem zu »Herz-Themen« nichts geändert. Täglich habe ich in meiner hausärztlichen Praxis für Innere und Allgemeinmedizin Kontakt zu Betroffenen und ihren Angehörigen. Die meisten fühlen sich gut beraten, behandelt und über Jahre vertrauensvoll begleitet. Ihre positive Resonanz hinsichtlich verständlicher Aufklärung zum Hintergrund der Erkrankung, zu den Faktoren, die sie selbst verbessern können, und die gemeinsam dabei erreichten Ziele sind Grundlage und Motivation für das vorliegende Buch.

Es soll mit einem gewissen Augenzwinkern verständlich machen, was uns und unser Herz in jeder Hinsicht bewegt.

Ich hoffe, ich habe auch Sie neugierig gemacht.

Herzlichst, Dr. Mo

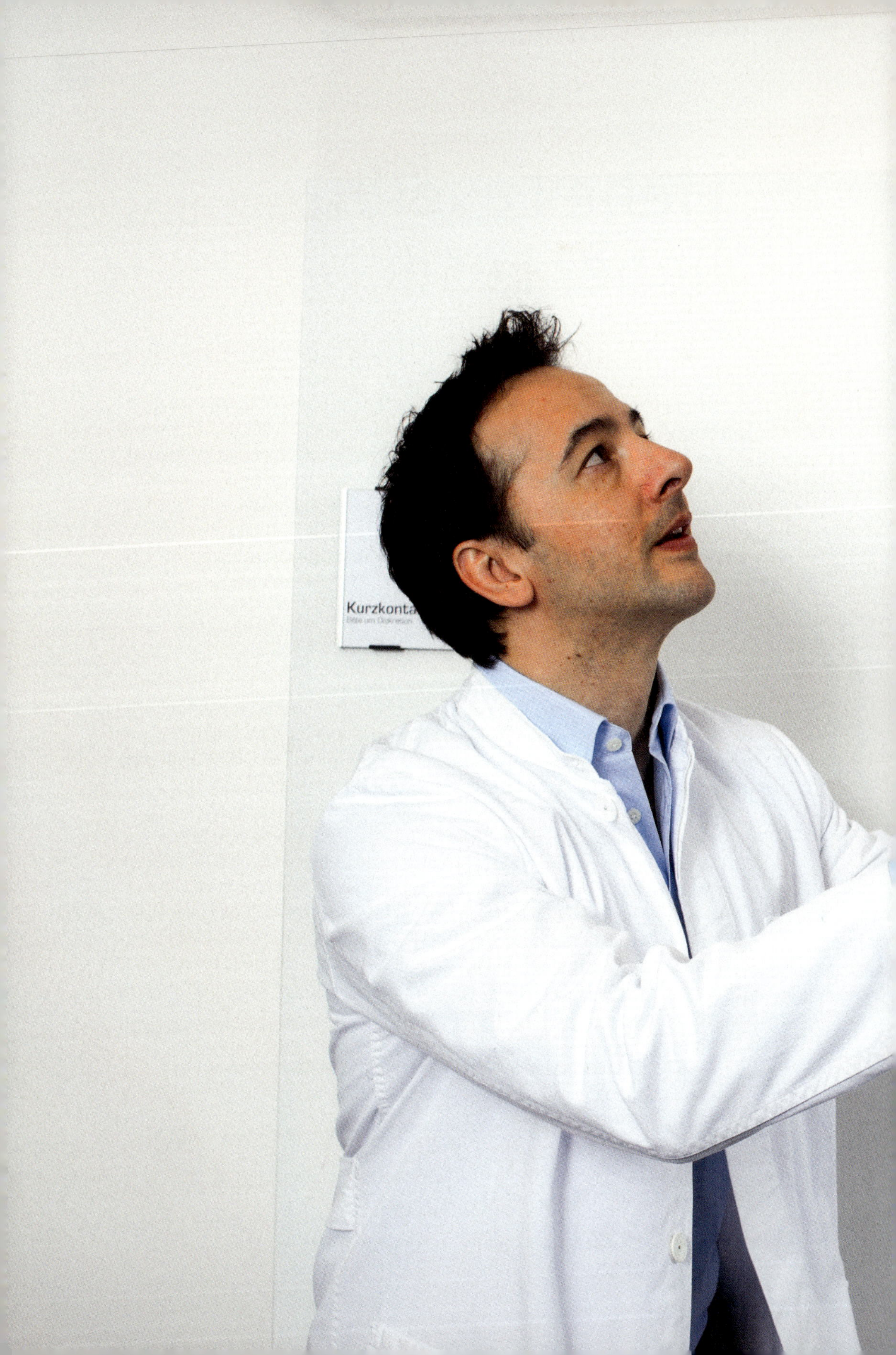
Kurzkonta

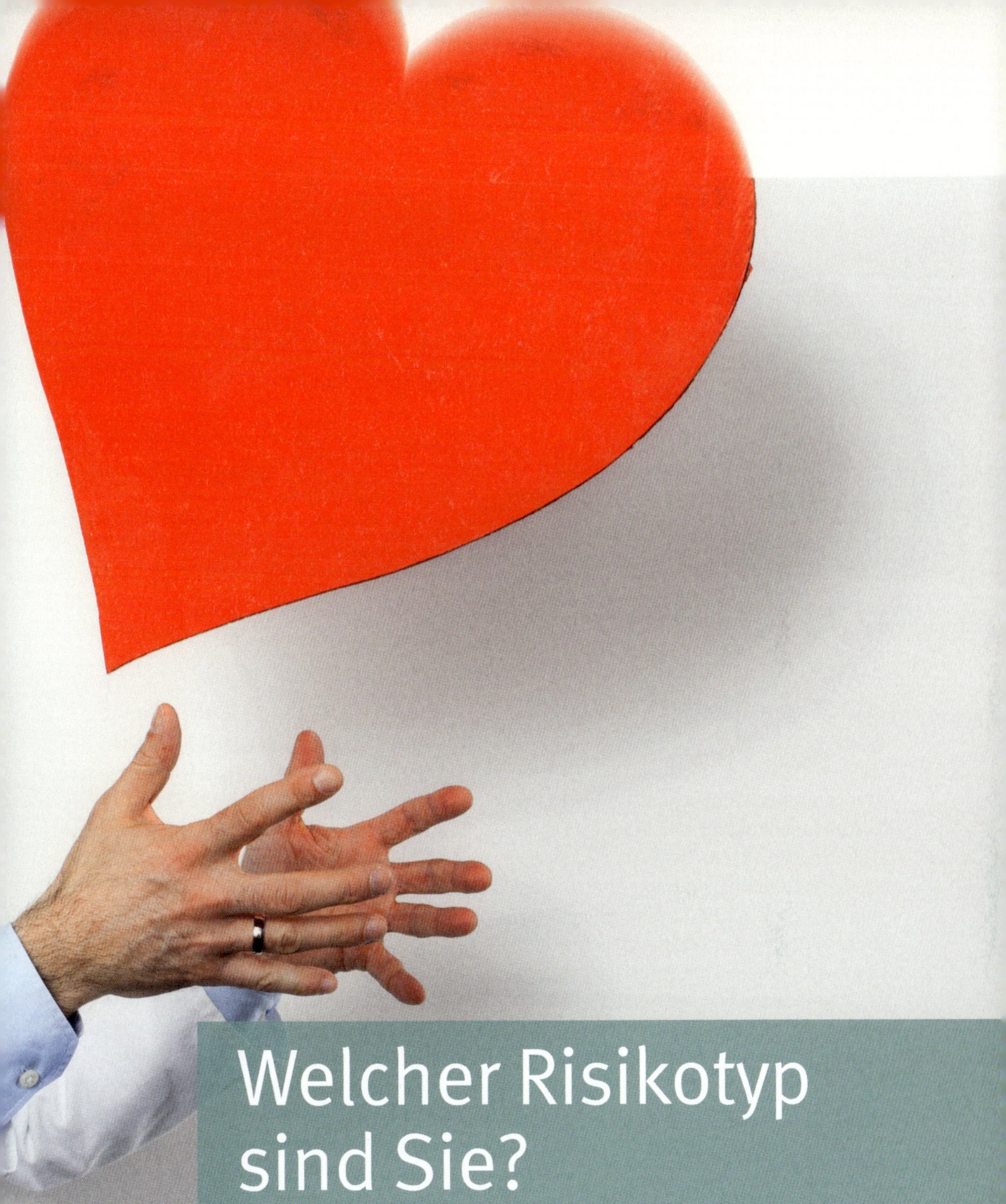

Welcher Risikotyp sind Sie?

Stress, Übergewicht und Bewegungsmangel gefährden die Herzgesundheit – aber auch Alter, Veranlagung und Geschlecht spielen eine Rolle.

Das Herz des Höhlenmenschen

Wir sind Steinzeitmenschen, auf Bewegung ausgerichtet und mit einem faustgroßen und zuverlässig pumpenden Herzen ausgestattet – zumindest, wenn wir es fordern!

Sie sind kein moderner Mensch!

Medizinischer Fortschritt, verbesserte Hygiene und moderne medizinische Therapien – all diese Errungenschaften der Zivilisation haben dazu geführt, dass wir älter werden und dass zahlreiche Erkrankungen gar nicht mehr auftreten. Die Begleiterscheinungen der Zivilisation wie die Veränderungen unseres Verhaltens und der moderne Lebensstil führen aber auch dazu, dass eine Reihe anderer Erkrankungen, die sogenannten Zivilisationskrankheiten, uns gefährdet. Dazu gehören Herzerkrankungen, Bluthochdruck und Stoffwechselstörungen.

Doch warum macht die Zivilisation uns krank? Weil wir immer noch die Gene der Steinzeitmenschen in uns tragen. Wir sind eben – genetisch gesehen – noch keine modernen Menschen. Zu jener Zeit bewegten wir uns täglich ca. 20 Kilometer, um Nahrung zu finden und um unser Überleben zu sichern.

Bewegungsmangel ist unser Feind

Den Alltag eines Steinzeitmenschen würde heute kaum mehr ein Mensch bewältigen. Denn der war aus heutiger Sicht täglich eine athletische Höchstleistung. Jagd, Nahrungssuche und Hüttenbau erforderten enormen Einsatz von Muskelkraft.

Heute sind diese genetischen Anlagen eher hinderlich, denn dieses Ur-Modell funktioniert nur, solange der Mensch sich bewegt. Bewegungsarmut ist genetisch betrachtet nicht vorgesehen und führt deshalb oft zum gesundheitlichen »Supergau«. Wir leben in einer Industriegesellschaft und beschäftigen uns meistens mit Sitzen und Liegen. Selbst, wenn man regelmäßig im Fitnessstudio trainiert, kommt man nur auf einen Bruchteil des Bewegungsprogramms, auf das unsere Gene ausgerichtet sind.

Wir nehmen zwar weniger Kalorien zu uns als unsere Vorzeitahnen. Aber wir verbrennen, bezogen auf das Körpergewicht, bei leichter körperlicher Arbeit auch nur noch etwa 38 Prozent der aufgenommenen Energie. Einige Fakten:

- Eine Frau um die 50 verbraucht beim Nichtstun etwa 75 Kalorien pro Stunde, das heißt, sie hat einen Grundumsatz von 1650 Kalorien am Tag. Diese Kalorien sind nötig, um den Körper am Leben zu halten.
- Daraus ergibt sich nach der Theorie der Sportmedizin ein Tageskalorienverbrauch von etwa 1800 Kalorien. Diese Differenz von 150 Kalorien wird angesetzt für leichte und routinemäßige Tätigkeiten wie Duschen, Zähneputzen oder den Gang zur Toilette. Lesen gehört auch zu den Tätigkeiten, für die während einer Stunde 100 Kalorien verbraucht werden.
- Diese 100 Kalorien nehmen wir aber schon mit einer Scheibe Wurst zu uns.
- Im Vergleich dazu müssen 7500 Kalorien verbrannt werden, um 1 Kilo Körperfett zu verlieren. Wer das will, muss sich mehr bewegen, weniger essen und durch Muskeltraining den Grundumsatz erhöhen.
- Wer Muskeln aufbaut, kommt schneller zum Ziel. Denn Muskeln verbrennen Energie, und das nicht nur bei Bewegung, sondern auch im Ruhezustand, da sie den Grundumsatz steigern. Das tun sie schlichtweg, da sie zum eigenen Überleben Energie benötigen.

Hüftgold und seine Folgen

Alles, was dick macht, also Schokolade, Pommes, Wurst und Alkohol, sind dabei keine Durchlaufposten, sondern sind Verursacher von »Hüftgold«. Sie bleiben dem Körper erhalten und setzen an, wie man so schön sagt. Dafür sind die Gene verantwortlich, die schon in der Steinzeit für das Überleben in Hungerszeiten wichtig waren. Diese besagen, dass unser Körper Fettpolster an Bauch und Po für Notzeiten braucht. Doch in unserer Wohlstandsgesellschaft macht dieses Programm wenig Sinn und diese Depots machen uns krank. Zu viel Bauchfett und Co. kann unter anderem eine Diabeteserkrankung zur Folge haben. Die enorme Zuckerzufuhr kann der Körper nicht verarbeiten, weil wir uns in der Regel zu wenig bewegen. Vorrangig aktive Muskeln entziehen dem Blutstrom Glukose zur Energiegewinnung. Voranschreitendes Übergewicht aber verursacht Störungen im Zusammenspiel von Insulin, das den Blutzucker senkt, und den Bindungsstellen an der Zelloberfläche. Zeitgleich wird die Zuckerverarbeitung in der Zelle behindert. Der erhöhte Blutzucker, lokale Entzündungsreaktionen an unseren Gefäßen, steigende Blutfette und erhöhter Blutdruck belasten und gefährden unser Herz-Kreislauf-System damit fortwährend.

Deshalb ist Bewegung so wichtig für die Gesundheit: Sie schützt Männer und Frauen vor Fettleibigkeit. Wenn von Natur aus feingliedrige dünne Menschen jetzt jubeln, dass sie von all dem nicht betroffen sind, liegen sie falsch. Auch Dünne, die ihren Organismus täglich weniger als 30 Minuten in Bewegung halten, haben ein erhöhtes Risiko für Herzleiden. Rauchen sie auch noch, steigt das Risiko um ein Vielfaches. Hinzu kommen Zeit- und Leistungsdruck, Angst um den Arbeitsplatz und Reizüberflutung. Die in unserem Körper dauerhaft erhöhten Pegel von Stresshormonen schaden ebenfalls unserem Herz-Kreislauf-Apparat. Dadurch bilden sich ausgerechnet im Hippocampus, in dem Gehirnteil, der für Entspannung zuständig ist, Nervenzellen zurück.

Fight-or-flight – so wirken die Hormone

»Fight-or-flight-Response« heißt es richtig und bedeutet »Kampf-Flucht-Reaktion«. Dieser Begriff geht auf den amerikanischen Stressforscher Walter Cannon zurück. Dieser stellte fest, dass unser Körper in einer akuten Stresssituation die Hormone Adrenalin und Noradrenalin ausschüttet, die die Aktivität des Organismus erhöhen. Ein Mensch, der sich einer »Bedrohung« ausgesetzt fühlt, schüttet diese Hormone aus und reagiert körperlich wie unsere Vorfahren in der Steinzeit: Das Herz beginnt zu rasen, die Pupillen weiten sich, die Muskeln spannen sich an und die Atmung wird beschleunigt. Durch die hohe Herzfrequenz, den schnellen Atem und die angespannten Muskeln ist der »Bedrohte« binnen Sekunden kampf- oder fluchtbereit oder, auf heutige Situationen übertragen, einsatzbereit. »Fight-or-flight«

In der Steinzeit wurde Stress zum Beispiel nach erfolgreicher Jagd abgebaut und Blutdruck und Puls sanken wieder auf Normalmaß. Heute hat der moderne Büromensch auch nach Feierabend keine Ruhe und das Herz befindet sich immer noch im Stresszustand.

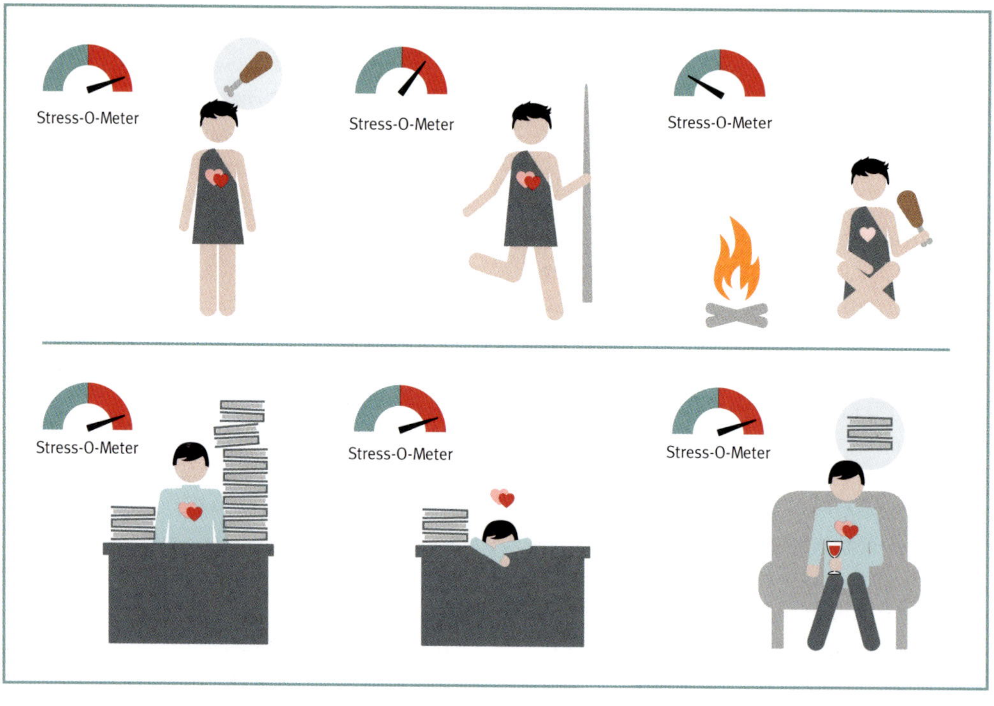

mobilisiert die Kräfte der Betroffenen für die anstehende Herausforderung. Früher, als unsere Steinzeitvorfahren noch vor feindlichen Tieren flüchten oder gegen sie kämpfen mussten, war diese Reaktion für das eigene Überleben notwendig. Der Körper wurde plötzlich wachsam, fokussiert und konzentrierte sich auf das Wichtigste.

Risiko Dauerstress

Diese vor Urzeiten festgelegte Reaktionsfolge kommt aber auch heute noch in Gang, wenn wir einen unerfreulichen Anruf im Büro erhalten, uns über einen Kollegen aufregen oder auch, wenn eine Prüfung bevorsteht:

- Adrenalin und Noradrenalin werden ausgeschüttet.
- Innerhalb weniger Minuten schüttet der Körper auch noch das Hormon Cortisol aus, das den Organismus für die Wirkung von Adrenalin und Noradrenalin empfänglicher macht und deren beschriebene Wirkungen verstärkt.
- Die Wirkung der Stresshormone Adrenalin und Noradrenalin stimuliert die Gefäßrezeptoren. Daraufhin erhöht sich deren Spannungszustand: Der Blutdruck, die Herzfrequenz und das Schlagvolumen des Herzens werden gesteigert. Zur Energiegewinnung wird vermehrt Glukose ins Blut abgegeben.

Und dann? Unsere Vorfahren kämpften oder flohen und kurze Zeit nach der »Gefahr« trat wieder Ruhe und Entspannung ein. Durch die Bewegung wurden die oben genannten Hormone allmählich wieder abgebaut. Aber wir bewegen uns heute in den beschriebenen Situationen nicht. Wir sitzen weiter am Schreibtisch und können nicht wegrennen, deshalb bleibt der Stresspegel hoch.

Auf die Erregung folgt also keine Bewegung und Entspannung. Eine Kettenreaktion beginnt: Bei Dauerstress bleiben die Gefäße dauerhaft eng gestellt. Der erhöhte Blutdruck entsteht durch den Spannungszustand der Blutgefäße. Gegen diesen muss das Herz aber fortwährend anpumpen, um die Organe mit Sauerstoff und Nährstoffen zu versorgen. Das schädigt auf Dauer nicht nur das Herz, sondern auch die Gefäße selbst. Denn an den Gefäßwänden werden vermehrt Scherkräfte wirksam, die die Innenauskleidung der Gefäße belasten und beschädigen. Sie verlieren allmählich ihre ursprüngliche Elastizität. Kleinste Verletzungen und Entzündungsreaktionen in den Gefäßen führen über Reparaturvorgänge und begleitende Ablagerungen von Blutfetten zu einer Störung im Blutdurchfluss. Unser Herz-Kreislauf-System kann das über längere Zeit hinweg kompensieren. Doch irgendwann kann der Herzinfarkt oder der Schlaganfall das Resultat der Dauerbelastung sein.

Am liebsten weglaufen?

Ganz ähnliche Prozesse laufen übrigens auch beim »Lampenfieber« ab. Auch hier sind wir in einer Situation, der wir scheinbar nicht entrinnen können, und wir würden vielleicht am liebsten weglaufen. Da wir das nicht können, reagieren wir mit den typischen Stresssymptomen. Wir bekommen feuchte Hände, einen trockenen Mund, einen flauen Magen und haben das Gefühl, neben uns zu stehen. Wir haben Angst, zu versagen oder einen Blackout zu haben. Unter Umständen führt gerade diese Angst dann zu Blockaden, die verhindern, dass wir die volle Leistung erbringen. Ein gesundes Maß an Lampenfieber kann aber auch stimulierend wirken. Es richtet unsere Konzentration exakt auf die vor uns liegende Aufgabe. Bei Erfolg fühlen wir uns bestätigt und ein angenehmes Wohlgefühl von Zufriedenheit und Entspannung stellt sich ein. Das ursprüngliche Stressniveau klingt gesund ab.

Herzaktion verständlich – Systole und Diastole

Um Höchstleistungen wie ständige Bewegung, Kampf und Fluchtreaktionen zu ermöglichen, brauchen wir eine stabile Versorgung des Körpers. Dafür ist unser Herz zuständig, ein muskuläres Hohlorgan. Es besteht aus insgesamt vier Herzhöhlen, die durch Scheidewände aus Bindegewebe und Herzklappen voneinander abgetrennt sind. Hier kommen die parallel geschalteten Kreisläufe von Lunge und Körper zusammen.

Der Hohlmuskel »Herz« pumpt die sechs Liter Blut, die im Körper zirkulieren, ständig durch den Blutkreislauf und versorgt so alle Zellen. Im Jahr pumpt das Herz etwa 2,6 Millionen Liter Blut durch den Körper, eine Menge, mit der man ein 50-Meter-Sportschwimmbecken füllen könnte.

Der Herzzyklus

Er setzt sich aus verschiedenen Phasen zusammen. Sie werden als Systole (griechisch »Zusammenziehen«) und Diastole (griechisch »Ausdehnung«) bezeichnet.

Systole

Der Herzmuskel zieht sich mechanisch zusammen und fördert Blut, in Ruhephasen etwa 60–80 Mal pro Minute.

Anspannungsphase. Starten wir mit dem blutgefüllten Herzen. Die Segelklappen schließen sich zwischen den blutgefüllten Herzkammern und den vorgelagerten Vorhöfen. Unsere Herzklappen sind anatomisch so gebaut, dass der Blutfluss nur in einer Richtung möglich ist. Die Blutgefäße setzen dem Herzen zunächst einen Widerstand entgegen. Zwischen Herz und Gefäßen befinden sich die Taschenklappen, die zunächst auch geschlossen sind. Im Herzen wird also zunächst ein Druck aufgebaut, das Blut kann währenddessen nicht entweichen.

Austreibungsphase. Jetzt übersteigt der vom Herzen aufgebrachte Druck den Gefäßwiderstand, sodass sich die Taschenklappen zu den großen Schlagadern öffnen. Auf die Anspannungsphase folgt die Austreibungsphase. Hier übersteigt der vom Herzen aufgebaute Druck den Gefäßwiderstand und die Taschenklappen öffnen sich. Das sauerstoffreiche Blut wird aus der linken Herzkammer durch die Aortenklappe in die Aorta gepresst. Das sauerstoffarme Blut gelangt aus der rechten Herzkammer über die Pulmonalklappe in die Lunge und bildet den kleinen Kreislauf, auch Lungenkreislauf genannt. Da der höhere Widerstand im Körperkreislauf mehr Pumpkraft von der Muskulatur der linken Herzkammer verlangt, ist diese entsprechend dicker als die rechte.

Übrigens: Der Druck kann am Oberarm oder Handgelenk gemessen werden und ist der »obere« Wert einer Blutdruckmessung.

Diastole

Das Herz füllt sich nun wieder mit Blut.

Erschlaffungsphase. Die Segelklappen zwischen Vorhöfen und Herzkammern öffnen sich. Das Blut strömt in die Kammern, wodurch die nächste Pumpaktion vorbereitet wird. Der diastolische Blutdruck ist der niedrigste Punkt der Druckkurve.

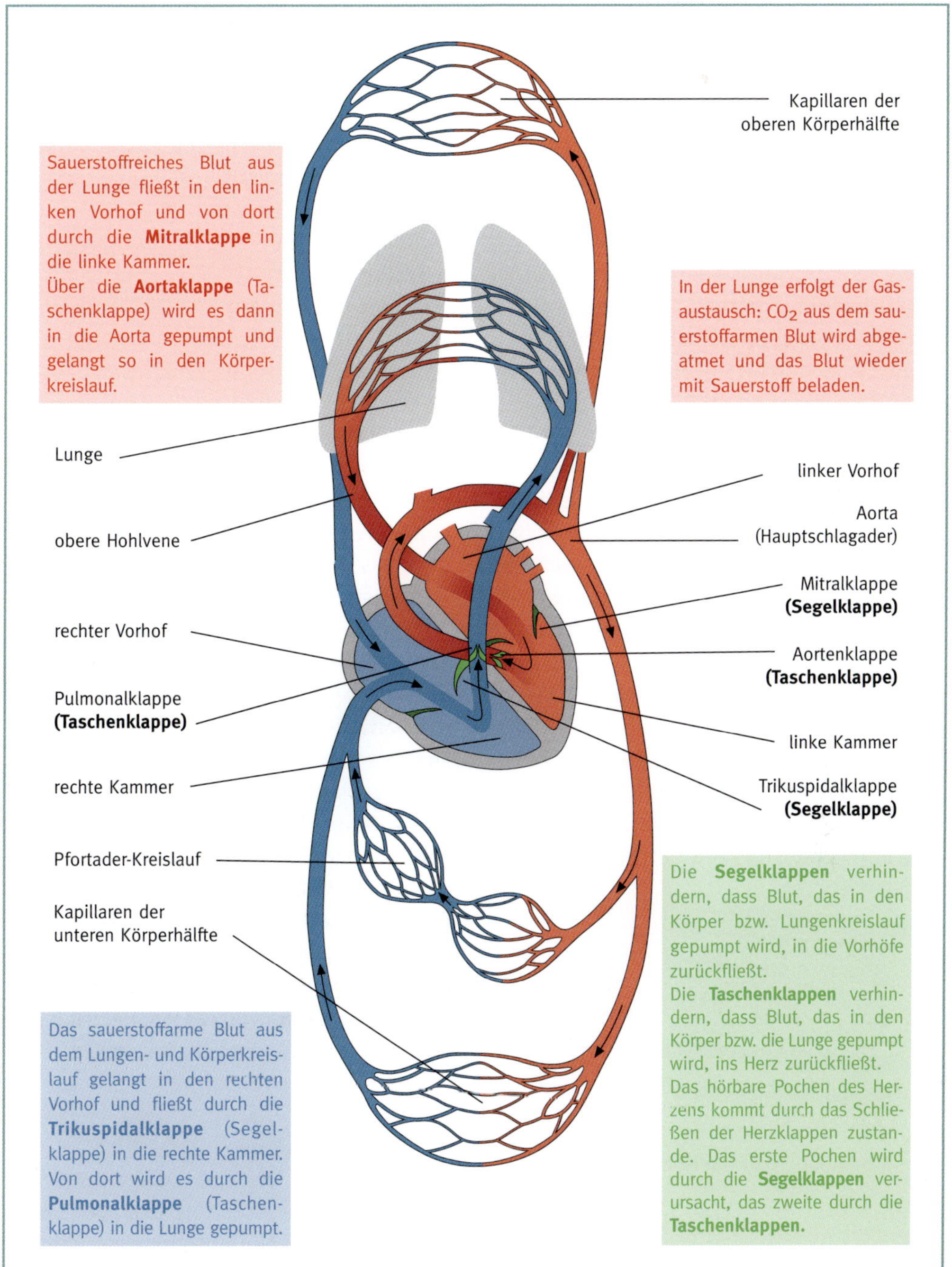

Während eines Herzzyklus fließt sauerstoffreiches Blut ins Herz und wird von dort in den Körper gepumpt. Gleichzeitig kommt sauerstoffarmes Blut wieder im Herzen an und wird erneut in die Lunge befördert.

Der Gestresste

Gestresst! Das Wort hört sich ja schon fürchterlich an und jeder verbindet damit ein Gefühl, das er in besonders anstrengenden Situationen verspürt. »Stressrisiko« – da denken viele eher: Geht mich nichts an! Das betrifft doch nur »Manager«. Weit gefehlt! Erstens managen die meisten irgendwie auch ihren Alltag und/oder die Familie. Zweitens sind Gestresste auch solche Menschen, die sich selbst von allem und allen unter Druck setzen lassen.

Nicht wenige sind so gestresst, dass sie schlussendlich nichts mehr geregelt bekommen. Ständig schauen sie auf ihr Handy oder die Uhr, erledigen schnell das, was gerade zu tun ist, und verlieren dabei den Überblick über das Ganze. Vor lauter Aufgaben und gesetzten Zielen können sie kaum noch klar denken, geschweige denn handeln.

Stress ist ein großer Belastungsfaktor für das Herz. Durch ihn kann es dauerhaft geschädigt werden. Vor allem, wenn berufliche oder private Spannungen im Laufe der Zeit zu Bluthochdruck führen, dem Risikofaktor Nummer 1 für Herz-Kreislauf-Erkrankungen, also für Herzinfarkt mit Herzschwäche oder Herzrhythmusstörungen sowie Schlaganfall.

Steckbrief

- Alter: ab 25 Jahren, bei stressigen Jobs auch schon früher
- Gewicht: meist eher normal
- Blutdruck: eher hoch
- Besondere Merkmale: hoher Puls, Bluthochdruck, immer unter Stress und ungeduldig, meistens Schlafprobleme; Risiko sehr hoch

Es muss nicht immer der Manager sein – Internetjunkies, Multijobber und Alleinerziehende sind die Herzpatienten von morgen.

Der Stress hat uns voll im Griff

Die Handlungsweisen sind dabei unterschiedlich: Sogenannte »Multitasker« machen alles gleichzeitig. Es gibt Hausfrauen, die eine Einkaufsliste schreiben und nebenbei kochen, Hausaufgaben kontrollieren und auch noch das Abendessen mit Freunden planen können. Natürlich fällt das einigen leicht, aber viele andere machen das, weil sie meinen, dass sie sonst nicht fertig werden oder ihren eigenen Anforderungen nicht gerecht werden. Meistens plagt sie dann noch das schlechte Gewissen bis tief in die Nacht. Sie wachen auf und werden von Gedanken rund um ihre unbewältigten Aufgaben geplagt. Sie können sich noch nicht einmal im Schlaf entspannen. Im Extremfall führt das zur Schlaflosigkeit.

Wer im Berufsleben steht, muss fremdbestimmt oder selbstbestimmt ständig Höchstleistungen erbringen. Viele setzen sich selbst damit unter Druck, alles gleichzeitig und perfekt machen zu wollen. Sie meinen, dass nichts ohne sie geht. Delegieren geht gar nicht!

So eine extreme Überforderung schadet ebenso wie Unterforderung, die durchaus auch Stress erzeugen kann, der Gesundheit und dem Selbstwertgefühl. Sind wir unterfordert, fühlen wir uns nutzlos und leer, sind wir überfordert, sind wir gestresst und leicht reizbar. Beides macht krank. Laufen wir ständig auf Hochtouren, greifen wir unsere Leistungsreserven an und unsere Batterien werden immer leerer, was am Ende zum sogenannten »Ausgebranntsein« führen kann.

Das Herz reagiert auf Stress

An sich ist Stress überhaupt nichts Schlimmes. Er ist eine natürliche Reaktion, die dafür sorgt, dass der Herzmuskel die Blutversorgung steigern kann. Auf diese Weise wäre der Körper in einer Notsituation »fluchtbereit«. Wer allerdings ständig auf der Flucht ist und unter Strom steht, läuft Gefahr, dass das fein austarierte System von Botenstoffen und Rezeptoren, das dafür sorgt, dass das Herz regelmäßig pumpt, durcheinandergerät.

Unser Herz vermag aber nicht zu unterscheiden, ob eine echte Gefahr für Leib und Leben vorliegt oder ob uns emotionale oder berufliche Konflikte Stress bereiten. Wie automatisiert laufen dann die Reaktionen in unserem Organismus ab und wir werden von Stresshormonen überflutet. Das wäre in einer echten Notsituation ja auch überlebenswichtig. Als Dauerreaktion und als oft wiederkehrendes Ereignis ist Stress langfristig herzschädigend. Wer ständig unter Strom steht und seinen Motor auf Hochtouren fährt, muss in Kauf nehmen, dass die Ventile verschleißen und der Motor Schaden nimmt. Das autonome Nervensystem steuert ein fein abgestimmtes Orchester von Botenstoffen und Rezeptoren, das dafür sorgt, dass unser Herz regelmäßig und vor allem an den jeweiligen Bedarf angepasst pumpt. Unter Stress schüttet der Körper die Hormone Noradrenalin und Adrenalin aus. Diese Botenstoffe gelangen über Ionenkanäle in die Muskelzellen und beeinflussen dort den Stoffwechsel. Vor allem der für den Herzrhythmus besonders wichtige Kaliumaustausch wird durch die Stresshormone durcheinandergebracht. Das Kalium, das in die Zelle ein- und ausströmt, spielt für die elektrische Stabilität der Herzmuskelzellen eine wichtige Rolle. Um sich wiederkehrend zusammenziehen und Blut in den Körperkreislauf pumpen zu können, ist eine elektrische Erregung der Zellen erforderlich. Kommt es durch den Einfluss von Stressfaktoren hier zu Störungen der Blutsalzkonzentrationen, entsteht eine elektrische Instabilität. In der Folge drohen Herzrhythmusstörungen und darüber Einschränkungen der Herzpumpfunktion.

Nicht jeder Stress schadet

»Positiver Stress« dagegen kann sogar die Abwehrkräfte des Körpers steigern. Extremsportarten oder auch Achterbahnfahren und Bungee-Jumping gehören dazu. Sie erzeugen alle typischen Stresssymptome. Trotzdem ist das eine ganz andere Form der Hormonausschüttung, denn wer sich in diese Situationen begibt, macht das freiwillig. Der Körper schüttet dabei alle Hormone aus, die auch in einer Angst- und Stresssituation den Organismus überfluten. Wenn alles vorbei ist, fühlt man sich euphorisch. Wer zum Beispiel beim Bungee-Jumping in 50 m Höhe steht und nach unten schaut – meist sind dort Flüsse oder Seen, auf die man zustürzt –, der fühlt schon so etwas wie Todesangst, bevor er springt. Das Herz schlägt bis zum Hals, der Puls rast, es werden alle Hormone freigesetzt, die immer auch in Notsituationen oder einer Todesbedrohung ins Spiel kommen. Diejenigen, die einen Bungee Jump hinter sich gebracht haben, fühlen sich glücklich und erholt. Wahrscheinlich ist das so, weil sie selbst, obwohl der Körper seine natürlichen Mechanismen in Gang gesetzt hat, die Situation nicht als

Burnout – mehr als nur Überforderung

Symptome wie eine ausgeprägte Erschöpfung, fehlender Antrieb, Motivations- und Begeisterungslosigkeit gepaart mit einem erheblichen Gefühl, überfordert zu sein, lassen sich auf einen Nenner bringen: Burnout. Das Feuer ist erloschen. Eine Diagnose, die in den letzten Jahren inflationär oft gestellt wurde, vor allem bei Prominenten, die sich damit gerne in Szene setzen. Medizinisch betrachtet ist das gar keine eigene Diagnose. Heute diskutieren Experten, ob sich hinter dem erloschenen Feuer nicht eine (Erschöpfungs-)Depression verbirgt. Ursache ist ein Teufelskreis aus Stress und Überforderung, denn ein permanent erhöhtes Stressniveau steigert auch die Überforderung. Der gut gemeinte Ratschlag, einfach mal ein paar Tage auszuspannen, kann hier ausgesprochen kontraproduktiv sein. Jemand, der genau das nicht umsetzen kann, gerät erneut unter Druck. Hier braucht es professionelle Hilfe und zuweilen auch eine medikamentöse Therapie. Sonst kann das krankhaft erhöhte Stresslevel nicht auf ein gesundes Maß gesenkt werden. Anderenfalls hat dies krankhafte Auswirkungen auf Körper und Seele.

bedrohlich empfunden haben, sondern, ganz im Gegenteil, sogar als Mordsgaudi. Wer sich auf solche waghalsigen Erlebnisse einlässt und eine unbekannte Herzerkrankung hat, könnte allerdings seine Pumpe damit überstrapazieren. Auch wer kein Stresstyp ist, erfährt alltägliche Situationen, in denen Stresshormone freigesetzt werden. Zum Beispiel wer einen aufregenden Thriller schaut oder liest.

»Risiko« Fußballfan

Auch Fußballgucken führt zu Stressabläufen im Körper. Bei aufregenden Spielszenen oder beim Elfmeterschießen steigen bei den Fans Blutdruck und Puls. Das ist nicht zwangsläufig gefährlich. Trotzdem kann dieser emotionale Stress zu Herzproblemen führen, wenn sich der Zuschauer enorm aufregt. Das gilt besonders, wenn eine – vielleicht bislang noch unbekannte – Herzerkrankung vorliegt. Das darf zumindest seit der WM 2006 behauptet werden. Anhand von Notarzteinsätzen in München wurde ausgewertet, wie sich emotionaler Stress auswirkt. Dabei kam heraus: Immer an den Abenden, an denen die deutsche Mannschaft im Stadion stand, mussten dreimal mehr Menschen wegen akuter Herzprobleme ins Krankenhaus gebracht werden als an anderen Tagen. Zu Menschen mit Vorerkrankungen wie koronarer Herzkrankheit oder Herzrhythmusstörungen rückten die Notärzte sogar noch häufiger aus. Insgesamt sei »an den Spieltagen der Nationalelf mehr als doppelt so häufig ein Herznotfall« aufgetreten und bei Patienten mit bekannter Vorerkrankung wie z. B. einer koronaren Herzkrankheit war die Anzahl der Herznotfälle viermal höher als in der Kontrollgruppe.

Der falsche Weg

Regelmäßige Regenerationsphasen sind wichtig. Nur so können wir unsere Reserven wieder auffüllen, die helfen, den Belastungen in Familie und Beruf standzuhalten. Oft verwöhnen wir uns in und nach Stress-

Der Stress-Check

- Frage 1: Schauen Sie ständig auf die Uhr oder das Handy?
- Frage 2: Türmen sich die Unterlagen auf dem Schreibtisch?
- Frage 3: Sagen Sie häufig private Termine ab, weil Sie mit der Arbeit nicht fertig werden?
- Frage 4: Können Sie nichts delegieren?
- Frage 5: Rauchen Sie mehr, wenn Sie viel zu tun haben oder sich gestresst fühlen?
- Frage 6: Machen Sie kaum Pausen und arbeiten durch?
- Frage 7: Fällt es Ihnen schwer, auch mal im Bett zu bleiben und nichts zu tun?
- Frage 8: Müssen Sie sich Listen machen, um den Tag zu strukturieren, um an alles zu denken?
- Frage 9: Sind Entspannungstechniken wie Yoga oder Qi Gong für Sie Fremdworte?
- Frage 10: Nehmen Sie ihre Mahlzeiten während der Arbeit ein, weil Sie keine Zeit für Pausen haben?

Wenn Sie fünf Fragen mit Ja beantwortet haben, hat der Stress ihren Alltag übernommen.

situationen aber mit ungesunden Belohnungen: Zigaretten, Alkohol oder Süßigkeiten. Besonders groß wird das Risiko, wenn der Gestresste das ungesunde Verhalten als Gewohnheit in seinen Alltag integriert. Zu solchen ungesunden Gewohnheiten gehören neben Rauchen und Alkoholkonsum vor allem exzessives Essen und Bewegungsmangel. Wer immer erreichbar ist und einen hektischen Lebensstil pflegt, der wird meist auch nur mal »schnell was zwischendurch« essen. Das Schlingen in Eile ist ebenso ungesund wie das, was sich in diesen Pausen gegönnt wird. Wer es eilig hat, kauft eher mal was Fettiges, wie Würstchen, Pommes, Pizza oder Burger. Das belastet kurzfristig die Verdauung und langfristig den gesamten Organismus. Bluthochdruck und Zivilisationskrankheiten wie Diabetes sind irgendwann die Folge. Kommt dann noch Ärger hinzu, verschlechtert das die Prognose nochmals. Denn negative Emotionen wie Feindseligkeit, Wut, Depressionen, Angst und soziale Isolation gelten als herzschädigend.

So geht es besser

Beantworten Sie einige W-Fragen: Schreiben Sie auf, *wann* sie sich *wovon* gestresst fühlen, *wie lange* der Stress schon andauert und *was* der Auslöser war. Listen Sie auch positive Stressmomente auf und klären Sie für sich ab, ob Sie Glücksgefühle auch mit Stresssituationen verbinden können.

Sortieren Sie Ihre Liste alphabetisch. So erhalten Sie zu jedem Buchstaben einen Stressreiz. Sie glauben gar nicht, wie aufschlussreich das sein kann.

Stellen Sie sich die Frage, ob sie sich selbst in die Stresssituation(en) begeben oder ob das Stressgefühl durch Arbeit oder andere Verpflichtungen von außen erzeugt wird.

Ergänzen Sie nun Punkt für Punkt, was Sie ändern und umsetzen können. Hilfreich ist, sich für den E-Mail-Check täglich ein oder zwei regelmäßige Termine zu setzen, statt ständig auf den Posteingang zu schielen.

Der Choleriker

Choleriker sind Menschen mit einem reizbaren und jähzornigen Temperament. Kennen Sie viele, trifft aber auf Sie nicht zu? Oder doch? Vielleicht brauchen Sie auch nur ein Beispiel mit dem Sie sich vergleichen können. Sicher haben Sie von Gernot Hassknecht – alias Hans Joachim Heist – gehört? Wenn nicht, suchen sie ihn mal auf Youtube, da werden sie fündig. Er gibt freitags in der ZDF-Wochenshow den deutschen »Chefcholeriker«: ein kleiner Mann mit Brille und Glatze, der im wahren Leben ein sanftmütiger Komödiant und ein umsichtiger Zeitgenosse sein soll. In einem Interview hat er jedenfalls gesagt, dass er sich allenfalls mal über notorische Linksfahrer auf der Autobahn aufregt. In seiner Rolle ist er der Inbegriff des ungesunden Wutmenschen, der schnell auf 180 ist und sich über die sprichwörtliche Fliege an der Wand aufregen kann. »Hassknecht« verkörpert diese Risikogruppe. Ob Sie dazu gehören, müssen Sie selbst entscheiden bzw. vermutlich wissen Sie das eigentlich ganz gut. Auch wenn sie nicht gleich rumbrüllen, sondern die Wut runterschlucken und sie nicht ihrer Umgebung kundtun, wird der Zustand des Bluthochdrucks zu ihren besonderen Merkmalen gehören. »Auf 180 sein« beschreibt nämlich nichts anderes als den Blutdruck im Wutzustand. Und wer permanent wütend ist, dessen Blutdruck bleibt auch irgendwann in bedenklicher Höhe.

Steckbrief

- Alter: beginnt im Kleinkindalter, wird aber erst nach der Pubertät »chronisch« – nicht zu verwechseln mit Cholerikern im Kleinkindalter
- Gewicht: meist eher normal, manchmal zu hoch
- Blutdruck: hoch, meist »auf 180« (systolischer Wert)
- Besondere Merkmale: geht bei jeder Kleinigkeit innerlich an die Decke, kann nicht »Fünfe gerade sein lassen«, Risiko: sehr hoch

Sie sind ständig auf 180 – die sprichwörtliche Fliege an der Wand macht Sie wahnsinnig? – Dann sollten sie hier weiterlesen.

Choleriker sind eine »schwer therapierbare« Risikogruppe, was aber kein Phänomen unserer modernen Welt ist, sondern schon bei den alten Griechen und im Mittelalter beschrieben wurde. Die Bezeichnung »Choleriker« stammt vom griechischen »cholerikos«. Zunächst verwendete man diesen Begriff für Leute, die an Cholera erkrankt waren, doch im Mittellateinischen entwickelte sich daraus eine Bezeichnung für »galliges Temperament und Zornausbruch«. Choleriker werden auch beschrieben als jene, denen permanent die Galle überläuft. Der Grieche Hippokrates ordnete den Cholerikern warmes Blut zu, das den Körper überschwemmt.

Über den Sinn der Wut

Ursprünglich ist die Wut, die uns innewohnt, eine unserer stärksten Waffen. Im Laufe der Weltgeschichte entwickelte sie sich zu unserem Schutz: um uns zu verteidigen, wenn wir attackiert werden, wenn der Feind uns oder ein Familienmitglied mit Waffen bedroht. In solchen Momenten setzt Wut Energien frei, mit denen wir uns verteidigen oder den Angreifer in die Flucht schlagen können. Wir modernen Menschen werden aber schon wütend, wenn unser Selbstwert, unsere Geduld oder gar unser guter Ruf in Gefahr sind. Dann steigt der Blutdruck, die Muskeln spannen sich an und das Herz schlägt schneller. Das gilt übrigens nicht nur für jene, die ihre Wut ausleben, sondern genauso für diejenigen, die sie unterdrücken.

Wenn die Fetzen fliegen

Ein Indiz für den Grad der Wut oder den cholerischen Anfall ist, wenn Gegenstände fliegen. Täglich werden unzählige Tassen, Vasen oder Mobiltelefone aus Wut an die Wand geworfen oder es wird gegen Autoreifen oder Müllcontainer getreten. In dem Kinofilm »Ein Schotte macht noch keinen Sommer« lebt eine der Protagonistinnen ihre Wut an Bienen und Wespen aus. Auf die schlägt sie, wenn sie sich unbeobachtet fühlt, lange und blind vor Wut, die sich eigentlich gegen ihren respektlosen Ehemann richtet, mit einer Zeitung ein. Als Krönung bewirft sie im Supermarkt eine andere Kundin mit einem Kürbis und verprügelt sie mit einem Fisch aus der Frischetheke. Das Ganze wird von der Videoüberwachung aufgezeichnet, landet auf Youtube. Dort bekommt der Film vier Millionen Klicks. Das ist, wenn auch sehr übertrieben, äußerst amüsant anzusehen und trifft des »Wut-Wesens« Kern. Dass Wut-Videos so oft angeklickt werden, scheint ein Indiz dafür, dass viele Gefallen daran haben, sich Wutanfälle anzuschauen. Was darauf hindeutet, dass sie einen hohen Identifizierungswert haben oder gar helfen, um sich abzureagieren. Der Schauspieler Klaus Kinski, der den Ruf hat, besonders wütend und jähzornig durchs Leben gegangen zu sein, hat mit seinem Wutanfall bei den Dreharbeiten zu »Fitzcarraldo« bei Youtube posthum Millionen Zuschauer erreicht.

Wenn die Galle überläuft, sind Frauen übrigens genauso aggressiv wie Männer. Sie gehen allerdings anders damit um. Wutausbrüche können ja die Männlichkeit bestätigen, im Sinne von »Dem habe ich es aber gezeigt!«. Frauen hingegen schämen sich jedoch im Nachhinein meistens aufgrund des vorübergehenden Kontrollverlustes.

Auch das Herz spürt die Wut

Was im Körper abläuft, ist bei den Geschlechtern allerdings gleich: Zorn verursacht die Ausschüttung von Adrenalin und Noradrenalin, was die Blutfett- und -zuckerwerte ansteigen lässt. Typen, die aggressiv und reizbar ihrer Arbeit nachgehen, sind besonders anfällig dafür, dem Alkohol zu verfallen, melden die britischen Kollegen. Sie haben bei hunderttausenden Probanden Arbeits- und Trinkgewohnheiten überprüft und festgestellt, dass jene, die besonders viel arbeiten und zudem reizbar sind, Gefahr laufen, Alkoholprobleme zu bekommen. Und dies besonders, weil sie nach der harten, schweren Arbeit gerne einen über den Durst trinken, und zwar regelmäßig.

Häufige Wutanfälle erhöhen das Potenzial für das Auftreten von Herzinfarkten, Schlaganfällen, Herzrhythmusstörungen und Aneurysmablutungen und sind ebenfalls ein Risiko für Herzinfarkt und Co., ganz zu schweigen von den Verletzungen, die die Wutattacken zur Folge haben können. Man weiß heute, dass Wut die Adern anschwellen lässt. Das ständige Dampfablassen erhitzt den Organismus, der Blutdruck steigt unweigerlich an. »Cholerisch« bedeutet in Herzangelegenheiten die Steigerungsform von »gestresst«. Nein, hier werden keine Klischees bedient! Bei einer amerikanischen Untersuchung kam heraus, dass in den ersten zwei Stunden nach einem Wutausbruch das Risiko, einen Herzinfarkt zu bekommen, offenbar am größten ist. Es zeigte sich, dass das Infarktrisiko wuterregter Menschen im Vergleich zu Zeiten, in denen sie ruhig und ausgeglichen waren, auf das fast Fünffache ansteigt. Besonders Menschen mit Vorerkrankungen im Herz-Kreislauf-System wie beispielsweise einer Arterienverkalkung oder einer früheren Herzerkrankung sind gut beraten, wenn sie Ruhe bewahren oder lernen, sich zu beruhigen. Zumal das Herzinfarktrisiko mit der Häufigkeit der Wutanfälle ansteigt. Wut ist neben Angst die intensivste Gefühlsregung. Sie aktiviert den Sympathikus unseres Nervensystems, was Herzfrequenz und Blutdruck rasch ansteigen lässt, während gleichzeitig der Widerstand in den Gefäßen zunimmt. Die Gefahr, dass sich eine Thrombose bildet, steigt an, da sich das ansonsten fein austarierte Blutgerinnungssystem verändert.

Wut steigert die Produktion von Stresshormonen wie Adrenalin und Noradrenalin, die unter anderem Einfluss auf die Blutgerinnung haben. Sie lassen Blutfett- und Zuckerwerte in die Höhe schießen und schädigen Herz und Gefäße. Aber nur, wenn unbedingt nötig, sollten Medikamente, die Wutausbrüche abmildern können, zum Einsatz kommen. Dazu gehören z. B. Betablocker, die das Stresshormon Adrenalin und damit seine aufputschende Wirkung auf Herz und Kreislauf blockieren, oder Antidepressiva, die die Impulskontrolle verbessern helfen. Wer denkt, dass regelmäßig Dampf ablassen gesund ist, irrt: Es sieht nämlich alles danach aus, dass es schädlicher ist, den Ärger regelmäßig rauszulassen, als ihn in sich hineinzufressen oder, besser noch, ihn innerlich schon abzufangen. Denn bei einem Wutanfall befindet sich nicht nur unser Geist, sondern auch unser Körper in Aufruhr. Tatsächlich kann es an die sechs Stunden dauern, bis der Körper nach einem Wutanfall sein Gleichgewicht wiederhergestellt hat, also Atmung, Blutdruck, Herzschlag und Hormonhaushalt wieder auf Normalnull heruntergefahren worden sind.

So geht es besser

Vermutlich wissen Sie schon selbst ganz gut, ob Sie cholerische Züge an sich haben. Aber eine ständige innere Wut zu bekämpfen, ist gar nicht so einfach. Am besten ist es, den Situationen, die »wütend« machen, auszuweichen, oder ein Gegenprogramm zu starten. Das ist leichter gesagt als getan, weil das Einsicht voraussetzt. Das wiederum ist kein typischer Wesenszug für einen Choleriker. Trotzdem: Statt Teller an die Wand zu werfen oder rumzuschreien, könnten Sie versuchen inne zu halten und die Situation, die sie so aufregt, zu verlassen. Vielleicht gehen Sie nur erst mal aus dem Raum und verlassen den Ort, an dem es gerade eskalierte. Machen Sie direkt einen Spaziergang, oder joggen Sie eine Runde, bis die Wut verraucht ist. Auch lautes Schreien kann helfen – dazu sollten Sie natürlich einen ungestörten Ort aufsuchen, vielleicht den Keller oder die Garage, oder Sie schreien in ein Kissen.

Ganz praktische Tipps

»Innehalten« und nachdenken darüber, was Sie denn jetzt eigentlich wütend gemacht hat, nimmt dem Ausbruch des eigenen Zorns die Kraft.

Erst mal lächeln oder herzhaft lachen! Ich meine allerdings, dass man dazu ein hohes Maß an Selbstreflexion benötigt. Denn zum Lachen über sich selbst gehört diese Fähigkeit zur Selbstreflexion. Nur wenn das gelingt kann man sein eigenes Verhalten objektiv betrachten und bewerten.

Ich würde einen Box- oder Karatekurs empfehlen. Diese Sportarten bieten die Möglichkeit, Kraft, Konzentration und Bewegung zu kombinieren. Diese Bewegungsformen helfen dabei, die Wut, egal ob berechtigt oder nicht, nicht herunterzuschlucken (denn das ist ebenfalls ungesund), sondern kontrolliert abzuarbeiten. Ein Tipp, den man schon im Kindergarten oder der Grundschule zu hören bekommt, ist, den Aggressionen mit einem Boxsack entgegenzuwirken. Das wird von vielen Menschen praktiziert. Sicher ist, dass sich während des Eindreschens auf das Trainingsgerät der aufgestaute Ärger reduziert. Es muss nicht unbedingt eine teure Anschaffung sein, denn im Notfall genügt auch ein Kissen, auf das man eingeschlagen kann. Wem das zu extrem klingt, der kann auch eine andere Sportart wählen. Denn wer oft wütend ist, produziert viel Adrenalin, dieses kann auch beim Joggen abgebaut werden. Regelmäßiger Sport befreit zudem vom inneren Druck und beugt den gesundheitlichen Schäden vor, die durch einen zu hohen Adrenalinspiegel entstehen. Denn Wut herunterzuschlucken, ist ebenfalls ungesund.

Wem all das zu viel ist, der kann auch mit dem einfachen Trick, ein Glas Wasser zu trinken, seinen Ärger im wahrsten Sinn des Wortes erst mal hinunterspülen. Dann stellen Sie sich aufrecht hin, ziehen die Schulterblätter zusammen, sodass sich der Brustkorb nach oben wölbt, atmen tief durch und zählen langsam bis zehn. Dann versuchen Sie, durch die Nase bis in den Bauch zu atmen, zählen dabei bis vier und beim Ausatmen bis acht. Das Ganze wiederholen Sie mindestens zehnmal.

Mit all diesen Tricks ist die Ursache des Ärgers zwar nicht beseitigt, aber die erste Wut kann so verrauchen. Denn unterdrückte Wut führt zu Depressionen, Bluthochdruck und Herzinfarkt. Es ist leicht nachvollziehbar, dass diese Emotionen das im Körper herrschende Stressniveau deutlich erhöhen. Die dabei freigesetzten Botenstoffe (Adrenalin, Noradrenalin und Cortisol) nehmen Einfluss auf unser Immunsystem und auf unser körpereigenes Reparatursystem der Zellen. Verschiedene Enzyme werden blockiert und können ihre Arbeit nicht mehr verrichten. Die so überaus wichtige Zellerneuerung und Zellregeneration wird behindert oder kommt sogar zum Erliegen.

Sind Sie cholerisch?

Es könnte so einfach sein: Fragen Sie doch Ihre Arbeitskollegen oder Ihre Familie. Aber Achtung, ein Nein muss nicht gleich heißen, dass Sie es nicht sind – vielleicht traut sich der Gefragte nur aus gutem Grund nicht, Ihnen die Wahrheit zu sagen ...

Der Genießer

Ein Genießer kann nicht verzichten – zumindest, wenn das, was geboten wird, erlesen, lecker und besonders ist. Ein Glas Rotwein, gedämpfte Musik, ein gutes Buch und vielleicht ein Schälchen Konfekt: So oder ähnlich gestaltet er oder sie mindestens einen Abend in der Woche. Weitere Abende oder auch Tagespläne zielen auf gutes Essen, wenig Bewegung und das eine oder andere exquisite Getränk ab. Auch sonst verstehen Genießer, das Leben so angenehm wie möglich zu gestalten. Es darf immer ein bisschen mehr von allem sein, solange es schmeckt oder guttut. Bewegung gehört eher nicht dazu. In der Entspannung ist er sehr kontemplativ, besucht Kino, Theater und Museen und zur Erholung darf es dann ein ausgiebiges Bad mit viel Schaum und Kerzenlicht sein.

Gegen all das ist erst mal nichts einzuwenden, wenn genügend Ausgleich vorhanden ist. Schließlich dient der Genuss auch der Entspannung und steigert persönliche Glücksgefühle. Aber wer ständig gern, viel und fett isst, muss wissen, dass die Blutfettwerte dadurch auch steigen können. Wer keinen Ausgleich hat, der wird im Laufe der Zeit auch noch Übergewicht oder zumindest mehr Kilos auf der Waage beklagen. Zumal der Genießer eher selten schwitzend im Fitnessstudio oder auf einer Joggingstrecke zu finden ist. Wer zusätzlich raucht und zu häufig zu viel Alkohol trinkt, der muss irgendwann täglich mit einem Herzinfarkt rechnen. Immerhin erleiden jedes Jahr 300 000 Menschen einen solchen. Über 52 000 sterben daran. Übergewicht und Bewegungsmangel werden hier neben dem Nikotinkonsum zuerst genannt, wenn es um Herz-Kreislauf-Erkrankungen geht.

Steckbrief

- Alter: ab 30 Jahren
- Gewicht: meist zu hoch
- Blutdruck: steigt stetig an
- Cholesterin: Werte nehmen mit den Jahren zu
- Diabetes: gefährdet
- Besondere Merkmale: Übergewicht, Raucher, Bier-, Wein-, Cognac- oder Whiskytrinker, Bewegungsmangel, manchmal auch ein Couch-Potato, Leberprobleme

Es darf gerne immer ein bisschen mehr sein? Sie fühlen sich zwar gut – doch irgendwann macht ihr Herz schlapp.

Statistisch betrachtet leidet jeder vierte Bundesbürger an Bluthochdruck, bei denen, die über 55 sind, soll es jeder zweite sein. All das sind Schätzungen, wirklich verlässliche Zahlen gibt es nicht. Weil Bluthochdruck ja erst spürbar wird, wenn er Beschwerden macht, ist die Dunkelziffer hoch. Fakt ist aber, dass eine genussvolle Lebensweise mit viel Fett, Alkohol und Nikotin den Bluthochdruck fördert. Dann muss das Herz durch verengte Blutgefäße ständig gegen einen erhöhten Widerstand anpumpen. Das geht eine Zeit lang gut. Bei übermäßigem Genuss tierischer Fette lagert sich vor allem das schlechte LDL in die Gefäßwände ein, wodurch Verengungen entstehen können, die am Ende den Infarkt auslösen können. Genaueres hierzu finden Sie beim Couch-Potato (Seite 28). Nicht zu vergessen, dass fettes und süßes Essen auf Dauer auch Übergewicht erzeugt, was wiederum den Blutdruck steigen lässt. Aber die ständige Überanstrengung verändert das Herz:

Die Herzhöhlen oder der Herzmuskel werden größer, aber die Pumpkraft lässt nach.

Risiko Tabakgenuss

Das größte Risiko haben Raucher, weil das Nikotin die Gefäße direkt schädigt. Eine aktuelle Auswertung von Daten aus dem Berliner Herzregister macht deutlich, dass mehr als drei Viertel der Menschen, die vor dem 55. Lebensjahr einen Herzinfarkt erlitten, Raucher waren. Die Zahlen beziehen sich zwar nur auf Berliner Patienten, aber man kann davon ausgehen, dass das repräsentativ ist.

Auch Passivrauchen gefährdet. Denn die Giftstoffe des Nikotins verteilen sich in der Luft. Zwar ist die Zusammensetzung des Rauchs, der sich im Zimmer oder rund um den Aschenbecher verteilt, eine andere als die dessen, der eingeatmet wird. Die Konzentration der Schadstoffe ist sogar höher. Deshalb haben Menschen, die mit einem Raucher zusammenleben, ein etwa 30 Prozent höheres Risiko für eine Herz-Kreislauf-Erkrankung als Nichtraucher.

Kranke Zähne – krankes Herz

Rauchen greift auch Zahnfleisch und Zähne an und fördert Parodontitis. Nicht umsonst gehört die Frage nach dem Tabakkonsum auch zur Zahnprophylaxe. In Sachen Herzrisiko haben Raucher dann sogar ein doppeltes Risiko. Denn kranke Zähne und insbesondere krankes Zahnfleisch sind gefährlich für das Herz. Auf welchem Wege die schlechte Mundgesundheit das Herz schädigen kann, wissen die Forscher zwar noch nicht genau. Aber sie haben zwei mögliche Erklärungen: Durch die chronische Entzündung im Mund werden – wie bei jeder Entzündung – Botenstoffe ausgeschüttet. Sie wandern durch den Körper und können empfindliche Stellen wie Gelenke und Gefäße angreifen. Der Zusammenhang von chronischen Entzündungen und Herz-Kreislauf-Erkrankungen ist auch für andere Erkrankungen gut belegt. So haben auch Rheumapatienten ein erhöhtes Risiko für Herzinfarkt und Co. Einer anderen Theorie zufolge könnten schädliche Mundbakterien die Hauptrolle spielen. Sie vermehren sich auf dem kranken Zahnfleisch. Dort können sie durch kleine Wunden eindringen und durch den Körper wandern. Es ist gut vorstellbar, dass sie am Herzen eine Entzündung der Kranzgefäße, des Muskels oder der Herzklappen auslösen. In Ablagerungen an Herzgefäßen wurden die Mundbakterien schon gefunden. Es fehlt aber noch der Nachweis, dass sie der Grund für die krankhaften Veränderungen waren und sich nicht nur zufällig dort eingelagert haben.

Schwedische Forscher beobachteten rund 8000 Patienten, die sie erst gründlich zahnmedizinisch untersucht und dann über einen Zeitraum von mehr als 13 Jahren begleitet haben. Etwa jeder Achte erlitt in dieser Zeit einen Herzinfarkt, eine Herzschwäche oder einen Schlaganfall. Eine Analyse ergab unter anderem einen statistischen Zusammenhang zwischen krankem Zahnfleisch und der Wahrscheinlichkeit für einen Herzinfarkt. Diejenigen, die zu den Patienten mit dem kränksten Zahnfleisch gehörten, hatten ein um gut 70 Prozent erhöhtes Risiko – verglichen mit denen, die gesund blieben.

Zwar stellen solche Studien nur einen statistischen Zusammenhang zwischen Zahngesundheit und Herz-Kreislauf-Erkrankungen her – eine Ursache können sie nicht belegen. Es kann auch sein, dass beide Krankheitsbilder durch gemeinsame Risikofaktoren entstanden sein könnten. So könnten Menschen, die ihre Zähne schlecht pflegen, auch generell schlechter auf ihre Gesundheit achten und deshalb auch mit höherer Wahrscheinlichkeit Raucher sein. Bei diesen Menschen besteht ein erhöhtes Risiko für Herzinfarkte. Das könnte auf das Rauchen zurückzuführen sein und nicht auf die schlechten Zähne. In der oben genannten Studie hatten die Forscher die Ergebnisse allerdings statistisch bereinigt, um Einflüsse von Rauchen, Alter, Geschlecht und Bildungsstand herauszufiltern. Zusammen mit anderen Studien, die ähnliche Ergebnisse liefern, festigt das den Verdacht.

Genießer leben doppelt gefährlich

Genießer sind zudem Kandidaten für Diabeteserkrankungen. Heute gibt es in Deutschland mindestens sechs Millionen Typ-2-Diabetiker, die Dunkelziffer ist noch mal so hoch. Trotz seiner früheren Bezeichnung als »Altersdiabetes« tritt der Typ-2-Diabetes selbst schon bei Kindern und Jugendlichen immer häufiger auf. In Deutschland vergehen in der Regel fünf bis zehn Jahre, bis der Typ 2-Diabetes überhaupt diagnostiziert wird. Es gibt ernstzunehmende Beobachtungen, die für eine riesige Dunkelziffer von unerkanntem Diabetes sprechen: Auf jeden bekannten Diabetiker kommt ein bis dato nicht erkannter Fall von Diabetes. Ein nicht behandelter Diabetes stellt eine erhebliche Bedrohung für die Gesundheit dar: In Studien aus den USA und europäischen Nachbarländern hatten bis zu 20 Prozent der bis dahin unentdeckten Diabetiker bereits Schädigungen an der Netzhaut und damit ein hohes Erblindungsrisiko, bei 10 Prozent dieser Patienten waren bereits Nierenschäden nachweisbar. Diabetes ist meistens auf Bewegungsmangel und Übergewicht zurückzuführen und damit ist der Genießer ebenso wie der Couch-Potato anfällig dafür.

So geht es besser

Ein wenig Kontrolle und Askese wären gute Maßnahmen. Je früher mit einem rauch- und alkoholfreien oder reduzierten Leben begonnen wird, umso besser für ihr Herz. Der Körper ist in der Lage, unsere Sünden zu verzeihen, allerdings nur, solange er nicht zugrunde geschunden ist. Das betrifft zumindest Schäden, die durch Alkoholkonsum hervorgerufen werden. Unsere Leber zum Beispiel hat ein bemerkenswertes Regenerationspotenzial. Allerdings muss man ihr auch die Chance zur Erholung geben. Hat ein vermehrter Alkoholkonsum eine Leberentzündung verursacht, so ist dies anhand von erhöhten Leberwerten im Rahmen der Blutuntersuchung nachweisbar. Nach einer Alkoholabstinenz über einen Zeitraum von drei bis sechs Monaten können sich erhöhte Leberwerte durchaus wieder komplett normalisieren. Diesen Erfolg gilt es beizubehalten, indem wir nur moderat Alkohol in geringen Mengen konsumieren. Das kommt auch unserem Herzen zugute. Denn es nimmt bekanntermaßen sehr wohl bei vermehrtem Alkoholkonsum dauerhaften Schaden. Auch wenn es keine feste toxische Grenze für Herzschäden gibt, so weiß man, dass sich pathologische Veränderungen des Herzgewebes und damit einhergehend auch der Herzfunktion einstellen. Diese lassen sich u. a. in der Herzultraschalluntersuchung nachweisen. Nach der Rauchentwöhnung dauert es ein wenig länger, bis der Körper sich regeneriert hat, aber es lohnt in jedem Falle. Denn im Durchschnitt sterben Raucher zehn Jahre früher als Nichtraucher. Je eher es uns gelingt, dem Rauchen dauerhaft abzuschwören, umso mehr Lebenszeit gewinnen wir. Ein Ex-Raucher, der mit dem 30. Lebenjahr aufhört, hat eine nahezu normale Lebenserwartung. Aber auch, wer erst mit dem 60. Geburtstag das Rauchen einstellt, »gewinnt« statistisch immerhin drei Jahre Lebenszeit. Entscheidend ist aber ganz gewiss die daraus resultierende Lebensqualität. Denn schon wenige Tage nach dem Rauchstopp verbessert sich unser Geschmacksempfinden wieder. Doch gerade die Raucherentwöhnung ist schwer. Für viele Entwöhnungswillige ist es nicht leicht, von der Zigarette loszukommen. Nur etwa zwei bis fünf Prozent der Raucher schaffen es, ohne Unterstützung und durch spontanes Aufhören mindestens ein Jahr lang rauchfrei zu bleiben. Entscheidend für den Erfolg einer Entwöhnung sind einerseits der Wille und andererseits eine gezielte Vorgehensweise auf dem Weg zur Rauchfreiheit. Leider ist es so, dass die Nikotinsucht oft durch eine andere Sucht ersetzt wird. Meist ist es der Griff zu Süßigkeiten oder Knabbereien, die gemeinsam mit einem veränderten Stoffwechsel am Ende der Rauchentwöhnung dafür sorgen, dass man mehr Kilos auf die Waage bringt. Dabei ist es für die Herzgesundheit besonders wichtig, auch das Gewicht zu reduzieren. Denn schon ein Kilo weniger auf der Waage, lässt den Blutdruck um 4 mmHg systolisch bzw. 2 mmHg diastolisch sinken. Mithilfe einer speziellen Kalorienuhr, die mindestens 24 Stunden getragen wird, könnte man messen, wie viele Kalorien täglich verbraucht werden. Anhand des Kalorienverbrauchs und des geplanten Bewegungsprogrammes wird dann errechnet, was und wie viel in der nächsten Zeit gegessen werden sollte, um das Gewicht zu reduzieren.

75 Prozent der erwachsenen Bevölkerung in Deutschland bewegen sich nicht genug. Dieser Wert ist umso bedeutsamer, wenn man sich klar macht, dass wir es in der eigenen Hand haben, Entscheidendes zu verbessern: Sinnvoll durchgeführtes, regelmäßiges Training bewirkt eine Risikoverminderung der Herzkreislauf-Sterblichkeit um 50 Prozent. Damit können wir die Enstehung einer Herz-Kreislauf-Erkrankung vermeiden. Aber auch bei einer bestehenden Herzerkrankung kann Gesundheitssport die Prognose verbessern. Übermäßiger Genuss kann in jeglicher Hinsicht zu viel werden, sodass nur noch Reißleineziehen hilft.

Sind Sie ein Genießer?

Sommer, Sonne, Meer – und Sie liegen im warmen Sand und fühlen sich wohl. Ihr Kleiderschrank quillt über mit Kleidungsstücken aus ausgewählten Materialien. Sie gehen lieber teuer essen und sind hinterher zufrieden, als billig und viel in sich hineinzustopfen. Trotzdem erwischen Sie sich oft dabei, dass das kulinarische Erlebnis üppiger ausgefallen ist, als eigentlich geplant war. Trifft all das zu, dürfen Sie davon ausgehen, dass Sie durch und durch ein Genussmensch sind. Sie entscheiden alles im Leben danach, ob es Spaß macht oder Befriedigung bringt, frei nach dem Motto »Man lebt nur einmal, und das aber richtig!«. Jetzt sitzen Sie vor diesem Buch und nicken voller Freude und Zustimmung, weil Sie sich gut beschrieben fühlen? Dann haben Sie den Test bestanden und sollten aktiv werden.

Der Couch-Potato

Der Couch-Potato gehört durchaus auch zu der Gruppe der Genießer, schließlich verbringt er ebenso wie der Genießer viel Zeit mit Nichtstun und Kalorienzufuhr. Allerdings legt er nicht unbedingt Wert auf die Qualität der Kalorien, die er verzehrt. Und wenn auch beim Fernsehen oder Lesen ein paar Kalorien verbraucht werden, so sind das nicht so viele, wie gleichzeitig in Form von Bier, Wein, Saft, Nüsschen oder Schokolade vertilgt werden. Dabei sind sowohl die fett- und zuckerhaltigen Knabbereien, als auch der Alkohol problematisch.

Alkohol verursacht Übergewicht

Alkohol macht nicht nur abhängig, sondern schädigt fast alle Zellen des Körpers, vor allem die Leber- und Herzzellen. Was viele nicht wissen: Alkohol ist ein Dickmacher, denn er hat fast so viele Kalorien wie Fett. Außerdem verhindert er den Abbau von Nahrungsfett, sodass dieses in die Leber und andere Organe eingelagert wird. Alkohol ist einer der Hauptgründe, warum das Übergewicht in Deutschland zunimmt. Um einen Liter Bier zu verbrennen, müsste man eigentlich eine Stunde joggen, was dem inneren Schweinehund des Couch-Potato aber deutlich zuwider sein dürfte. Von den 30- bis 59-Jährigen treiben weit mehr als die Hälfte überhaupt keinen Sport. Mehr als 65 Prozent der über 40-jährigen Männer gelten als inaktiv. Bei den Frauen der gleichen Altersgruppe sind es sogar mehr als 70 Prozent.

Steckbrief

- Alter: ab 20 Jahren
- Gewicht: je höher, desto schlimmer
- Blutdruck: eher hoch, kann aber auch niedrig sein
- Cholesterin: kann erblich erhöht sein, Werte nehmen mit den Jahren zu
- Diabetes: durchaus möglich
- Besondere Merkmale: träge, Genussmensch, Leberprobleme, hoher BMI, Bewegungsmuffel, Vielleser, Raucher

Meine Couch, mein Genuss, mein Cholesterin oder: My couch is my castle!

Bewegungsmangel wirkt verstärkend

Im schlimmsten Fall übt der Couch-Potato neben seinem Sofadasein auch noch eine sitzende Tätigkeit aus, egal ob im Büro, an der Supermarktkasse oder in einer Arztpraxis. Gravierend ist bei solchen Lebensumständen, dass die meisten so Veranlagten auch in ihrer Freizeit nicht in die Puschen kommen und nur rumsitzen oder -liegen. Würde der Couch-Potato dann nur ausgewogene selbstgekochte Kost vertilgen, wäre wenigstens gewährleistet, dass er sich gesund und zumindest salzarm ernährt. Meistens jedoch bezieht sich die Trägheit nicht nur darauf, auf dem Sofa zu liegen, sondern zeigt sich ebenfalls in seiner Lässigkeit bei der Nahrungsbeschaffung. Im schlimmsten Fall kommen nur Fast Food oder Fertiggerichte auf den Couchtisch, in denen ein hoher Salzgehalt und schädigende Transfettsäuren zu finden sind – was sich dann gleich doppelt negativ auf Blutdruck und Blutfette auswirkt, zwei weitere Schritte auf dem Weg zum Herzinfarkt.

Das ist umso schlimmer, da Übergewicht ein eigenständiger Auslöser für Herzrhythmusstörungen wie zum Beispiel Vorhofflimmern ist. Das zumindest muss man glauben, wenn man der Studie der Mediziner Glauben schenkt, die diese über elfeinhalb Jahre mit 81 000 Frauen jenseits der Menopause, genauer gesagt zwischen 50 und 79 Jahren, durchführten. Doch die Wissenschaftler fanden eine Lösung: Spazieren gehen. Zumindest hatten die Frauen, die täglich mindestens eine halbe Stunde stramm spazieren gingen oder zweimal pro Woche eine Stunde Rad fuhren, ein zehn Prozent niedrigeres Risiko, ein Vorhofflimmern zu entwickeln. Selbst jene, die nur zweimal pro Woche spazieren gingen, konnten ihr Risiko um 6 Prozent senken. Die Hundebesitzer unter den Couch-Potatos können sich also freuen.

Übeltäter Fett

Neben Bewegungsmangel und Salzüberschuss belastet der Coach-Potato seinen Organismus mit zu viel Fett, ebenfalls Grundbestandteil von vielen Fertiggerichten, von Fast Food sowieso. Selbstredend, dass bei einer solchen Ernährung zu wenig Vitamine und Ballaststoffe im Körper ankommen. Übergewicht, hohe Cholesterinwerte und als Folge davon auch noch Diabetes sind vorprogrammiert. Manchmal besteht Diabetes schon, fällt aber nicht auf, weil nie ein Gesundheitscheck beim Arzt durchgeführt wurde. Nicht behandelter Diabetes ist eine erhebliche Bedrohung für die Gesundheit. Viele Menschen fallen mit ihrem Diabetes erst bei schwerwiegenden Herzproblemen auf – und auch dann bei Weitem nicht immer. Wenn die Nahrung aufgenommen ist und als Glukose im Blut zur Verfügung steht, hat der Körper nur zwei Möglichkeiten, den Blutzuckerspiegel wieder zu senken: Entweder, er verbrennt die Glukose in den Muskeln, indem er diese bewegt, oder aber er drückt die Glukose mit Gewalt, also mit zu viel Insulin, in die mit Zucker und Fett noch randvollen Körperzellen. Wenn wir uns nicht bewegen, bleibt dem Körper nur die zweite Möglichkeit. Dieser Prozess ist nicht unbegrenzt möglich. In der Folge ist der Blutzucker permanent erhöht und treibt sein gesundheitsschädigendes Unwesen. Im Vergleich mit unseren Steinzeitvorfahren verbrennen wir, bezogen auf das Körpergewicht, 60 Prozent weniger Energie. Die Folge sind Muskelabbau sowie eine Fett- und Gewichtszunahme. Gleichzeitig steigt auch das Risiko für überhöhte Cholesterinwerte.

Gutes und schlechtes Cholesterin

Cholesterin (Seite 151) ist ein Nahrungsfett und wird sowohl mit der Nahrung aufgenommen, als auch im Körper von der Leber gebildet. Es ist ein wichtiger Bestandteil der Zellmembranen und chemisches Grundgerüst für viele Hormone. Bei ausreichender Sonneneinstrahlung ist der Körper in der Lage, aus Cholesterin die Vorstufe für Vitamin D zu bilden. Im Blut wird Cholesterin wegen seiner schlechten Wasserlöslichkeit an Proteine gebunden und erst dann transportiert. Dieses Transport-Cholesterin heißt HDL (high density lipoprotein = »gutes« Cholesterin) beziehungsweise LDL (low density lipoprotein = »schlechtes« Cholesterin). Der LDL-Typ soll die Entstehung von Arteriosklerose fördern, während der HDL-Komplex sie möglicherweise verzögert. Genauer gesagt kommt es auf das Mengenverhältnis zwischen zwei Cholesterinarten an: Je größer die Menge an LDL-Cholesterin im Verhältnis zum HDL-Cholesterin ist, desto wahrscheinlicher droht der Herzinfarkt oder Schlaganfall. HDL transportiert nicht mehr benötigtes Cholesterin aus den Körperzellen und aus den Arterienwänden zurück zur Leber. Dort wird es zu Gallensäuren abgebaut und über den Darm ausgeschieden. LDL verweilt länger im Blut und verändert dabei seine chemische Zusammensetzung. Es kann dann nicht mehr von den Zellen erkannt und aufgenommen werden. Das führt zu Arteriosklerose. Bei dieser Erkrankung setzen sich cholesterinhaltige Beläge an den Wänden der Arterien ab. Betroffen sind insbesondere kleine und mittelgroße Blutgefäße, deren Innendurchmesser durch die Ablagerungen verkleinert wird, sodass es zu einer Beeinträchtigung des Blutstromes kommt. Blutgerinnsel, die beispielsweise in den Herzkranzgefäßen auftreten und zum Herzinfarkt führen können, entstehen insbesondere dort, wo diese Beläge an den Gefäßen aufreißen und sich daraufhin akut viele Blutplättchen anheften.

Von Äpfeln und Birnen

Allerdings muss bei all dem beachtet werden: Übergewicht ist nicht gleich Übergewicht. Es spielt auch eine Rolle, wie ein Mensch gebaut ist und wo die Speckrollen sitzen. Das kann man mit unterschiedlichen Methoden errechnen: entweder mit dem Body-Mass-Index (BMI), direkt über den Taillenumfang oder über das Verhältnis von Taille und Hüftumfang (THV) – auf Englisch Waist-to-Hip-Ratio (WHR).

Body-Mass-Index. Beim BMI wird das Körpergewicht in Kilogramm durch Körpergröße in Metern zum Quadrat geteilt. Ist der Wert größer als 25 geht man von Übergewicht aus.

Taillenumfang. Beim Taillenumfang misst man zwischen Beckenkamm und Rippenbogen den Bauchumfang in Zentimeter. Liegen die Werte bei Frauen > 80 und bei Männern > 94 cm, liegt ein gesteigertes (> 102 cm für Männer bzw. > 88 cm bei Frauen deutlich gesteigertes) Risiko für Herz-Kreislauf-Erkrankungen vor.

Waist-to-Hip-Ratio. Beim WHR wird die Taille in Nabelhöhe gemessen und der Umfang der Hüfte an der breitesten Stelle. Man teilt den Taillenumfang durch den Hüftumfang. Niedrige Werte erzielen die sogenannten Birnentypen. Das sind die bei denen sich das Fett an Po, Beinen und Hüfte absetzt. Ein hoher Wert über (0,85 bei Frauen und 1,0 bei Männern) beschreibt den Apfeltypen. Das sind die, die rund um den Bauch ansetzen, was als ein Risiko für Herzleiden gilt. In den vergangenen Jahren bestätigten mehrere Studien, dass vor allem das »Bauchfett« der Herzgesundheit schadet. Es begünstigt die Ablagerung in den Blutgefäßen und kann Botenstoffe freisetzen, die chronische Entzündungen hervorrufen, welche wiederum Herz und Stoffwechsel schädigen.

Kommt zu all diesen Faktoren noch eine familiäre Vorbelastung, also Herzkrankheiten oder Todesfälle durch Herzinfarkt in der Familie, sollten die Alarmglocken schrillen.

So geht es besser

Couch-Potatos sollten unbedingt Bewegung in ihr Leben bringen. Dazu bedarf es guter Vorsätze. Am besten ist es, wenn man sich erst mal einen Termin setzt. Zum Beispiel jeden Mittwoch um 19 Uhr schwimmen gehen oder zum Yogakurs. Auch der Vorsatz, jeden Tag ins Büro zu laufen, statt mit der Straßenbahn zu fahren, oder eine Station vorher auszusteigen, kann helfen. Die Empfehlung lautet: 7000 bis 10 000 Schritte täglich. Wer seine Muskeln nur für das Nötigste nutzt, lebt in Sachen Herzgesundheit genauso gefährlich wie ein Raucher und sollte frühzeitig einen Ausgleich schaffen. Von Pilates über Qi Gong bis zu Yoga gibt es reichlich Angebote, die Sie langsam in Bewegung bringen. Wer sparen will, kann bei seiner Krankenkasse nachfragen. Manche Kursgebühren werden übernommen, wenn die Kursleiter angemessen ausgebildet sind. Das Wichtigste ist, den inneren Schweinehund zu überlisten. Träge Menschen sterben im Schnitt sieben Jahre früher als jene, die pro Tag einen Kilometer spazieren gehen. Hundehalter unter den Couch-Potatos haben also einen kleinen Bonus.

Der immense Stellenwert von Bewegung in der Vorsorge und auch in der Therapie bei bestehenden Herz-Kreislauf-Erkrankungen ist wissenschaftlich hinreichend bewiesen worden. Damit ist die von der Weltgesundheitsorganisation (WHO) ausgegebene Empfehlung, sich mindestens 2,5 Stunden pro Woche in mäßig anstrengender Intensität sportlich zu betätigen, nicht nur berechtigt, sondern auch geboten. Nur leider hapert es erheblich an der Umsetzung dieses hohen Ziels im Alltag. Die gut gemeinte ärztliche Empfehlung im Beratungsgespräch, man solle sich doch zukünftig bitte etwas mehr bewegen, verpufft in der Regel als netter, aber eher unverbindlicher Ratschlag. Beim Folge-Check nach zwei Jahren hat sich in der Regel keine Veränderung diesbezüglich eingestellt. Es ist uns Ärzten bislang leider nicht gelungen, den Patienten zu vermitteln, dass körperliche Aktivität mindestens genauso wirksam ist wie eine medikamentöse Therapie. Korrekt und sinnvoll durchgeführt möchte ich die Bewegungstherapie aber im Gegensatz zur Behandlung mit Tabletten als nebenwirkungsfrei bezeichnen. Ein klarer Vorteil also. Es bedarf hier aber einer individuellen Beratung zum Thema Bewegungstherapie mit Empfehlungen hinsichtlich einer geeigneten Sportart. Ganz entscheidend sind die Vorlieben des Patienten. Er muss Spaß und Freude an der Sache haben. Wichtig ist ein langsamer Einstieg in das Bewegungsprogramm mit allmählicher Steigerung auf Ihre gewünschte individuelle Belastungsintensität. Ihr behandelnder Arzt sollte Ihnen dazu konkrete Empfehlungen geben können. Diese sollten die Aktivitätsform, die Häufigkeit und natürlich auch die Belastungsstärke, am ehesten am Trainingspuls orientiert, beinhalten.

Sind sie ein Couch-Potato?

Sinken Sie in ihr Sofa oder Ihren Fernsehsessel schon ganz tief ein, obwohl die noch relativ neu sind? Dann ist das eine klare Indikation dafür, dass Sie ein Couch-Potato sind.
Auch wenn Sie zum Beispiel beim Treppensteigen in den ersten Stock schnell außer Atem geraten, kann das ein Anzeichen sein. Wer oft und schnell außer Atem gerät, könnte aber auch schon ein geschädigtes Herz haben. Wer das kennt, sollte sich umgehend untersuchen lassen. Um sicher zu sein, nehmen Sie sich doch einmal einen typischen Tag vor und schreiben Sie auf, wie viele Stunden am Tag Sie schlafen, liegen, sitzen oder aktiv sind. Und dann nehmen Sie besondere Tage, z. B. das Wochenende, heraus und schauen Sie sich dort Ihr Verhalten an.
Das wird eine besondere Erfahrung für Sie werden. Überrascht? Wie steht es um Ihre Bewegung?

Der Veranlagte

Die erbliche Belastung scheint neben all den anderen Risikofaktoren bei Herz-Kreislauf-Erkrankungen besonders ausschlaggebend zu sein. Falls einer Ihrer Verwandten ersten Grades bereits an einer koronaren Herzkrankheit (KHK) erkrankt ist oder einen Herzinfarkt erlitten hat, sollten Sie alle anderen Risikofaktoren wie Rauchen, Bluthochdruck, einen erhöhten Cholesterin- und Zuckerspiegel, Übergewicht, Bewegungsmangel und Stress vermeiden. Das Infarktrisiko steigt bei Männern ab 45 und bei Frauen ab 55 Jahren. Frauen sind bis zur Menopause durch die Östrogene hormonell davor geschützt, aber danach kann es jederzeit und ohne Vorwarnung zu einem Infarkt kommen.

Steckbrief

- Alter: Männer ab 45, Frauen ab 55 Jahren
- Gewicht: je höher, desto schlimmer, insbesondere bei Bauch-betonter Fettleibigkeit (Apfeltyp)
- Blutdruck: hoch
- Cholesterin: LDL-Cholesterin erhöht, HDL-Cholesterin erniedrigt
- Diabetes: Vorliegen einer Zuckerkrankheit erhöht das Risiko für Herz-Kreislauf-Erkrankungen erheblich
- Besondere Merkmale: koronare Herzerkrankung (KHK) bzw. Herzinfarkte beim Vater vor dem 55.und bei der Mutter vor dem 65. Lebensjahr
- Erblich bedingte Neigung zur verstärkten Blutgerinnselbildung

Herzkrankheiten innerhalb der Familie häufen sich.

Schuld sind auch die Gene

In den letzten Jahren ist es gelungen, etliche Risikogene für den Herzinfarkt zu identifizieren, trotzdem sind die genetischen Ursachen des Herzinfarkts bislang nicht hinreichend aufgeklärt. Erst vor kurzem (2014) haben Forscher des Deutschen Herzzentrums München (DHM) und der Universität zu Lübeck gemeinsam mit mehr als 180 Wissenschaftlern aus der ganzen Welt 15 neue Risikogene für die koronare Herzkrankheit und den Herzinfarkt nachweisen können. Damit sind nun insgesamt 46 Risikogene bekannt. Zusätzlich gibt es noch weitere 104 Gene, die sehr wahrscheinlich das Krankheitsrisiko erhöhen.

Inzwischen werden im Internet DNA-Tests verkauft, die angeblich das Risiko für Krankheiten voraussagen können. Krebs, Alzheimer oder eben Herzkrankheiten gehören dazu. Offiziell ist das in Deutschland zwar verboten, aber das Internet macht es möglich, so etwas zu erwerben. Natürlich kostet das einige hundert Euro, aber manch einer scheint sich davon nicht abschrecken zu lassen. Nur einige Blutstropfen genügen. Am Ende wird per Post mitgeteilt, wie es um die Gesundheit bestellt ist. Ohne ärztlichen Beistand kann das verheerende Folgen haben. Schnell kann man in Panik geraten, wenn man da liest, dass man ein Risiko für schwere Herzkrankheiten oder anderes haben soll. Solche Tests sind nicht mehr als ein Geschäft mit der Angst, das bei uns aus gutem Grund verboten ist. Die Gentechnik ist hoch komplex und die Tests nur eine vereinfachte Form dessen, was man abbilden kann. Deshalb ist es nötig, dass ein Gentest nur unter Federführung eines Arztes erfolgt. Wird einer angeordnet, gibt es in der Regel einen begründeten Anlass und es wird gezielt nach Ursachen gesucht, warum zum Beispiel trotz Sport und gesunder Ernährung die Cholesterinwerte immer zu hoch sind. Außerdem bedeutet das Vorliegen einer genetischen Veranlagung nicht zwangsläufig die gesicherte Entwicklung einer Erkrankung. Hier sind in der Regel begleitende Risikofaktoren bedeutsam. Kann ich diese beeinflussbaren Parameter (Gewicht, Bluthochdruck, Bewegung, Rauchen etc.) ausschalten, verringert sich mein Gesamtrisiko massiv.

Übergewicht hat viele Folgen

Auch die erblich bedingte Körperform spielt bei den Herz-Kreislauf-Erkrankungen eine Rolle: Eine Apfel- oder Birnenform unseres Körpers lässt darauf schließen, wie gefährdet wir sind. Denn bauchbetontes Übergewicht ist ein Risikofaktor. Körperfett im Bauchraum und an den inneren Organen zeigt eine andere Stoffwechselaktivität. Es setzt vermehrt Botenstoffe frei, die lokale Entzündungsprozesse in unseren Gefäßen bewirken. In der Folge resultiert eine stärkere An- und Einlagerung von Blutfetten in Kombination mit der Reaktion unseres Körpers, die gegen die Entzündung gerichtet ist. Die komplexen Gebilde werden als Plaques bezeichnet. Sie können heranwachsen und das Blutgefäß erheblich einengen. Damit ist die Durchblutung wiederum zunehmend gestört und es entsteht eine Arteriosklerose. Sie kann natürlich im Prinzip alle Gefäßabschnitte betreffen: Herzkranzgefäße, Hirngefäße, Gefäße an den Extremitäten und auch die Eingeweidegefäße von Magen, Darm und Nieren. Diese Organsysteme können natürlich auch kombiniert an Arteriosklerose erkranken.

Übergewicht führt zu Bluthochdruck

Ein Risikofaktor kommt selten allein. Vor allem das Übergewicht kann für die Entstehung eines Bluthochdruckes (mit)verantwortlich sein. Parallel steigt die Gefahr, eine Blutzuckerkrankheit zu entwickeln. Zeitgleich verstärken sich die ohnehin schon veränderten Blutfettwerte. Alles zusammen nennen wir »metabolisches Syndrom«. Übersetzt bedeutet das in etwa »Lebensstil-bedingtes Stoffwechselsyndrom«. Wer nun auch noch raucht, der entzündet im wahrsten Sinne des Wortes die Lunte an einer Bombe. Zugegeben, die Lunte brennt verhältnismäßig langsam, meist über Jahre bis Jahrzehnte, und macht in der Regel nur wenig bis gar keine direkten Beschwerden. Doch wenn die Bombe hochgeht, kann das Ergebnis verheerend bis tödlich ausfallen. Gemeint sind der Herzinfarkt und sein Kollege, der Schlaganfall.

Übergewicht führt zu Schlafapnoe und dann zu Bluthochdruck

Das sogenannte Schlafapnoesyndrom kann ebenfalls Bluthochdruck auslösen. Vor allem übergewichtige Männer über 50 werden während des Schlafes wiederholt von Atemaussetzern – entweder durch Verlegung des Rachens durch die Halsweichteile, die sich im Schlaf entspannen, oder durch zentral (im Zentralnervensystem verursachte) bedingte Atempausen – übermannt. Dieser Zustand kommt einer regelrechten Notfallsituation für den Körper gleich. Eigentlich auf Erholung, Entspannung und Regeneration eingestellt, bekommt der Organismus wiederholt über 60 Sekunden oder länger keinen lebenswichtigen Sauerstoff. Dadurch bedingt, schüttet der Körper erhebliche Mengen an Stresshormonen, wie Adrenalin, Noradrenalin und Cortisol, aus. Es kommt zu einer kurzen Aufwachsituation. Dadurch wird der eigentliche Schlaf regelrecht zerstückelt, weil sich die geschilderten Abläufe in der Nacht mehrfach wiederholen. Der Betroffene merkt allerdings bewusst nichts davon. Vielmehr fühlt er sich morgens wie erschlagen und quält sich durch den Tag. Der durch die Atempausen erzeugte Bluthochdruck bleibt meist lange unentdeckt. Deshalb gehen viele Ärzte sogar so weit, dass sie bei einem Bluthochdruck auf ein mögliches Schlafapnoesyndrom untersuchen lassen.

Wir altern – das ist nicht zu ändern

Auch das voranschreitende Alter gehört in die Liste der Risikofaktoren. Allerdings ist dies nicht beeinflussbar. Mit den Jahren verliert sich die Eigenschaft der Arterien, Blutdruckschwankungen durch Angleichung von Durchmesser und Wandspannung auszugleichen, was Bluthochdruck auslösen kann. Das Herz muss also fortwährend gegen einen erhöhten Widerstand arbeiten. Das bleibt langfristig für das Herz an sich und für die Gefäße nicht ohne Folgen. Bluthochdruck fördert Gefäßverkalkung, als Arteriosklerose bekannt, und erhöht das Risiko für eine koronare Herzkrankheit (KHK) und einen Herzinfarkt. Ein Teufelskreis, denn das »verkalkte« Gefäß ist alles andere als elastisch. Damit wird dem Bluthochdruck wieder Beihilfe geleistet. Die Hauptursachen einer sich entwickelnden Herzschwäche, Herzinsuffizienz genannt, sind Bluthochdruck und KHK. Ein Herzinfarkt verschlimmert die Gefahr einer Herzinsuffizienz erheblich. Sie ist übrigens die Todesursache bei einem Drittel aller Hochdruckpatienten. Unbehandelter Bluthochdruck kann aber auch Herzrhythmusstörungen, wie z. B. Vorhofflimmern, verursachen. Es kann die ursprüngliche Pumpkraft unseres Herzens um bis zu 20 Prozent abschwächen.

Wir haben es selber in der Hand

Wie Sie unschwer erkennen werden, kann man klar unterscheiden zwischen

- beeinflussbaren Risikofaktoren, wie Ernährung, Gewicht, Cholesterin, Blutzucker, Blutdruck, Rauchen etc., und den
- unbeeinflussbaren Risikofaktoren, wie Alter, genetischer Veranlagung und Veränderungen der Blutgerinnungsfaktoren.

Eine genetische Veranlagung muss nicht zwangsläufig in einem Herzinfarkt münden. Wir haben durchaus die Chance, die veränderbaren Faktoren zu optimieren und damit diesem Schicksal zu entgehen. Durch genetische Veranlagung bei einer Stoffwechselerkrankung mit zum Teil massiv erhöhten Cholesterinwerten (familiäre Hyperlipoproteinämie) kann einerseits das schädigende LDL-Cholesterin erhöht und andererseits das eher schützende HDL-Cholesterin erniedrigt sein. Einzeln betrachtet und natürlich in der genannten Kombination sind das anerkannte Risikofaktoren für die Entstehung einer Arteriosklerose und damit Grundstein für eine KHK und die Folgen.

So geht es besser

Gegen das Altern an sich ist bis heute kein Wundermittel gefunden worden. Ich sehe hier auch für die nähere und weitere Zukunft keine wirksame Neuentdeckung. Aber wir haben großen Einfluss auf die Art und Weise, wie wir altern. Eine ausgewogene Ernährung mit wenig gesättigten Fettsäuren, also guten Ölen, Fisch, viel Gemüse und Ballaststoffen sollte zur Gewohnheit werden. Regelmäßige Aktivität kann das Leben nachweislich verlängern. Zeitgleich kann sich dadurch die Lebensqualität entscheidend verbessern. Bei einem Vortrag zum Potenzial von Bewegung auf einer sportmedizinischen

Fortbildung sagte ein Dozent: »Ich kann Ihnen zwar keine Garantie für ein längeres Leben durch Sport geben, aber es ist gewiss, dass Sie gesünder sterben werden.« Ich habe diesen Satz bis heute nicht vergessen. Doch bevor Sie sich aufmachen, Ihr Leben aktiver zu gestalten, lassen Sie sich vorher ärztlich untersuchen und beraten, damit Sie es medizinisch sinnvoll angehen können. Bei diesem Termin wird Ihr Arzt Fragen zur Ihrer medizinischen Vorgeschichte stellen, damit ist die Anamnese gemeint. In diesem Zusammenhang werden relevante Vorerkrankungen, Risikofaktoren für eine mögliche Herz-Kreislauf-Erkrankung, eine eventuell bestehende medikamentöse Therapie, Ihre individuellen Vorstellungen und Wünsche und deren Umsetzbarkeit geklärt. Es folgt eine umfangreiche körperliche Untersuchung, bei der besonderes Augenmerk auf die Herz-Kreislauf-Parameter gelegt wird. Blutdruck, Puls, Atmung und Herztöne werden erfasst und ggf. auch der Bauchumfang gemessen. Das Ruhe-EKG liefert erste Hinweise zur elektrischen Aktivität Ihres Herzens. Ein Belastungs-EKG ist zwar nicht zwingend vorgeschrieben, wird aber in aller Regel zur Beurteilung des aktuellen Ist-Zustandes, zur Ermittlung der maximalen Herzfrequenz bzw. zur Bestimmung des zukünftigen Trainingspulses herangezogen.

Von ambitionierten Freizeitsportlern wird zuweilen eine Leistungsdiagnostik hinsichtlich verbesserter Trainingssteuerung und Leistungssteigerung gewünscht. Neben der bisherigen Laktat-Analyse ist die sogenannte Spiroergometrie der Goldstandard bei dieser Fragestellung. Während einer körperlichen Belastung auf dem Ergometer oder dem Laufband werden verschiedene Funktionsparameter gemessen: Kapazität der Sauerstoffaufnahme, Kohlendioxidabgabe sowie Herz- und Atemfrequenz. Neben dem hohen apparativen Aufwand bedarf es fachlicher und sportmedizinischer Kenntnisse, um daraus die nötigen Schlüsse zu ziehen und korrekte Empfehlungen ableiten zu können. Folglich ist diese Untersuchungstechnik nur bei spezialisierten medizinischen Einrichtungen möglich.

Sind Sie veranlagt?

Machen Sie einen Family-Check: Klären sie ab, ob es in Ihrer Familie plötzliche, ungeklärte Todesfälle, insbesondere bei jüngeren Familienmitgliedern, ohne vorher bekannte relevante Erkrankungen gab. Ist das der Fall, sollten Sie sich in spezialisierten Herzzentren untersuchen lassen. Adressen findet man im Internet, oder Sie holen sich einen Tipp von Ihrem Hausarzt. In Einzelfällen gibt schon ein EKG erste Hinweise auf angeborene Störungen, die lebensgefährliche Herzrhythmusstörungen auslösen können. Blutuntersuchungen geben Aufschluss darüber, ob Ihre Cholesterinwerte aufgrund erblicher Vorbelastungen zu hoch sind. Ebenso könnten dort auch genetische Untersuchungen erfolgen, die Ihr persönliches Risiko bewerten helfen. Erst in der Zusammenschau aller Befunde können dann sinnvolle Empfehlungen zur Behandlung gemacht werden.

Frauenherzen leiden anders

Schlagen Frauenherzen anders? Aus physiologischer Sicht lässt sich das verneinen. Allerdings äußern sich z. B. die Symptome einer bedeutsamen Herzerkrankung – der koronaren Herzkrankheit – bei Frauen anders als bei Männern.

Das Herz ist der Motor, der uns am Leben hält. Wie eine kleine Maschine pumpt es unablässig Blut durch die Adern und wie bei einem Motor setzen irgendwann Verschleißerscheinungen ein. Da es aber beim »Herzmotor« keine Rundumerneuerungen gibt, spüren wir die enormen Belastungen früher oder später. Durch Bluthochdruck, voranschreitende Arteriosklerose und mangelnde Bewegung setzen unserer Herzgesundheit enorm zu.

Steckbrief Risiko-Frauen

- Alter: ab 55 Jahren
- Gewicht: meist zu hoch
- Blutdruck: hoch
- Cholesterin: Werte hoch
- Diabetes: gefährdet
- Besondere Merkmale: übergewichtig, Raucherinnen, Einnahme der Antibabypille, nach der Menopause, Bewegungsmuffel

Steckbrief Risiko-Männer

- Alter: ab 45 Jahren
- Gewicht: meist zu hoch
- Blutdruck: hoch
- Cholesterin: Werte hoch
- Diabetes: gefährdet
- Besondere Merkmale: übergewichtig, Raucher, Vieltrinker, schlechte Leberwerte, Bewegungsmuffel

Männer und Frauen – die Herzen ticken anders.

Im Ruhezustand schlägt ein gesundes Herz zwischen 60 und 80 Mal pro Minute. Frauen haben in der Regel einen höheren Ruhepuls als Männer, Männer dagegen eher einen größeren Herzmuskel und damit mehr Schlagvolumen. Mehr als die Hälfte der an einem Herzinfarkt gestorbenen Deutschen sind Frauen. Dass inzwischen mehr Frauen als Männer an einem Herzinfarkt sterben, hat zwei Gründe: Einerseits ist der Infarkt bei einer Frau schwerer zu erkennen als bei einem Mann. Andererseits wirken sich die Risikofaktoren wie Rauchen, Diabetes oder Übergewicht auf das Frauenherz fataler aus. Frauen suchen zwar in der Regel früher als Männer einen Arzt auf, aber zugleich neigen sie dazu, beim Arztbesuch ihre Beschwerden eher runterzuspielen und sich selbst nicht immer ausreichend ernst zu nehmen. Herzinfarkt-typische Beschwerden, wie ein starker, brennender Schmerz hinter dem Brustbein oder in der linken Brustkorbregion mit Ausstrahlung in den (meist) linken Arm, den Kiefer etc., beschreiben Frauen oft erst auf gezieltes Nachfragen des Arztes. Hakt der Arzt hier aber nicht ausreichend nach, kann ein völlig falscher Diagnose- und Therapieansatz resultieren. Im schlimmsten Fall mit tödlichen Folgen.

Typische Frauensymptome

Bei Frauen kündigt sich ein Infarkt eher mit unspezifischen Symptomen an. Die meisten (40 Prozent) der betroffenen Frauen leiden an Schmerzen im Oberbauch, zwischen den Schulterblättern sowie in Hals und Nacken, Kurzatmigkeit oder Übelkeit. Beim Arztbesuch werden dann Beschwerden des Bewegungsapparates und der Wirbelsäule oder des Magendarmtraktes vorgetragen, was der Arzt dann falsch beurteilt. In der Folge kann schlimmstenfalls ein *weiblicher* Herzinfarkt im Akutstadium unentdeckt bleiben. Schon bedenklich, wenn man sich vorstellt, dass eine Frau mit unspezifischen Symptomen eines Herzinfarktes mit Verdacht auf eine mögliche Nahrungsmittelunverträglichkeit bei Oberbauchbeschwerden vom Arzt wieder nach Hause geschickt wird. Eine aktuelle Studie bestätigt die Annahme, dass Frauen mit einem akuten Herzinfarkt eine schlechtere Prognose haben als Männer.

Erschwerend kommt hinzu, dass bei Frauen ein Herzinfarkt, im Mittel erst zehn bis 15 Jahre später auftritt als bei Männern. Vor den Wechseljahren haben Frauen hormonbedingt (Östrogene) einen relativen Schutz. Mit Eintritt in die Menopause verliert sich dieser Vorteil aber wieder. Statistiken gibt es dazu keine. Schätzungen für die Zahl der Herzinfarkte: Vier von hundert Männern zwischen 25 und 74 erleiden jährlich einen Herzinfarkt bei den Frauen sind von 100 zwei betroffen. Männer hingegen klagen über typische Beschwerden wie Brust- und Armschmerzen. Das ist der Grund dafür, dass der Infarkt bei Männern meist schneller erkannt und behandelt wird.

Auch wenn der »weibliche« Herzinfarkt eher Frauen im höheren Alter trifft, so sind dennoch auch Frauen im mittleren Lebensalter zwischen 40 und 50 Jahren eine gesonderte Risikogruppe. Das gilt besonders in den Fällen, in denen Frauen sowohl rauchen, als auch in jüngeren Jahren zusätzlich die Antibabypille zur Schwangerschaftsverhütung einsetzen. Ohne spürbare Symptome fehlt hier oft die Motivation zum Rauchverzicht.

Typische Frauenrisiken

Während die Sterberate bei Männern seit Jahren zurückgeht, ist sie bei Frauen unverändert hoch. Das liegt auch am geänderten Risikoverhalten: Männer verzichten inzwischen immer mehr auf Zigaretten. Ältere Frauen dagegen rauchen heute häufiger als früher. Das liegt daran, dass diejenigen, die in den siebziger Jahren zum Glimmstängel gegriffen haben, nicht mehr davon loskommen. Weitere Risiken sind Antibabypille, Bluthochdruck und Übergewicht sowie Bewegungsmangel. Sie gelten als Ursachen der koronaren Herzkrankheit (KHK). In den Industriestaaten führt sie unangefochten die Todesursachenstatistik an. Man schätzt, dass allein in Deutschland ca. 20 Prozent der Todesfälle der KHK zuzurechnen sind. Die Wahrscheinlichkeit, dass sich bei Bundesbürgern im Laufe des Lebens eine KHK entwickelt, liegt für Männer bei ca. 30 Prozent und für Frauen bei ca. 15 Prozent.

Unspezifische Symptome zuordnen

Bei der koronaren Herzkrankheit sind die Herzkranzgefäße betroffen. Das sind die drei Hauptarterien, die den Herzmuskel mit sauerstoffreichem Blut versorgen. Dieser Muskel muss in Ruhe jede Minute 70-mal pumpen und benötigt viel Sauerstoff, weil die Herzmuskelzellen permanent Arbeit leisten. Dafür müssen wir das Herz nicht bewusst anspannen. Der Herzmuskel arbeitet durchgehend ohne willentliche Anstrengung und verbraucht viel Energie, um seine Arbeit leisten zu können. Leicht vorstellbar, was ein Sauerstoffmangel hier auslösen kann: Herzrhythmusstörungen, einen Herzinfarkt und ein akutes oder allmähliches Pumpversagen.

Das voranschreitende Alter ist unvermeidbar für Abnutzungserscheinungen an den Gefäßen mitverantwortlich. Die Arterien sind nicht mehr so elastisch wie in jungen Jahren. Parallel dazu werden zunehmend Blutfette in die Gefäßwände eingelagert, was die Elastizität weiter verringert. Übergewicht, Diabetes und falsche Ernährung begünstigen Entzündungen an der Gefäßwand. Daraufhin verdickt sich die Gefäßinnenhaut lokal zunehmend, wodurch der normale Blutfluss immer stärker behindert wird. Diese Engstelle wird als Stenose bezeichnet und ist die Ursache dafür, dass das Herzmuskelgewebe zu wenig Sauerstoff für seine Arbeit erhält. Ein akuter Gefäßverschluss mündet in einem akuten Herzinfarkt. Dabei sterben die Herzmuskelzellen ab und wir befinden uns in akuter Lebensgefahr. Für die korrekte Diagnosestellung – Herzinfarkt – ist also ganz entscheidend, dass primär überhaupt in Erwägung gezogen wird, dass eine Patientin mit unspezifischen Symptomen an einer Durchblutungsstörung des Herzens leidet.

Unabhängig vom Geschlecht besteht bei einem Herzinfarkt innerhalb der ersten 48 Stunden das höchste Risiko für gefährliche Herzrhythmusstörungen. Vorrangig ist hierbei anhaltendes schnelles Herzrasen, das in Kammerflimmern übergehen kann, gemeint. Dabei ist keine geordnete Kontraktion der Herzmuskelfasern mehr möglich, sodass die mechanische Pumpleistung des Herzens zum Erliegen kommt. Das heißt, es fließt kein Blut mehr. Bleibt dieser Zustand unbehandelt, bedeutet dies den Tod durch Herzversagen.

Die Rolle der Hormone

Bis zu den Wechseljahren sind Frauen durch ihre Sexualhormone vergleichsweise gut vor Herz- und Gefäßleiden wie Herzinfarkt oder Schlaganfall geschützt. Mit nachlassender Hormonproduktion lässt auch dieser Schutz nach, sodass die Arteriosklerose und ihre Folgekrankheiten bei Frauen erst ab einem Alter von etwa 60 Jahren vermehrt auftreten, also etwa zehn Jahre später als bei Männern. Dennoch raten Experten von einer Hormontherapie zur Infarktvorbeugung ab. In Studien zeigte sich, dass diese Behandlung möglicherweise das Krebsrisiko leicht erhöht, aber keinen Vorteil in Bezug auf Herz-Kreislauf-Erkrankungen hatte.

Stirbt man an gebrochenem Herzen?

Typisch weiblich ist die Tako-Tsubo-Kardiomyopathie, besser als Broken-Heart-Syndrom bekannt. Nachweislich sind in über 80 Prozent der Fälle ältere Frauen im Alter von 65 bis 75 Jahren betroffen. Die Anfälligkeit in dieser Altersgruppe scheint ebenfalls mit den abgelaufenen Wechseljahren zusammenzuhängen. Dem Akutereignis geht in der Regel eine ausgeprägte seelische Belastung voraus wie ein unerwarteter Todesfall in der Familie, heftiger Streit oder die Diagnose einer Krebserkrankung. Es kann aber auch körperliche Auslöser wie zum Beispiel eine schwerwiegende Erkrankung geben. Solche Schockerlebnisse und die plötzliche Freisetzung von Stresshormonen lösen so etwas wie eine Muskelstarre oder Herzmuskelversteifung aus. Das Herz ist überfordert, der Herzmuskel wie gelähmt. Er pumpt kaum noch und bläht sich an der Spitze auf wie ein Ballon. Einmal erkannt, lässt sich eine solche stressbedingte »Kardiomyopathie« medikamentös behandeln.

Das Broken-Heart-Syndrom ist aber alles andere als harmlos. In der akuten Phase ist der Scheininfarkt genauso dramatisch wie ein echter. Die Pumpleistung des Herzens ist stark beeinträchtigt, zudem können Komplikationen wie Herzrhythmusstörungen oder Kammerflimmern auftreten. Die Betroffenen müssen deshalb einige Tage auf der Intensivstation überwacht werden. In zwei Prozent der Fälle versterben die Patienten sogar an der akuten Herzschwäche.

Aber nicht nur solche schockartigen Herzschmerzen schlagen aufs Herz. Amerikanische Wissenschaftler haben festgestellt, dass auch eine permanente Unzufriedenheit in der Partnerschaft als Auslöser von Herzproblemen gelten kann. Zumindest hatten Paare, die angaben, unglücklich miteinander zu sein und viel mit dem Partner zu streiten, öfter Herzprobleme als jene, die von sich behaupteten, glücklich zu sein.

So geht es besser

Frauen könnten ihr Risiko verringern, wenn sie anders als mit der Antibabypille verhüten und sich vornehmen jeden Tag möglichst 30 Minuten in Bewegung zu kommen. Das verhindert oder verzögert mögliche Herz-Kreislauf-Erkrankungen. Spazierengehen, Fahrradfahren, Schwimmen oder Gartenarbeit gehören dazu. Wichtig ist nur, dass sie etwas tun.

Patienten, die aufgrund einer Arteriosklerose an Durchblutungsstörungen der Beine leiden, periphere arterielle Verschlusskrankheit (Seite 105) (pAVK) genannt, profitieren ganz entscheidend vom Bewegungstraining. Die aktivierte Beinmuskulatur verlangt nach Sauerstoff, wodurch das Gefäßsystem angeregt wird, neue Gefäße (Kollateralen) zu bilden. Sie können als echte Umleitungen verstanden werden. Um ein neues Gefäßwachstum zu erreichen, muss allerdings beim Gehen mitunter auch bis an die Schmerzgrenze gegangen werden. Die Durchblutung wird gebessert, was wiederum die vermehrte Bewegung und den Trainingseffekt optimiert. Darüber kann letztendlich mehr Energie verbrannt werden, das Gewicht wird reduziert. Eine echte »Win-win«-Situation.

Sind sie »Männlein« oder »Weiblein«?

Sie wundern sich über die Frage? Schauen Sie in den Spiegel. Dort erkennen Sie, ob sie eher ein Apfel- oder Birnentyp sind:

- Apfeltypen haben einen Bauch, also ihre Fettdepots überwiegend in der Körpermitte. Man nennt das auch »männlichen Fettverteilungstyp«, weil mehr Männer als Frauen so aussehen. Dieses Bauchfett schadet der Herzgesundheit.
- Birnentypen haben ein anderes Fettverteilungsmuster. Hier findet die Fettvermehrung meist im Bereich der Hüften oder Oberschenkel statt. Dies ist bei Frauen eher der Fall.

Aber es gibt auch Mischformen für beide Geschlechter oder einen Typenwechsel durch Hormoneinflüsse oder die Wechseljahre. Ein Blick in den Spiegel hilft, das Risiko einzuschätzen.

Beim Herzcheck erfahren Sie mehr!

Sind Sie schnell aus der Puste, wenn Sie die Treppe rauflaufen? Oder haben Ihre Eltern oder Geschwister Herzprobleme? Dann gehen Sie zum Herzcheck!

Viele Patienten wissen oder spüren gar nicht, dass sie bereits seit geraumer Zeit unter einer Herz-Kreislauf-Erkrankung leiden. Damit meine ich in erster Linie die arterielle Hypertonie, wie der Bluthochdruck im Ärztejargon heißt. Fachgesellschaften, wie z. B. die Deutsche Herzstiftung, fordern seit Jahren, dass der Blutdruck schon ab dem Kindesalter in regelmäßigen Abständen kontrolliert werden sollte.

Die gesetzlichen Krankenversicherungen gewähren ab einem Alter von 35 Jahren alle zwei Jahre die sogenannte Gesundheitsuntersuchung. Im Rahmen derer wird natürlich auch der Blutdruck gemessen. Für mich persönlich ist diese Altersgrenze für einen Herzcheck nicht maßgeblich. Besonders Patienten, die sich sportlich betätigen wollen, rate ich losgelöst vom Alter vorher einen ärztlichen Herz-Kreislauf-Check vorzunehmen. Dieser besteht aus mehreren Teilen:

- dem Vorgespräch,
- der körperlichen Untersuchung,
- dem EKG und dem Belastungs-EKG,
- der Blutuntersuchung sowie
- der zusammenfassenden Abschlussberatung.

Das Vorgespräch

Ich erhebe dabei die medizinische Vorgeschichte und frage nach relevanten Vorerkrankungen des Patienten und seiner Familie. Mich interessiert dabei, ob Vater oder Mutter im jüngeren Lebensalter einen Herzinfarkt oder einen Schlaganfall erlitten haben.

- Liegen bei dem Patienten selbst Symptome vor, die auf eine Herz-Kreislauf-Erkrankung hindeuten könnten?
- Gibt oder gab es in der Vergangenheit Beschwerden wie Luftnot in Ruhe oder bei Belastung?
- Ist ein Engegefühl hinter dem Brustbein oder im Brustkorb aufgetreten und hat es irgendwohin ausgestrahlt?
- Tritt häufiger Schwindel bei Belastungen auf?

Ich interessiere mich für die bekannten Risikofaktoren bei Herz-Kreislauf-Erkrankungen: Nikotinkonsum, bestehender und/oder behandelter Bluthochdruck, Vorliegen einer Blutzuckererkrankung, erhöhte Cholesterinwerte, vor allem erhöhtes LDL-Cholesterin und/oder erniedrigtes HDL-Cholesterin, Übergewicht und Bewegungsmangel.

- Welche allgemeinen Ernährungsgewohnheiten liegen vor?
- Wie ausgeprägt ist der Salzkonsum und werden regelmäßig Schmerzmittel wie Diclofenac oder Ibuprofen konsumiert?
- Wie verhält es sich mit dem Alkoholkonsum und wie wird das bisherige regelmäßige Bewegungsausmaß eingeschätzt?
- Besteht eine Dauerbehandlung mit Medikamenten und wenn ja, in welcher Dosis?

Die körperliche Untersuchung

Nach der Klärung von Risikofaktoren für eine Herz-Kreislauf-Erkrankung folgt die eigentliche körperliche Untersuchung.

Inspektion. Am entkleideten Patienten (die Unterwäsche bleibt an) nehme ich den Körperbau und seine Physiognomie in Augenschein. Ich überprüfe das Bewegungsausmaß der Wirbelsäule und die Gelenkstellung der Fuß-, Sprung, Knie- und Hüftgelenke. Ist die Wirbelsäule klopfschmerzhaft?

Perkussion. Dazu klopfe ich mit meinen Fingern über der Lunge die Organgrenzen ab und überprüfe, ob der Schall atypische Veränderungen aufweist. Parallel dazu kann ich so auch die Organgrenze des Herzens und der Bauchorgange untersuchen.

Auskultation. Mit dem Stethoskop höre ich die Lunge ab und überprüfe das Atemgeräusch auf Veränderungen. Gibt es Anzeichen für Asthma bronchiale oder eine chronisch-obstruktive Lungenerkrankung (COPD), oder sogar entzündliche Veränderungen der Lunge? Anschließend höre ich das Herz ab. Dabei kann ich beurteilen, ob die jeweiligen Herztöne rein und rhythmisch sind oder ob es pathologische Herzgeräusche gibt. Diese können bei Veränderungen der jeweiligen Herzklappen entstehen. Daraufhin höre ich mir die Strömungsgeräusche der Halsschlagadern auf beiden Seiten an, um Verengungen erfassen zu können. Ergänzend werden die Leistengefäße abgehört.

Palpation. Hier überprüfe ich gesondert den Pulsstatus des Patienten. An bekannten Stellen unseres Körpers können wir den Puls erstasten: an Halsschlagadern, Handgelenken, Leisten, Kniekehlen und insbesondere an den Füßen, hier am Fußrücken und an den Innenknöcheln. Lässt sich der Puls schwer fühlen, muss eine sogenannte periphere arterielle Verschlusskrankheit (pAVK) ausgeschlossen werden. Damit ist eine bestehende Arteriosklerose der Beingefäße gemeint. Das Besondere an der nachgewiesenen pAVK (Seite 105) ist, dass bereits an anderer Stelle relevante Durchblutungsstörungen vorliegen können. Das ist dann häufig am Herzen der Fall. Von einer koronaren Herzkrankheit (KHK) ist die Rede, wenn eine Arteriosklerose an den Herzkranzgefäßen vorliegt und damit die Gefahr eines Herzinfarkts besteht.

Herzrhythmus sichtbar machen

Mit dem Elektrokardiogramm, abgekürzt EKG, lässt sich die elektrische Aktivität des Herzmuskels aufzeichnen und erkennen. Es ermöglicht Aussagen

- zum grundlegenden Herzrhythmus (in der Regel der sogenannte Sinusrhythmus),
- zur vorliegenden Herzfrequenz, das heißt zur Zahl der Herzschläge pro Minute,
- zum sogenannten Lagetyp des Herzens. Bestimmte Erkrankungen können eine Veränderung des Lagetyps bewirken. Aufgrund dessen kann man entsprechende Rückschlüsse auf Herz-Kreislauf-Erkrankungen ziehen,
- zu den jeweiligen Zeitwerten der einzelnen EKG-Abschnitte. Veränderungen der Zeitwerte können auf nicht relevante, aber auch auf relevante Herz-Kreislauf-Probleme hindeuten,
- zu eventuell vorliegenden Durchblutungsstörungen an den Herzkranzgefäßen,
- eventuell sogar zu akuten oder alten Herzinfarktzeichen und
- eventuell zu typischen Veränderungen, die auf eine Herzmuskelentzündung hinweisen.

Das EKG ist ein grafisches »Mysterium« aus kleinen Wellen, kleinen und großen Zacken, Spitzen, Hügeln sowie Tälern in regelmäßiger Wiederholung. Für Patienten ist das häufig ein Buch mit sieben Siegeln. Dabei ist die Elektrokardiografie – das EKG – allgemein bei Patienten im Rahmen der Herzdiagnostik bekannt und auch begehrt. Viele Patienten in meiner Praxis fragen förmlich, auch ohne irgendwelche Herzbeschwerden, ob wir nicht mal wieder ein EKG schreiben könnten. Ein EKG ist nebenwirkungsfrei, schmerzlos, unkompliziert mit entsprechenden Geräten einfach abzuleiten und auch beliebig oft wiederholbar. Damit kann man also auch die dynamische Entwicklung oder deren Veränderungen bei bestehenden Herz-Kreislauf-Erkrankungen beurteilen. Es liefert wertvolle Informationen zum Herzrhythmus, zur Herzfrequenz, zur Erregungsausbreitung und selbstverständlich auch zur Rückbildung der elektrischen Herzerregung. Man kann zeitliche Abweichungen von der Norm und deren Bedeutsamkeit für den Patienten beurteilen, Aussagen zu auftretenden Herzrhythmusstörungen oder gar zu akuten oder abgelaufenen Durchblutungsstörungen im Rahmen eines Herzinfarktes machen.

Doch wie lassen sich die »Hieroglyphen auf Millimeterpapier« erklären? Ich helfe Ihnen dabei. Dann können Sie vielleicht beim nächsten Praxisbesuch ein wenig Eindruck machen, wenn Sie mit ihrem Arzt an die Interpretation Ihrer Herzstromkurve gehen.

Sonderform Belastungs-EKG

In Abhängigkeit von den jeweiligen Befunden bzw. in Fragen der Sporttauglichkeit kann ein Belastungs-EKG erforderlich sein.

Es gibt spezifische Veränderungen im EKG, die darauf hindeuten, dass eine Durchblutungsstörung am Herzen vorliegen könnte.

Das EKG

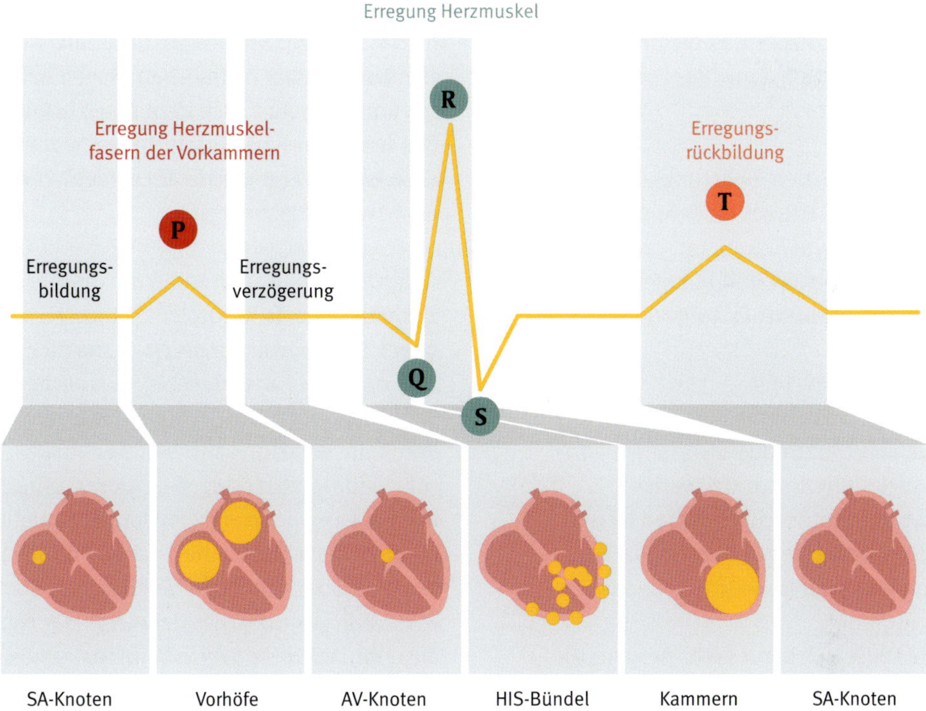

Der Verlauf der EKG-Kurve spiegelt wider, wo im Herzen die Erregung innerhalb eines Herzschlages verläuft. Die gelb markierten Bereiche zeigen an, wo im Gewebe sich der elektrische Impuls in den jeweiligen Phasen befindet.
Die sogenannte P-Welle zeigt die Erregungsbildung in den Vorhöfen an, der Verlauf der Herzkammererregung wird durch den Kurvenbereich Q R S dargestellt.
T ist die Phase, in der sich die Erregung zurückbildet.

Ist das der Fall, führe ich einen Provokationstest durch, das heißt, der Patient wird belastet: Das Herz muss mehr arbeiten, weil die Muskulatur, die die Leistung auf dem Fahrrad bringen soll, mehr saustoffreiches Blut braucht. Damit provoziere ich eine Belastung des Herzens. An gewissen Veränderungen der Zacken, Berge und Täler des EKGs erkenne ich dann, dass eine Engstelle vorhanden ist.

Bei einem solchen Belastungs-EKG unterzieht sich der Patient einer körperlichen Belastung auf dem Ergometer. Zeitgleich wird ein EKG registriert und in regelmäßigen Abständen der Blutdruck aufgezeichnet.

Dabei wird beurteilt,
- wie die Belastbarkeit ist,
- wie das Herzfrequenzverhalten ist,
- wie der Rhythmus sich verhält,
- wie das Blutdruckgeschehen ist und
- ob es Hinweise auf Durchblutungsstörungen gibt.

In der Regel wird mit einer Ausgangsbelastung von 50 Watt gestartet. Alle zwei Minuten erhöht sich die Belastung um 25 Watt. Grundsätzliches Ziel ist das Erreichen der sogenannten Ausbelastungs-Herzfrequenz. Sie liegt bei 220 minus Lebensalter. Die Ergebnisse sind umso genauer, je näher man dieser Zielherzfrequenz kommt. Viele Patienten wollen vorher wissen, wie lange das Belastungs-EKG denn wohl dauern wird. Das hängt natürlich davon ab, wie trainiert man selber ist. Unseren Praxisrekord hält ein 25 Jahre junger Sportstudent, der in seiner Freizeit Triathlon und Kickboxen betreibt. Seine Maximalbelastung lag bei stolzen 425 Watt! Zum Vergleich: Ich schaffe maximal 300 Watt, dann machen die Beine nicht mehr mit.

Es ist nachvollziehbar, dass das ein ausgesprochen schweißtreibendes Unterfangen werden kann. Ich rate immer dazu, entsprechende Sportkleidung dabei zu tragen. In einer engen Jeans bzw. einem Rock kann man keine ausreichende Belastbarkeit erwarten. Die Ergometrie – so lautet die medizinische Bezeichnung für ein Belastungs-EKG – sollte nicht auf nüchternen Magen bzw. nicht unmittelbar nach dem Essen erfolgen. Das wäre kontraproduktiv. In der Regel machen wir die Ergometrie am späten Vormittag bzw. am Nachmittag.

Aufgrund von Beschwerden am Bewegungsapparat, wie z. B. Kniegelenkarthrose und/oder Hüftgelenkarthrose, ist es möglich, dass einzelne Patienten keine ausreichende Belastbarkeit für eine Ergometrie erreichen. Wenn die Belastung zur weiteren Abklärung von Herzbeschwerden aber unumgänglich ist, kann beim Spezialisten eine medikamentöse Belastungsuntersuchung erfolgen. Dazu bekommt man ein Medikament über eine Vene gespritzt, das daraufhin das Herz antreibt. Auf diese Weise kann man unterschiedliche Belastungsstufen provozieren.

Sonderform Langzeit-EKG

Herzrhythmusstörungen kommen nicht auf Knopfdruck. Daraus folgt, dass Patient und Arzt eben nicht ad hoc über ein Ruhe-EKG klären können, ob relevante Rhythmusstörungen vorliegen. Ich vergleiche diese Situation gerne mit dem Zahnarzteffekt: Betrete ich seine Praxis, sind meine vorherigen Zahnschmerzen regelrecht verflogen. Ein normales Ruhe-EKG ist in dieser Situation halt auch nur eine Momentaufnahme. In Abhängigkeit von der Symptomatik, die mir der Patient beschreibt, vereinbaren wir zur weiteren Klärung einen Termin für das

Langzeit-EKG. Es bietet die Möglichkeit, das Herzrhythmusgeschehen über 24 Stunden oder gar mehrere Tage aufzuzeichnen. Zu diesem Zweck werden dem Patienten mehrere Elektroden an den Brustkorb geklebt, die über Kabel mit einem kleinen Gerät verbunden sind. Dies ist der eigentliche Langzeit-EKG-Rekorder. Parallel kann der Patient ein Protokoll führen und beschreiben, was er wann körperlich gemacht hat und ob oder welche Symptome dabei auftraten. Diese Informationen können dann in die Auswertung der potentiell auffindbaren Herzrhythmusstörungen einfließen. Das Langzeit-EKG kann folglich belegen, ob bedeutsame Rhythmusstörungen wie z. B. das anfallsartig auftretende Vorhofflimmern (Seite 91) vorliegen. Es registriert die Tag-Nacht-Periodik der Herzfrequenz, die Anzahl und die Komplexität von Extraschlägen aus den Vorhöfen und den Herzkammern. Prognostisch bedeutsam sind z. B. Phasen von mehr als drei ventrikulären Extrasystolen (Extraschläge der Herzkammern), sogenannte Salven. Sie können ein Vorbote eines drohenden Kammerflimmerns sein. Zudem sind gelegentliche Blockierungen und entsprechende Aussetzer im Herzrhythmus erkennbar. Nicht selten ergibt sich daraus die Notwendigkeit, dem Patienten einen Herzschrittmacher einsetzen zu lassen. Sie sehen, ein Langzeit-EKG ist ein sehr hilfreiches Instrument zur weiteren Abklärung von Herzrhythmusstörungen und dabei nebenwirkungsfrei und beliebig oft reproduzierbar. Damit ist es aus der Kardiologie nicht wegzudenken.

Blutuntersuchungen

Parallel dazu gibt es noch eine Blutanalyse. Und ich gebe zu: Ja, der Pieks bei der Blutabnahme kann leicht schmerzen. Beim Herzcheck haben Sie ansonsten aber wirklich keine Schmerzen zu befürchten.

Bei der Laboruntersuchung werden mehrere Parameter untersucht:

- Blutbild: Es erlaubt Aussagen zum Blutfarbstoff (Hämoglobin), ob eine Blutarmut vorliegt und wie die einzelnen Beladungszustände der roten Blutkörperchen (Erythrozyten) sind. Die Erythrozyten sind mit ihrem Hämoglobin für den Sauerstofftransport im Körper verantwortlich. Ein Mangel kann Ursache von Müdigkeit, Abgeschlagenheit, mangelnder Belastbarkeit, Blässe und Belastungsluftnot sein.
- Blutzucker: Ein erhöhter Wert kann auf eine Zuckerkrankheit (Diabetes) hinweisen. Sie ist ein erheblicher Risikofaktor für das Auftreten von Gefäßschäden in der Form der Arteriosklerose als Gefäßsystemerkrankung (KHK, pAVK, Zerebralsklerose) mit all ihren Komplikationen (Herzinfarkt, Schlaganfall).
- Nierenwert (Kreatinin)
- Blutsalze (Elektrolyte wie Natrium, Kalium und Calcium)
- Harnsäure (Endprodukt des Eiweißstoffwechsels)

Weitere Untersuchungen

In Abhängigkeit von den jeweiligen Befunden kann es erforderlich werden, eine Herzultraschalluntersuchung zu empfehlen. Die Echokardiographie – so die Fachbezeichnung – nimmt in aller Regel der Herzspezialist vor. Mit ihr können die Herzklappen, die Herzmuskeldicke, die Profile der Blutflüsse und das Pumpverhalten des Herzmuskels beurteilt werden. In Einzelfällen wird sie unter Belastungen vorgenommen.

So läuft der Herzcheck bei Dr. Mo

Ich erinnere mich an einen 65-jährigen Patienten. Er war seit vielen Jahren regelmäßig körperlich aktiv, fühlte sich wohl und hatte keine Beschwerden. Bis dato wurde bei ihm kein Checkup vorgenommen.

Nun kam er zu solch einem Checkup in meine Praxis. Bei einem ersten Termin erfolgte die Blutabnahme im nüchternen Zustand. Damit ist eine saubere Analyse auch der differenzierten Blutfettwerte (Gesamtcholesterin, HDL, LDL, Triglyceride) möglich. Wir erhoben die aktuellen Vitalparameter: Puls, Blutdruck sowie Größe, aktuelles Gewicht. Eine Lungenfunktionsprüfung und ein Ruhe-EKG wurden ergänzt. Daraufhin führte ich die Ganzkörperuntersuchung durch, bei der alle Organfunktionen klinisch von mir untersucht wurden. Abschließend verschaffte ich mir mit einer Ultraschalluntersuchung der Baucheingeweide, der Schilddrüse und der Halsschlagadern einen Überblick.

Erste Hinweise auf eine Erkrankung

Der Blutdruck fiel mit 160/85 mmHg zu hoch aus, der Body-Mass-Index, BMI, war mit 26,3 im Bereich des Übergewichtes. Die linke Halsschlagader zeigte mit 1,2 mm eine leicht verdickte Gefäßwand. Das Gesamtcholesterin war mit 299 mg/dl, das LDL mit 192 mg/dl und die Triglyceride mit 214 mg/dl erhöht.

Die Herztöne waren rein und rhythmisch, die Lunge frei, die Pulse überall gut tastbar und ohne Strömungsgeräusche. Das Ruhe-EKG war regelrecht lehrbuchmäßig unauffällig.

Dennoch lagen bei diesem Patienten Risikofaktoren für eine Herz-Kreislauf-Erkrankung vor: Bluthochdruck, erhöhte Blutfette, leichtes Übergewicht. Zudem zeigte die verdickte Gefäßwand der linken Halsschlagader Anzeichen für eine Systemerkrankung: Arteriosklerose.

Bestätigung des Verdachts und Herzkatheter

Am Folgetermin wurde ein Belastungs-EKG gemacht. Als Sportler absolvierte er den Belastungstest ohne irgendwelche Beschwerden bis 175 Watt Leistung. Und dennoch fielen Dinge auf, die für eine belastungsabhängige Durchblutungsstörung des Herzmuskels sprachen. Darüber hinaus traten bei der Höchstleistung von 175 Watt und in der Erholungsphase sehr viele Extraschläge aus der Herzkammer auf. In der Abschlussberatung empfahl ich die Vorstellung beim Herz-

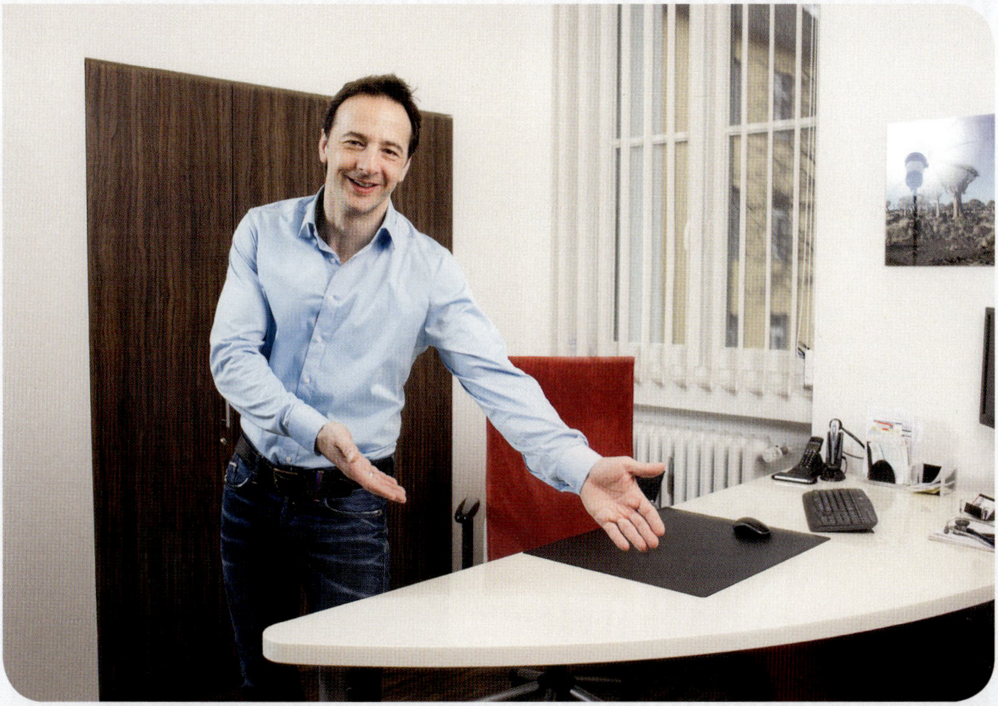

spezialisten. Ich hatte alle relevanten Befunde schriftlich zusammengefasst und dem Patienten zur weiteren Verwendung ausgehändigt. Eine unnötige Doppeluntersuchung wollte ich vermeiden. Deshalb besprach ich vorab telefonisch mit dem Kardiologen vor Ort die Dringlichkeit der weiteren Untersuchungsschritte, die zur Abklärung nötig waren. Zum Glück konnte dieser ihm dann zeitnah einen Untersuchungstermin einrichten.

Ein dort vorgenommene Stressechokardiographie, also eine Herzultraschalluntersuchung unter Belastung, bestätigte wirklich den Verdacht auf eine Durchblutungsstörung der Herzvorderwand. Daraufhin wurde bei dem Patienten im Krankenhaus eine Herzkatheteruntersuchung durchgeführt. Bei diesem wurde in der Tat eine 80%ige Verengung der linken Koronararterie nachgewiesen. Durch eine direkt durchgeführte Ballonaufdehnung in Kombination mit dem Einsatz einer Metallgefäßstütze (Stent) konnte die Durchblutung des Herzens wieder normalisiert werden.

Noch mal gut gegangen

Die Dauermedikation des Patienten besteht seither aus einer Kombination von Blutdruck- und Blutfettsenkern und einem Blutplättchenhemmer. Er nimmt nun regelmäßig die erforderlichen Medikamente ein und konnte durch eine Ernährungsumstellung sein Gewicht deutlich reduzieren. Er zeigt in den Labor- und Blutdruckkontrollen konstante Zielwerte und betreibt weiterhin regelmäßig seinen Sport. Durch unser rasches Handeln konnten wir ihn vor einem Herzinfarkt bewahren. Den Checkup macht er nun jährlich. Die anfänglich im Belastungs-EKG verdächtigen Veränderungen sind nicht mehr aufgetreten und auch die Rhythmusstörungen von damals werden durch körperliche Anstrengung nicht mehr ausgelöst. Auch wenn er damals keinerlei Symptome hatte, ist er motiviert, die Medikation konsequent weiter zu nehmen. Fairerweise muss man aber auch sagen, dass er sie völlig ohne Nebenwirkung verträgt. Das macht die gebotene Therapietreue natürlich erheblich leichter.

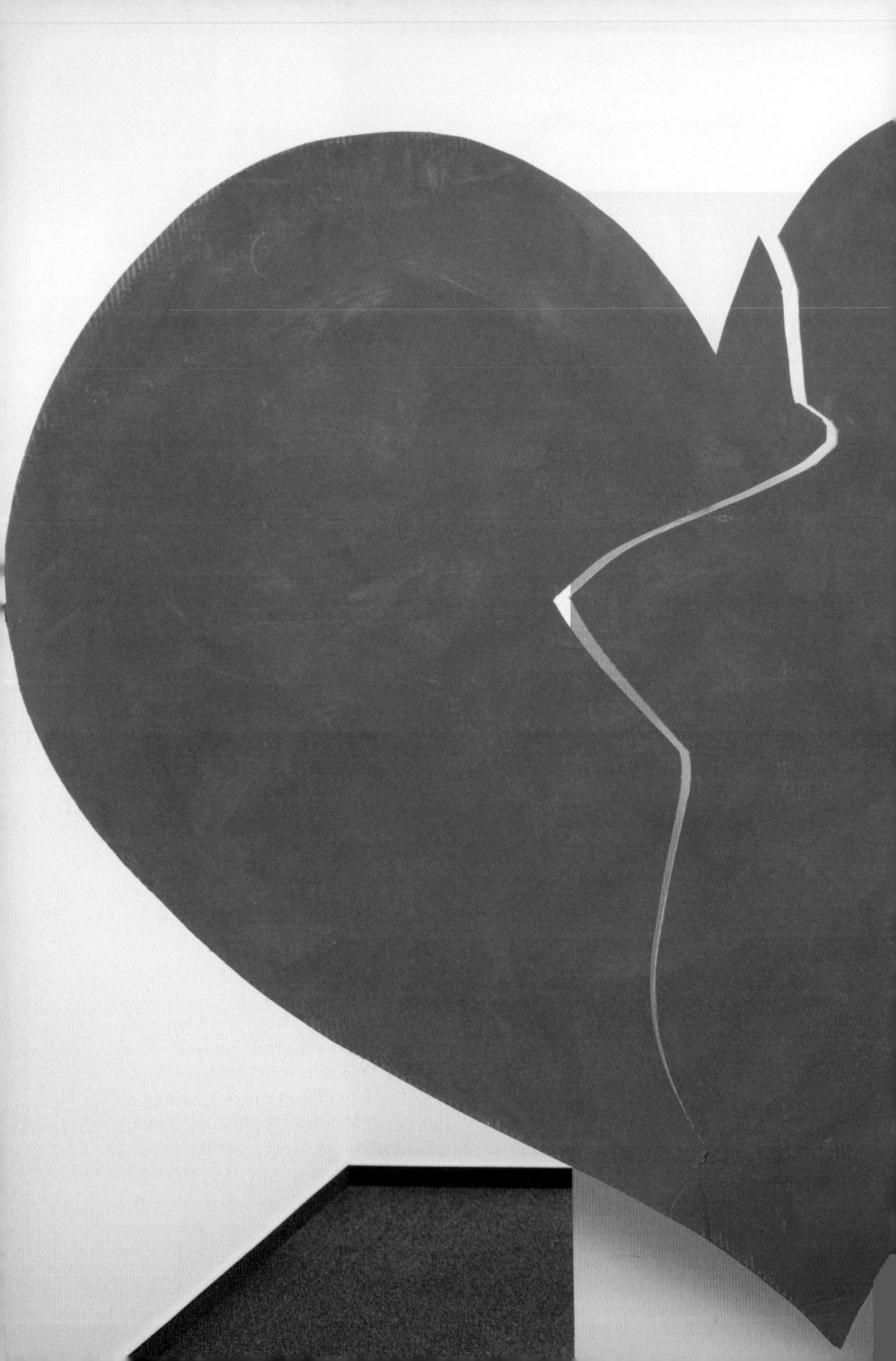

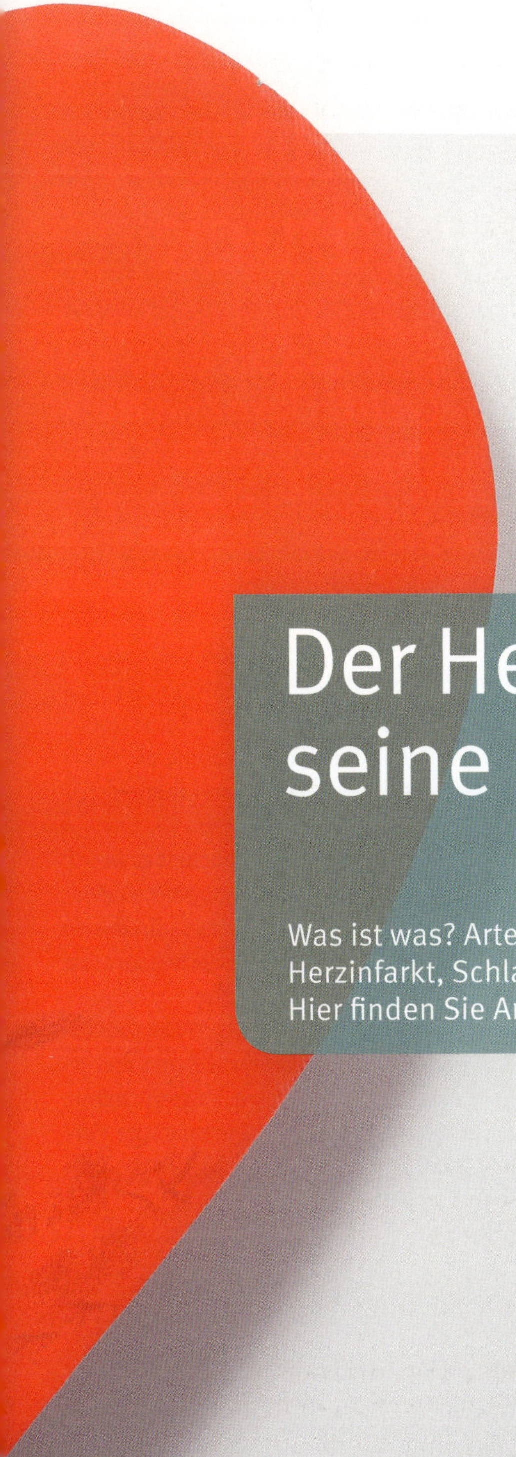

Der Herzinfarkt und seine Kollegen

Was ist was? Arteriosklerose, koronare Herzkrankheit, Herzinfarkt, Schlaganfall und mehr – wirklich verwirrend. Hier finden Sie Antworten auf viele Fragen.

Die Übeltäter: Arteriosklerose und Blutdruck

Irgendwann werden die Folgen einer ungesunden Lebensweise sichtbar: Die Gefäße verändern sich und der Blutdruck steigt. Spätestens jetzt gilt es, zu handeln!

Arteriosklerose, Bluthochdruck, koronare Herzkrankheit, Herzinfarkt, Schlaganfall, Schaufensterkrankheit – geht es Ihnen oft so, dass Sie die genannten Begriffe kaum auseinanderhalten können und sich immer wieder fragen, was ist eigentlich was und was ist Ursache und was ist Wirkung? Was hat mit wem zu tun?

Eins ist ganz klar: Die Hauptursache allen Übels ist die sogenannte Gefäßverkalkung, also die Arteriosklerose. Nun kann sich die Arteriosklerose aber an verschiedenen Organen entwickeln und ist damit eine echte Systemerkrankung, genauer gesagt eine Gefäßsystemerkrankung:

- Betrifft sie die Herzkranzgefäße, die unseren Herzmuskel permanent mit sauerstoffreichem Blut versorgen, so sprechen wir von der koronaren Herzkrankheit, KHK.
- Betrifft sie die Halsschlagadern, die unser Gehirn mit Blut versorgen, spricht man von Zerebralsklerose. Hier kann ein Schlaganfall (Seite 102) die Folge sein.
- Sind Gefäße betroffen, die die Beine mit Blut versorgen, so kann sich eine die periphere arterielle Verschlusskrankheit (Seite 105) (pAVK) entwickeln.
- Eine Arteriosklerose der Baucheingeweidegefäße kann mit Verdauungsstörungen und Schmerzen nach Nahrungsaufnahme einhergehen und die Sauerstoffversorgung der Darmschlingen gefährden.

Nicht selten zeigt ein Patient gleich mehrere dieser Folgeerscheinungen der Arteriosklerose. Also eine Ursache – viele mögliche Folgen. Grund genug, sich zunächst die Ursache genauer anzusehen.

Arteriosklerose

Arteriosklerose nennen wir eine Verhärtung oder auch Degeneration der Arterienwände. Der Begriff wird als Synonym für die dadurch entstandenen Gefäßveränderung (Atherosklerose) benutzt. Schaut man sich den griechischen Wortstamm an, wird es

noch deutlicher. »Athärä« heißt »Mehlbrei« und »skleros« bedeutet »hart«. Ursprünglich weiche, elastische Arterien werden also hart.

Mit dem Wort »Arteriosklerose« wird ein voranschreitender Umbau der Gefäßinnenschichten (Intima) beschrieben. Sie führt im Laufe der Zeit zu einer Einschränkung des Blutflusses. Dafür gibt es bevorzugte Stellen in unserem Gefäßsystem, nämlich dort, wo im Blutstrom vermehrt Turbulenzen entstehen, z. B. an Abzweigungen von Blutgefäßen.

Heute geht man davon aus, dass bei der Entstehung dieser Systemerkrankung viele Faktoren und vor allen Dingen deren kombiniertes Auftreten eine Rolle spielen:

- Nikotinkonsum
- Bluthochdruck
- Diabetes mellitus
- Fettstoffwechselstörungen
- bauchbetontes Übergewicht
- Bewegungsmangel
- Stress
- Blutgerinnungsstörungen mit vermehrter Blutgerinnselbildung
- genetische Veranlagung

All dies führt zu Veränderungen der Gefäße mit möglicherweise fatalen Folgen.

Gefäße leiden

Im Laufe der Erkrankung kommt es zu Veränderungen und Verletzungen der Blutgefäße. Hier meine ich nicht die gewöhnlich blutende Schnittverletzung, die ja nichts anderes bedeutet als die Verletzung eines Blutgefäßes im Hautniveau. Hier geht es um kleinste Verletzungen an der Gefäßinnenschicht, die wir Mediziner auch Intima nennen. Die Intima kleidet die Gefäße innen aus. An ihr fließt das Blut entlang, sie steht so im direkten Kontakt zum durch den Körper strömenden Blut. Von den minimalen Verletzungen an der Gefäßinnenschicht spüren wir normalerweise nichts. Erst wenn daraus eine Durchblutungsstörung entstanden ist, bemerken wir die Symptome der Arteriosklerose.

Die Intima ist permanent den Belastungen durch alle Risikofaktoren (Alter, Rauchen, erhöhte Blutfette oder Bluthochdruck) ausgesetzt. Als Resultat kommt es zu An- und vor allem Einlagerung von Blutfetten (Cholesterin) sowie zu einer Reaktion des Körpers auf diese lokale Entzündung der Gefäßschicht. Durch einwachsende Bindegewebszellen verengt sich das Blutgefäß zunehmend und der Blutfluss wird behindert. Es entwickeln sich sogenannte Plaques. Dabei kann die dünne Plaquehaut als letzte Trennschicht zwischen dem Blutfluss und eben dieser Gefäßveränderung aufreißen. Diese Plaque muss als instabil bezeichnet werden. Damit haben wir es mit einer frischen Gefäßverletzung zu tun. Unser Körper und unsere Blutzellen sind aber darauf geeicht, dem entgegenzuwirken. In der Folge lagert sich eine Vielzahl von Blutplättchen an, sie binden rote Blutkörperchen mit ein, um die Verletzung abzudecken. Damit verlegen sie das Gefäß aber in der Regel komplett. In einer Herzkranzarterie haben wir es jetzt mit einem Herzinfarkt zu tun. Im Gegensatz dazu kann eine stabile Plaque zwar eine höhergradige Einengung – Stenose – bedeuten, solange sie aber stabil ist, macht sie weniger Komplikationen als die oben beschriebene instabile Plaque. Nur kann man dies leider nicht von außen im Rahmen einer allgemeinen Diagnostik erkennen.

Die Sache mit dem Blutdruck

Unser Herz schlägt in Ruhe um die 70 Mal pro Minute und wirft dabei jeweils um die 70 ml Blut aus. Das Blut wird zum einen in den Lungen-, zum anderen in den Körperkreislauf geleitet. Bei jedem einzelnen Herzschlag setzen die Blutgefäße dem Herzen einen Widerstand entgegen, den das Herz bei seiner Pumpleistung überwinden muss, um das Blut überhaupt zirkulieren lassen zu können. Diesen nennt man den »Gefäßwiderstand«. Auch das geförderte Volumen hat einen Einfluss auf den Blutdruck. Eine Erhöhung des beförderten Blutvolumens, also der Herzleistung, verursacht einen Anstieg des Blutdrucks, das Herz schlägt dabei schneller oder kräftiger. Ein Anstieg des Blutdrucks ist also in vielen Situationen eine völlig normale Körperreaktion, z. B. bei sportlicher Betätigung oder wenn man in Aufregung gerät.

Auch die Herzfrequenz kann sich in Stresssituationen deutlich erhöhen. Tritt Herzrasen jedoch plötzlich aus dem Nichts heraus auf, sollte man das unbedingt ärztlich abklären lassen. Denn hinter Herzrasen können gefährliche Herzkrankheiten stecken. Unter Herzrasen versteht man, wenn das Herz mehr als 140-mal pro Minute schlägt. Das wäre ein Wert, der bei Aufregung oder Wut noch zu tolerieren ist.

Genauso wenn der Blutdruck in solchen Situationen ansteigt. Denn der passt sich automatisch den Anforderungen unterschiedlicher Lebenssituationen an. Also auch, wenn wir unter Stress stehen oder viel zu tun haben. Dann werden bei körperlicher Arbeit oder auch beim Sport die Muskeln stärker durchblutet und mit Sauerstoff versorgt. Das geschieht sozusagen über den »Druckausgleich«. Ebenso sinkt der Blutdruck in Entspannungsphasen.

Der Blutdruck ist also von diesen zwei Faktoren abhängig, dem Gefäßwiderstand und dem geförderten Volumen. Wollte man das Ganze auf eine Formel bringen, käme folgende heraus:

Blutdruck =
Herzzeitvolumen × Gefäßwiderstand

Wenn der Blutdruck zu hoch ist

Herzzeitvolumen und Gefäßwiderstand sind also die Faktoren, die für sich allein oder im Zusammenspiel verantwortlich für einen erhöhten Blutdruck sein können. Bei jungen Menschen wird Bluthochdruck (arterielle Hypertonie) dabei eher durch ein erhöhtes Herzzeitvolumen verursacht, während im zweiten Lebensabschnitt die Geschmeidigkeit der Gefäßwände nachlässt, wodurch ein eher erhöhter Gefäßwiderstand Bluthochdruck verursacht. Man unterscheidet zwischen zwei Formen der arteriellen Hypertonie: der primären und der sekundären arteriellen Hypertonie.

Primäre arterielle Hypertonie
In gut 95 Prozent der Fälle handelt es sich um eine primäre arterielle Hypertonie. Bezeichnenderweise finden sich hierbei keine direkten ursächlichen Erkrankungen, die den Bluthochdruck erklären könnten. Es handelt sich um eine Vielfaktorenkrankheit. Als Ursachen kommen in Frage:

- genetische Veranlagung
- Lebensstil, also Bewegungsmangel, Übergewicht, Insulinresistenz bzw. Diabetes mellitus, erhöhter Alkoholkonsum, vermehrter Kochsalzkonsum, Nikotinkonsum und Stress
- Alter

Jeweils für sich oder in Kombination kann das alles einen hohen Blutdruck auslösen. Auch mehrere Faktoren zusammengenommen bedeuten nicht sofort, dass der Patient Symptome spürt.

Sekundäre arterielle Hypertonie
Bei den verbleibenden fünf Prozent der Bluthochdruckerkrankungen findet man die sekundäre Form. Davon ist die Rede, wenn andere Krankheiten den hohen Bluthochdruck auslösen. Dazu zählen vor allem Nierenerkrankungen, wie z. B. eine Verengung der Nierenarterie (Nierenarterienstenose), in deren Folge es zu einer Durchblutungsstörung der Niere kommt. Da die Niere aber einen hohen Bedarf an regelmäßiger Blutzufuhr hat, schüttet sie vermehrt blutdrucksteigernde Hormone aus. Man kann also sagen, dass die Niere verzweifelt versucht, auf die Mangelsituation zu reagieren, unabhängig davon, dass sich daraus weitere Komplikationen ergeben können.

Nierenerkrankung. Eine Nierenerkrankung allein (z. B. Nierenarterienstenose) kann schon eine eigenständige Ursache für einen Bluthochdruck sein. Auf der anderen Seite ist Bluthochdruck die häufigste Ursache für eine dauerhafte Störung der Nierenfunktion. Diese Verschlechterung kann wiederum mit

Gefahr für die Augen

Auch die Augen können durch Bluthochdruck massive Langzeitschäden davontragen. Die Blutgefäße der Netzhaut sind besonders gefährdet: Die kleinen Arterien verengen sich zusehends, weisen arteriosklerotische Veränderungen auf, verlaufen vermehrt geschlängelt. Bleibt der Zustand unbehandelt, kann es zum kompletten Gefäßverschluss sowie zu Blutungen in der Netzhaut kommen. Ab einem gewissen Stadium ist dies nicht mehr aufzuhalten und auch nicht mehr zu behandeln. Damit drohen Sehstörungen und schlimmstenfalls Blindheit. Umso bedeutsamer ist die rechtzeitige, konsequente Therapie des Bluthochdrucks. Die Netzhaut im Auge ist die einzige Stelle im Körper, an der der Arzt einen direkten Einblick in den Gefäßstatus des Patienten bekommen kann. Nur hier ist eine unmittelbare Einschätzung von Gefäßschäden möglich. Ansonsten sind dazu nur indirekte Verfahren mittels Ultraschall (an der Halsschlag- und Bauchschlagader oder den Beinarterien) und Röntgen z. B. beim Herzkatheter möglich.

einer Steigerung des Blutdrucks einhergehen. Es besteht also eine gefährliche Abhängigkeit, die nur durch eine angepasste Therapie durchbrochen werden kann: Lässt sich die Erkrankung nicht aufhalten, so droht am Ende die Notwendigkeit der regelmäßigen Blutwäsche (Dialyse) und ggf. einer Nierentransplantation.

Schlafapnoesyndrom. Wie schon erwähnt, kann auch das sogenannte Schlafapnoesyndrom (Seite 33) eine sekundäre Hypertonie verursachen.

Medikamente. Auch häufig genutzte, freiverkäufliche Schmerzmittel wie Ibuprofen und Diclofenac können Bluthochdruckverursacher sein.

Schwangerschaft. Eine besondere Bedeutung hat natürlich die Schwangerschaftshypertonie. Sie sollte frühestmöglich erkannt und behandelt werden. Denn sie hat sonst vorstellbarerweise für Mutter und Kind erhebliche gesundheitliche Risiken bis hin zum Abort.

Sonstige Ursachen. Erkrankungen an den hormonproduzierenden Organen, wie z. B. eine Überfunktion der Schilddrüse (Hyperthyreose) und Gefäßanomalien (Aortenisthmusstenose), Hirnentzündungen (Enzephalitis) und psychogene Formen wie chronische Schmerzen etc. können ebenfalls nicht selten zur sekundären arteriellen Hypertonie führen.

Richtig Blutdruck messen

Von hohem Blutdruck ist die Rede, wenn bei verschiedenen Messungen in einer Praxis Werte von 140 zu 90 mmHg und mehr gemessen werden. Bei Selbstmessungen zuhause gelten 135 zu 85 mmHg schon als obere Grenze. Dieser Unterschied wird gemacht, weil manche Menschen dazu neigen, einen »Weißkittelhochdruck« zu entwickeln, da sie sich durch die Messsituation in einer Praxis gestresst fühlen, was den Blutdruck steigen lässt. Bei Selbstmessungen zuhause geht man davon aus, dass diese Menschen dann in der gewohnten Umgebung normale Werte produzieren. Allerdings muss für die Diagnose Bluthochdruck nur einer der beiden Werte erhöht sein. Patienten, die das Rentenalter erreicht haben, neigen dazu, dass nur der obere systolische Wert ansteigt. Ursache dafür ist, dass die Gefäßwände mit zunehmendem Alter steifer werden, weil die Gefäßwände mehr und mehr ihre jugendliche Elastizität verlieren.

Dr. Mos Tipps zur Blutdruckmessung

Für die erste Untersuchung auf Bluthochdruck ist der Hausarzt der richtige Ansprechpartner. In den meisten Fällen kann der Hausarzt dann die Diagnostik und die Therapie einleiten. Gegebenenfalls wird er aber an einen Facharzt (Herz-, Gefäß- oder Nierenspezialisten) überweisen – zum Beispiel, wenn weitere Untersuchungen notwendig sind, die er selbst nicht erbringen kann. Aber auch in Apotheken kann man orientierende Messungen vornehmen lassen. Eine hierbei allerdings häufige Fehlerquelle ist, dass kein ausreichendes Ruheintervall von mindestens fünf Minuten in sitzender Position eingehalten wird. Außerdem wird bei Messungen am Oberarm dieser nicht ausreichend von der Kleidung frei gemacht. Damit resultieren Fehleinschätzungen, die den Patienten zum Teil erheblich verunsichern können. Jene Menschen, die in Stresssituationen zu Bluthochdruck neigen, und dazu gehören Arztbesuche ja auch, sollten sich ein Messge-

Weißkittelhypertonie

Was hat denn der strahlend weiße Arztkittel mit Bluthochdruck zu tun? Der Weißkittelhypertonus wird auch als Praxishochdruck bezeichnet. Gerade dort, wo es darauf ankommt, gesund und vital zu erscheinen, wird unter der medizinischen Kontrolle wiederholt ein zu hoher Blutdruck über 140/90 mmHg gemessen. Außerhalb der Arztpraxis sind die Werte hingegen regelmäßig im Normbereich, nach der aktuell gültigen Definitionen also unter 135/85 mmHg.

Die Gründe dafür werden in der inneren Anspannung des Patienten gesehen. Der sich möglicherweise einstellende Krankheitswert, sich daraus ergebende Untersuchungen und natürlich die Sorge vor einer Therapie führen unterbewusst dazu, dass der Blutdruck steigt. Die Weißkittelhypertonie ist nur eine Sonderform des Bluthochdrucks. Mittlerweile ist anerkannt, dass Patienten, die unter einem Praxishochdruck »leiden«, ein höheres Risiko tragen, später wirklich einen hohen Blutdruck zu entwickeln, der sowohl in der Praxis als auch unter Alltagsbedingungen daheim erhöht ist. Wir Ärzte bezeichnen den Praxishochdruck als »situativ bedingt« zu hoch. Das ist eine nette Umschreibung des Stressgefühls, das der Arzt beim Patienten hervorruft. Trotzdem müssen wir Ärzte und die betroffenen Patienten den Blutdruck weiter im Auge behalten, weil es ja irgendwann zu Bluthochdruck mit all seinen Organschäden kommen kann.

rät für zuhause zulegen. Die sind nicht teuer und leicht zu bedienen. Der Blutdruck kann entweder am Handgelenk oder am Oberarm gemessen werden. Natürlich hängt die Messgenauigkeit auch von dem Messgerät selbst ab. Auf welche Blutdruck-Messgeräte Sie sich verlassen können, erfahren Sie in Ihrer Apotheke. Achten Sie bei der Auswahl darauf, dass das Blutdruck-Messgerät TÜV-geprüft ist und bei der Untersuchung der Stiftung Warentest gut abgeschnitten hat. Sie können sich auch auf die Empfehlungen der Deutschen Hochdruckliga verlassen. Jeder Apotheker erklärt gerne die Bedienung des Geräts. Für die richtige Messung ist auch die Manschettengröße entscheidend, die sich am Oberarmumfang orientiert. Die richtige Blutdruckmessung erfolgt nach einer fünfminütigen Ruhepause im Sitzen an dem Arm, an dem bei einer Vergleichsmessung der Blutdruck gemessen wurde. Um einen Überblick über die Blutdruckwerte im Verlauf des Tages zu erhalten, sollten Sie mehrmals pro Tag messen und die Werte in einen Blutdruckpass eintragen. Patienten, die sich bereits in Behandlung befinden, sollten die Blutdruckmessung vor der Einnahme der verschriebenen Präparate durchführen.

Langzeit-Blutdruck-Messung

Wenn die Gelegenheitsmessungen daheim bzw. in der Arztpraxis wiederholt zu hoch ausfallen, kann es erforderlich werden, genauer hinzuschauen. Dazu dient die Langzeit-Blutdruck-Messung. Der Patient trägt dabei ein Gerät, das über einen Schlauch mit der Oberarmmanschette verbunden ist. Wichtig dabei ist, dass diese Oberarmmanschette an den jeweiligen Oberarmumfang des Patienten angepasst ist. Anderenfalls resultieren völlig falsche Blutdruckwerte. Das Gerät trägt der Patient in der Regel 24 Stunden. Tagsüber misst die Apparatur alle 15 Minuten und nachts alle 30 Minuten. Ich kläre meine Patienten im Vorfeld darüber auf, dass die Nacht nicht besonders angenehm verläuft, da das Diagnoseverfahren zwangsläufig die Schlafqualität beeinträchtigen kann. Aber die Mühe lohnt sich, denn nur so kann eine Aussage zur Tag-Nacht-Rhythmik und den gemittelten 24 Stunden-Blutdruckwerten gemacht werden. Leider tolerieren nicht alle Patienten dieses Vorgehen und sie nehmen sich die Manschette entnervt in der Nacht ab. Damit ist die Methode aber natürlich hinfällig.

Konsequente Therapie

Weil bei Bluthochdruck oft die Symptome fehlen, ist es beileibe nicht immer leicht, den Patienten klarzumachen, dass sie an einer behandlungsbedürftigen arteriellen Hypertonie leiden. Denn die allermeisten spüren ja nichts davon. Zuweilen bemerken sie schlimmstenfalls hin und wieder auftretende Kopfschmerzen, ein gerötetes Gesicht oder leichten Schwindel. In der Hoffnung, dass all dies genauso spontan wieder abklingt, wie es aufgekommen ist, bleibt der Blutdruck als potentielle Ursache dabei leider völlig unberücksichtigt. Die Gefäße, die nun mal die Blutversorgung unserer Organe tagein, tagaus bewerkstelligen, leiden darunter.

Unser voranschreitendes Alter lässt unweigerlich auch unsere Blutgefäße altern. Manche Wissenschaftler sagen, wir sind biologisch so alt wie unsere Gefäße. Und damit ist der Gefäßstatus gemeint. Demnach wäre die Bevölkerung der Industriestaaten mit all ihren Gesellschaftserkrankungen (Übergewicht, Diabetes, Bluthochdruck) erheblich vorgealtert.

Handeln Sie vor dem großen Knall!

Im Aufklärungsgespräch versuche ich meinen Patienten ein anschauliches Beispiel zu geben. Auch ein Autoreifen zeigt bei normalen Fahrgewohnheiten nach drei Jahren unvermeidlich Gebrauchsspuren. Wenn sie jetzt aber regelmäßig einen Kavalierstart und Vollbremsungen hinlegen, merken sie nach den drei Jahren vielleicht noch keine Änderung der Fahreigenschaften des Reifens. Es ist aber nur eine Frage der Zeit, bis es zum großen Knall kommt. Ähnlich verhält es sich bei fortwährendem Bluthochdruck an den Blutgefäßen. Also, warten Sie nicht auf den Knall. Gestehen Sie sich ein, an Bluthochdruck erkrankt zu sein – von Leiden will ich hier ja wegen der meist fehlenden Symptome nicht sprechen. Dann können Sie sich auch auf eine Therapie einlassen. Meistens höre ich von den Patienten: »Warum sollte ich etwas behandeln lassen, das ich gar nicht spüre?«. Es ist zwar menschlich verständlich, dass hier Schwierigkeiten bei der Einsicht zur konsequenten Therapietreue bestehen, aber ich versuche dennoch, mein Gegenüber davon zu überzeugen, dass Handlungsbedarf besteht. Und zwar, damit es eben nicht zum großen Knall wie Schlaganfall oder Herzinfarkt etc. kommt. Die Basis jedweder Blutdrucktherapie ist die Optimierung der Lebensstilgewohnheiten. Derartige Veränderungen sind in der Regel – glücklicherweise nur anfänglich – unangenehmer als die einfache Einnahme einer Tablette am Morgen.

Kaum noch Nebenwirkungen

Allein die Tatsache, dass sich zu Therapiebeginn Nebenwirkungen ergeben können, erschwert uns das Leben. Aus diesen Gründen sind die Gewissenhaftigkeit der Behandlung und deren Umsetzung durch den Patienten essenziell. Die anfänglichen Nebenwirkungen verlieren sich meist im Laufe der Therapie innerhalb weniger Wochen. Man ist in der Vergangenheit glücklicherweise dazu übergegangen, zügig mit Kombinationen aus verschieden Wirkstoffgruppen zu behandeln und nicht die jeweilige Maximaldosis des Einzelwirkstoffes auszureizen. Dadurch lassen sich potentiell auftretende Nebenwirkungen effektiv vermeiden oder zumindest auf ein verträgliches Maß reduzieren. Das ist ein unschätzbarer Vorteil, um die Therapietreue des Patienten zu fördern. Neben den hochwirksamen und in der Regel gut verträglichen blutdrucksenkenden Arzneimittelkombinationen wird leider Gottes von den Patienten ein entscheidender Faktor viel zu wenig berücksichtigt: Bewegung und ausgewogene Ernährung in den Alltag zu integrieren. Klar, Bewegung ist viel anstrengender, als regelmäßig Pillen zu schlucken, aber absolut notwendig, um hohen Blutdruck zu therapieren.

Hoher Bluthochdruck und seine Auslöser

Ich habe die möglichen Verursacher des hohen Blutdrucks ja schon erwähnt, aber man kann es nicht genug betonen: Übergewicht, erhöhter Kochsalzkonsum, zu wenig Obst und Gemüse, zu viel Alkohol, Bewegungsmangel, zu viel Stress, Rauchen, zu viel Lakritze – all das kann dazu beitragen, dass der Blutdruck ansteigt. Daneben stehen natürlich die Ursachen, die wir nicht unmittelbar beeinflussen können wie erbliche Veranlagung, Schlafapnoesyndrom, Nierenerkrankungen, Gefäßanomalien oder erhöhte Hormonproduktion.

Es ist also eindeutig: Einige Faktoren könnten wir also selbst ausschalten oder gegen null fahren. Wäre da nicht der innere Schweinehund, der das verhindert. Mehr oder minder liebgewonnene Gewohnheiten lassen sich nicht immer leicht und vor allem nicht von heute auf morgen verändern. Aber man kann daran arbeiten und es lohnt sich. Als Arzt kann ich meinen Patienten die Hoffnung machen, dass dadurch eine leichte bis milde arterielle Hypertonie möglicherweise ganz ohne Medikamente in den Zielbereich gebracht werden kann. Es ist realistisch, zu behaupten, dass durch Verbesserung der schädigenden Gewohnheiten zumindest die Medikamentendosis reduziert werden kann. Das ist ein großer Motivator für viele Patienten. Zeitgleich lassen sich damit auch mögliche Nebenwirkungen reduzieren oder sogar völlig vermeiden.

Nicht unterschätzen! – die Folgen eines erhöhten Blutdrucks

Weil man Bluthochdruck nicht zwangsläufig spürt, bleibt er oft unentdeckt. Währenddessen nehmen unsere Organe unter Umständen erheblichen Schaden. Augen, Gehirn, Nieren, Herz und das gesamte Gefäßsystem, die alle vom Blutdruck abhängig sind, können zum Teil nicht mehr rückgängig zu machende Veränderungen erleiden. Bluthochdruck macht in der Regel keine Schmerzen. Daher kann er oft für den Patienten erst symptomatisch werden, wenn es zum großen Knall gekommen ist. Mit dem großen Knall ist ein akuter Herzinfarkt gemeint, aber auch plötzlich auftretende Lähmungserscheinungen, Sprachstörungen und Sehstörungen im Sinne eines Schlaganfalles. Bei diesen Verdachtsmomenten sollte unverzüglich der Notarzt gerufen werden. Immer wieder erlebe ich, dass Patienten in der

Dr. Mo misst den Blutdruck

In meiner Praxis messen wir täglich unzählige Male den Blutdruck bei unseren Patienten. Immer wieder werde ich gefragt, wie diese Messung eigentlich funktioniert, was ich da mit meinem Stethoskop höre.

Während der Herzpumpaktion entstehen unterschiedliche Druckverhältnisse. Zieht sich das Herz zusammen, ist der Druck hoch, entspannt sich das Herz, ist der Druck niedriger. Bei jedem Zusammenziehen wird Blut aus dem Herzen in die Arterien hinausgedrückt. Über eine einfache Blutdruckmessung kann man genau diese Druckverhältnisse unkompliziert erfassen. Um den Gefäßwiderstand zu überwinden, muss unser Herz entsprechend einen bestimmten Druck aufbauen, damit es das Blut aus den Herzkammern in die Arterien pumpen kann.

Das Blutdruckmessgerät, das Sie von Ihrem Arzt kennen, besteht aus einem Luftdruckmesser und einer Gummimanschette. Diese Manschette lege ich um den Oberarm des Patienten und pumpe sie mit Luft auf. Sie drückt dann auf die Arterien im Oberarm. In der Manschette wird so ein hoher (Luft-)Druck aufgebaut, dass kein Blut mehr durch die Arterien durchkommt und daher auch kein Puls mehr zu fühlen ist. Dann lasse ich die Luft langsam aus der Gummimanschette ab und höre dabei genau mit dem Stethoskop auf die Geräusche über der Arterie in der Ellenbeuge.

Zeitgleich behalte ich die Anzeige des Manometers im Auge. Ich kann daran ablesen, wie der Druck in der Manschette allmählich fällt. Irgendwann höre ich ein typisches Klopfen durch mein Stethoskop, das fortwährend über der Arterie in der Ellenbeuge ruht. Dieses Geräusch entsteht genau in dem Moment, in dem der Druck in der Arterie des Armes ausreicht, um das von mir durch die Manschette abgebaute Hindernis zu überwinden. Der Manschettendruck verursacht, dass es in der Arterie an Ort und Stelle zu Verwirbelungen kommt, die ich dadurch aber mit dem Stethoskop wahrnehmen kann. Ich habe also jetzt den oberen, systolischen Blutdruckwert erfasst. Zum Beispiel einen Wert von 140 mmHg. Man kann sich das ganze wie eine anrollende Welle am Strand – in diesem Fall also die Pulswelle in der Arterie – vorstellen, die bricht und verwirbelt. Ich lasse weiterhin unverändert langsam den Druck aus der Manschette und höre konstant die Klopfgeräusche der anrollenden Pulswelle über mein Stethoskop. Irgendwann ist das Geräusch komplett verschwunden. Folglich bestehen keine relevanten Verwirbelungen mehr. Das geschieht genau dann, wenn der Druck in der Man-

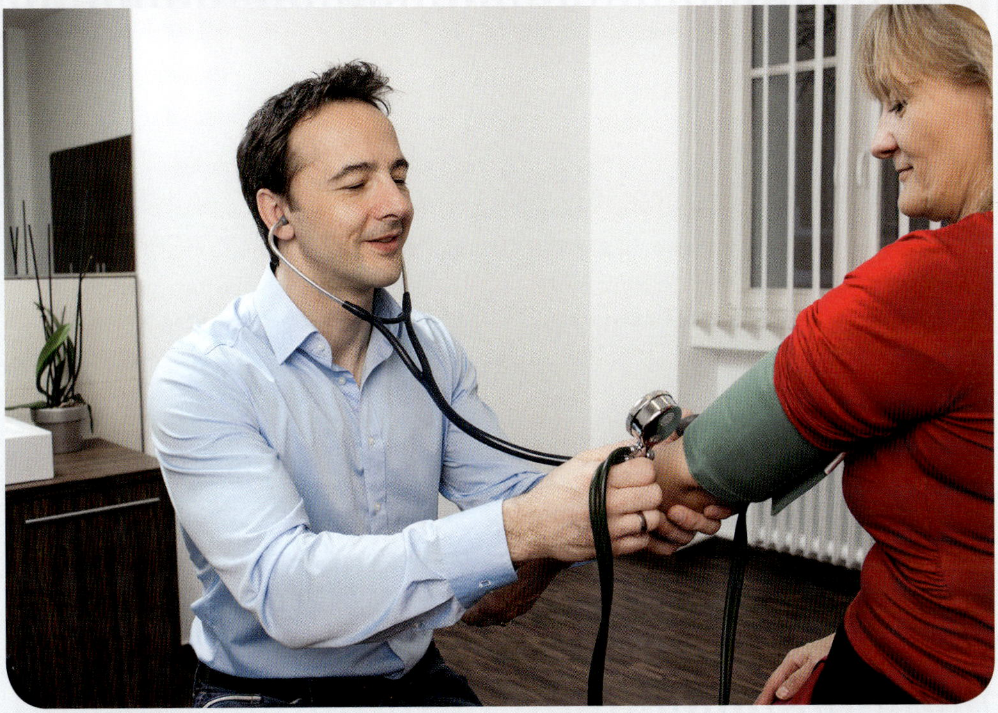

schette keinerlei Hindernis mehr für den Blutfluss in der Arterie darstellt. Das ist der diastolische Blutdruck. Er entsteht dann, wenn sich das Herz nach der Pumpphase entspannt und wieder mit Blut für die nächste Aktion füllt. Auch diesen Wert lese ich auf der Skala meines Manometers ab. Er liegt zum Beispiel bei 90 mmHg.

Im Allgemeinen sollte der Blutdruck in der Mehrzahl der Messungen unter 140/90 liegen. Wer seinen Blutdruck regelmäßig kontrollieren lässt, kann sich an diesen Werten orientieren. Daheim liegt der Grenzwert bei 135/85 mmHg. Man schätzt, dass in Deutschland mehr als 7 Millionen Menschen an Bluthochdruck leiden, ohne davon zu wissen. Sie müssen jedoch nicht zu den Betroffenen innerhalb dieser ausgesprochen hohen Dunkelziffer gehören. Gelegentliche Selbstmessungen tragen zu Ihrer persönlichen Sicherheit bei. Dabei muss ein qualitätsgeprüftes Gerät nicht teuer sein. Die Blutdruckkontrolle in Eigenregie ist kein Hexenwerk und kann mit der gebotenen Gewissenhaftigkeit problemlos durchgeführt werden. Vorweg sollten allerdings ein paar Fehlerquellen vermieden werden. Gönnen Sie sich jeweils vor einer Messung fünf Minuten Ruhe in sitzender Position, ohne die Beine übereinanderzuschlagen. Achten Sie bei einer Oberarmmanschette auf die richtige Größe. Standardgeräte liefern nur bei normalem Oberarmumfang (ca. 24 bis 32 cm) korrekte Ergebnisse. Die Manschette sollte ca. zwei Fingerbreit über der Ellenbeuge liegen. Die Stethoskopmembran sollte an der Innenseite des Oberarmes über der Arterie liegen. Der aufgebrachte Druck sollte dann ca. 30 mmHg über dem systolischen Druck liegen. Lassen Sie den Druck langsam (ca. zwei bis drei mmHg pro Sekunde) entweichen. Bei Unsicherheit machen Sie Ihre Kontrolle nicht sofort, sondern erst nach zwei bis drei Minuten. Bei der ersten Selbstmessung empfiehlt es sich, den Blutdruck an beiden Armen zu erfassen. Seitenunterschiede bis 20 mmHg sind normal. Wenn Sie ein Gerät für das Handgelenk verwenden, achten Sie bitte darauf, dass es in etwa auf Herzhöhe gehalten wird. So vermeiden Sie Fehler bei den Ergebnissen.

Einsamkeit erhöht den Blutdruck

Einsamkeit kann hohen Blutdruck erzeugen, das zumindest ist ein Ergebnis einer amerikanischen Studie. Die Forscher aus Chicago haben dafür Blutdruckmessungen und Befragungen von 229 Personen im Alter zwischen 50 und 68 Jahren durchgeführt. Ihre Fragen drehten sich darum, ob sich die Versuchspersonen einsam fühlen oder nicht. Die Blutdruckmessungen fanden dann in den folgenden Jahren regelmäßig statt. Nach zwei Jahren zeigte sich, dass diejenigen, die sich als einsam oder mäßig einsam eingeschätzt hatten, einen deutlichen Anstieg ihrer Werte hatten, der auch in den folgenden Jahren so blieb. Dieses Ergebnis erklären die amerikanischen Wissenschaftler um Louise Hawkley damit, dass Menschen, die einsam sind, verzweifelt versuchen, zu anderen Kontakt aufzunehmen, gleichzeitig aber Angst haben, abgelehnt und enttäuscht zu werden. Und dies setzt sie enorm unter Druck, letztendlich mit der Folge, dass der Blutdruck steigt.

Sprechstunde davon berichten, dass sie zunächst einmal die Nacht über warten wollten, um zu sehen, ob die Lähmung etc. nicht von selbst wieder abklingt. Das hat fatale Folgen. »Zeit ist Hirn« oder »Zeit ist Herzmuskel« – sagen wir Mediziner und meinen, dass die Chancen, möglichst viel Organgewebe von Hirn und oder Herz zu retten, mit der Zeit bis zum Therapiebeginn schwindet. Das heißt: Bei Auftreten typischer Symptome eines Herzinfarkts oder Schlaganfalls tickt die Uhr im wahrsten Sinne des Wortes. Und dies gilt insbesondere für den Schlaganfall. Denn: Bluthochdruck ist der wichtigste Risikofaktor für einen Schlaganfall (Seite 102).

Blutdruck und Medikamente

Zumindest statistisch betrachtet gelingt es ca. einem Viertel der Betroffenen mit leichtem Bluthochdruck, diesen zu normalisieren, indem sie selbst aktiv werden: Gewichtsnormalisierung, Rauchstopp, gesunde Ernährung mit Einschränkung des Salzkonsums, Reduzierung des Alkoholgenusses, Ausdauertraining etc. sind ihre Therapie.

Leider ist das ist eben nur Statistik. Mir persönlich fallen ehrlich gesagt nur wenige Bespiele ein, bei denen das dauerhaft gelungen ist. Und dennoch lohnt es sich, es zu versuchen. Denn dadurch ist zumindest eine Senkung der Arzneimitteldosis möglich. Das bedeutet für die Patienten weniger potentielle Nebenwirkungen durch die Medikamente. Die Aussicht, die tägliche Tablettenmenge reduzieren zu können, schafft definitiv eine starke Motivation. Auch ich als behandelnder Arzt freue mich jedes Mal aufrichtig, wenn ich in Absprache mit dem Patienten die Liste auf dem Medikamentenplan kürzen und zusammenstreichen kann.

Allgemeine Zielwerte für unseren Blutdruck liegen bei unter 140/90 mmHg und bei Senioren über 80 Jahren bei unter 150/90 mmHg. In der Bluthochdruckbehandlung gibt es fünf Arzneimittelgruppen. Sie werden als Einzeltherapie, in der Mehrzahl der Fälle aber in Kombination eingesetzt. Das ist abhängig von den möglicherweise bestehenden Begleiterkrankungen (Diabetes, Fettstoffwechselstörung, KHK, Zustand nach Herzinfarkt, Herzinsuffizienz, arterielle Verschlusskrankheit, Asthma bronchiale). Die Behandlung erfolgt mit:

- ACE (**A**ngiotensin **C**onverting **E**nzyme)-Hemmern, z.B. Ramipril, Enalapril, Lisonopril
- AT-1-Antagonisten, z.B. Losartan, Candesartan, Valsartan
- Calciumantagonisten, z.B. Amlodipin, Lercanidipin, Nitrendipin
- Diuretika (harntreibenden Medikamenten), z.B. Hydroclorothiazid, Furosemid, Torasemid, Spironalacton
- Betablockern, z.B. Metoprolol, Bisoprolol, Carvedilol, Nevibolol

Wirkung und Nebenwirkungen

ACE-Hemmer

Wie die Bezeichnung der ACE-Hemmer schon vermuten lässt hemmen diese Substanzen ein ganz bestimmtes Enzym, das für die Synthese des Angiotensins, einer Substanz, die für Gefäßverengungen verantwortlich ist, benötigt wird. ACE-Hemmer senken dadurch den peripheren Gefäßwiderstand, wodurch der Blutdruck fällt.

Für die ACE-Hemmer ist bewiesen, dass sie die Prognose für Patienten verbessern, die an einer Herzinsuffizienz leiden. Sie reduzieren nachweislich das Sterberisiko der Risikopatienten. Außerdem bremsen sie das Voranschreiten einer Funktionsstörung der Nieren im Rahmen eines Diabetes mellitus. Anerkanntermaßen sind sie als »organprotektiv« (organschützend) zu bezeichnen.

Leider gibt es dabei eine Einschränkung. Eine entscheidende Nebenwirkung dieser Behandlung ist das Auftreten eines quälenden Reizhustens. Den entwickeln Patienten mit etwa 5 bis 10 Prozent Wahrscheinlichkeit. In der Regel muss daraufhin die Therapie abgebrochen und eine Alternative gefunden werden.

Lästiger Reizhusten

Mein Tipp: Falls Sie an einem unerklärlichen Reizhusten ohne weitere Infektzeichen leiden, sollten Sie Ihren behandelnden Arzt fragen – sofern er noch nicht von selbst darauf gekommen sein sollte –, ob nicht der ACE-Hemmer sein »Unwesen treibt«.

Als Assistenzart im Krankenhaus habe ich diese Nebenwirkung praktisch nie beobachtet und alle Patienten haben die Klinik gut eingestellt verlassen können. Als niedergelassener Arzt in eigener Praxis erlebe ich die Nebenwirkung aber leider regelmäßig, was ganz einfach daran liegt, dass es mehrere Wochen braucht, bis die Patienten das Vollbild der beschriebenen Komplikation entwickeln. Da hatten die Patienten früher in meiner Klinikzeit das Krankenhaus aber ja schon lange mit Wohlbefinden verlassen.

AT1-Antagonisten

Dann kann z.B. die Umstellung auf einen AT1-Antagonisten segenreich sein. Denn hier ist das Auftreten von Reizhusten nur sehr selten vorhanden. Die AT1-Blocker hemmen die Wirkung von Angiotensin II direkt am entsprechenden Rezeptor, wodurch der Blutdruck fällt.

Calciumantagonisten

Bei den Calciumantagonisten zur Blutdrucktherapie kommen heute in der Regel nur noch lang wirksame Substanzen zum Einsatz. Vertreter dieser Gruppe sind z. B. das Amlodipin und das Lercanidipin. Sie blockieren bestimmte Calciumkanäle an den Gefäßmuskelzellen und bewirken so eine arterielle Gefäßerweiterung, wodurch wunschgemäß der Blutdruck fällt. Eine ungeliebte Nebenwirkung ist, dass sich ein sogenannter Flush einstellen kann. Die Ursache ist, dass die Gefäßerweiterung auch die Gefäße im Gesicht betreffen kann, wodurch das unangenehme Gefühl der Gesichtsrötung und Wärme entsteht.

ß-Blocker (Betablocker)

Diese Medikamente hemmen spezielle Rezeptoren und bewahren damit das Herz und die Gefäße vor der überschießenden Wirkung der körpereigenen Stresshormone Adrenalin und Noradrenalin. Sie senken die Herzfrequenz und auch mild die Pumpstärke des Herzens, wodurch der Blutdruck sinkt. Damit reduziert sich auch der Sauerstoffverbrauch des Herzens, was das Herz folglich entlastet. Verschiedene ß-Blocker verbessern nachweislich die Überlebensprognose bei Herzinsuffizienz und für eine gewisse Zeit auch nach einem Herzinfarkt. Ein zu langsamer Herzschlag, Schwindel oder sogar Ohnmachtsanfälle sind potentielle Nebenwirkungen. In seltenen Fällen können Depressionen auftreten. Bei Diabetikern können sie Symptome einer relevanten Unterzuckerung kaschieren und so zu Komplikationen führen. Die vielfach befürchtete Impotenz ist im klinisch-praktischen Alltag vernachlässigbar selten und tritt eher als Form einer sich selbst erfüllenden Prophezeiung auf. Wichtig ist, dass ß-Blocker regelmäßig eingenommen und vor allem nicht abrupt abgesetzt werden. Das kann zu erheblichem Herzrasen, Unruhe und gefährlichen Blutdruckkrisen führen.

Diuretika

Diese harntreibenden Mittel entziehen dem Körper vermehrt Flüssigkeit und damit Blutsalze. Das reduziert das Blutvolumen, sodass der Blutdruck sinkt. Die vermehrte Blutsalzausscheidung als Wirkungsweise einerseits ist aber auch potentielle Nebenwirkung andererseits. Es kann zu erheblichen Kaliumverlusten kommen, die wiederum medizinische Konsequenzen bis hin zu relevanten Herzrhythmusstörungen haben können. Insbesondere in der medikamentösen Einstellungsphase und im weiteren Therapieverlauf sollten folglich die Blutsalze und auch die Nierenfunktionswerte regelmäßig über eine Blutprobe kontrolliert werden.

Aus nachvollziehbaren Gründen sollten Diuretika vorrangig morgens gegeben werden, um die Nachtruhe wegen vermehrten Harndranges nicht unnötig zu stören.

Bluthochdruck, der nicht auf Medikamente anspricht

In dem Fall, dass es trotz ausreichend dosierter Behandlung (Dreier- oder Vierer-Kombination von Medikamenten) nicht gelingt, den Blutdruck befriedigend zu senken, spricht man einem therapieresistenten Hochdruck. Dies ist seltener als angenommen der Fall. Oft werden die Medikamente nicht zuverlässig eingenommen, es werden parallel blutdrucksteigernde Schmerzmittel eingesetzt oder es bestehen weiterhin ungünstige Lebensstilfaktoren mit starkem Übergewicht sowie zu hoher Salz- und Alkoholkonsum. Bleibt der Blutdruck therapieresistent, sind verschiedene Verfahren möglich:

- Verödung der sympathischen Nerven an den Nierenarterien (Renale Sympathikusdenervation, RSD)

- Aktivierung der Blutdruckrezeptoren in der Halsschlagader durch einen speziellen Schrittmacher (BAT-Barorezeptor-Aktivierungstherapie)

Bei beiden Verfahren handelt es sich jedoch um invasive (Katheter bzw. Operation) Techniken mit entsprechenden Risiken. Sie sind aber imstande, die Bluthochdruckwerte deutlich zu verbessern und dauerhaft die Medikation zu reduzieren. Um Langzeiterfolge beurteilen zu können, müssen weitere Studien erfolgen.

Niedriger Blutdruck – ein Mythos?

Patienten mit niedrigem Blutdruck klagen über Müdigkeit, morgendliche Anlaufschwierigkeit, Antriebslosigkeit, rasche Ermüdung, geringere Belastbarkeit, Schwindel, Konzentrationsstörungen, kalte Hände und Füße, die gelegentlich auch den Bettnachbarn vom Einschlafen abhalten. Definiert als ein systolischer Blutdruck unter 100 mmHg, hat er bei Patienten ohne Beschwerden keinen echten Krankheitswert. Hiervon sind am häufigsten junge Frauen mit einem schlanken Körperbau betroffen. Eine Notwendigkeit zur medikamentösen Behandlung besteht nicht. Ich selber habe in meiner Praxis keine einzige Patientin, die wegen niedrigen Blutdrucks Medikamente erhält. Engländer und Amerikaner bezeichnen den niedrigen Blutdruck gerne auch mal süffisant als »German disease« – die deutsche Krankheit. Damit soll zum Ausdruck gebracht werden, dass wir das Symptom »niedriger Blutdruck« zu stark mit Krankheit verbinden. Auch wenn der optimale Blutdruck bei 120/80 mmHg angesiedelt wird, kann man durchaus behaupten, dass der darunterliegende Blutdruck nicht zwangsläufig gesundheitlich sofort ein Problem darstellt. Zumindest wird das Herz-Kreislauf-System weniger belastet.

In aller Regel reichen Empfehlungen zur symptomatischen Therapie:

- Trinkmenge auf zwei bis drei Liter täglich steigern.
- Moderater Ausdauersport stabilisiert den Blutdruck.
- Kaltwasseranwendungen nach Kneipp beleben den Kreislauf.
- Kompressionsstrümpfe optimieren den Rückfluss von venösem Blut aus den Beinen zum Herzen.
- Beim Anstehen in einer Schlange die Muskelpumpe aktivieren: Immer wieder auf die Zehenspitzen stellen; Beine überkreuzt stellen; erhöht den Spannungszustand in den Gefäßen und verhindert, dass der Blutdruck absackt.

Nichtsdestotrotz gibt es auch andere Faktoren, die niedrigen Blutdruck verursachen können. Sie sind nicht harmlos und erfordern medizinische Abklärung inklusive Laboranalyse. Gerade bei älteren Menschen ist niedriger Blutdruck durch eine Vielzahl von Medikamenten oder durch eine zu straffe Bluthochdrucktherapie bedingt. Psychopharmaka, Bluthochdruckmittel und Medikamente gegen Herzrhythmusstörungen etc. sollten dann angepasst werden.

Auch Störungen der Hormon-bildenden Organe können niedrigen Blutdruck verursachen. Eine Unterfunktion der Schilddrüse, der Hirnanhangsdrüse und der Nebenniere sind mögliche Ursachen. Herzklappenerkrankungen, wie z. B. eine Enge der Aortenklappe, eine Herzschwäche und auch Rhythmusstörungen können niedrigen Blutdruck verursachen. Diese Patienten sind durch überfallartige Ohnmachtsanfälle gefährdet.

Die Folgen I: koronare Herzkrankheit & Co

Die Arteriosklerose vermindert die Durchblutung und damit die Sauerstoffversorgung des Herzmuskels mit fatalen Folgen. Sie ist in den Industriestaaten die führende Todesursache.

Bei der koronaren Herzkrankheit, KHK, handelt es sich um die Folgen einer Arteriosklerose an den Herzkranzgefäßen. Dabei wird die Durchblutung des Herzmuskels durch Verengungen der Herzkranzarterien gestört, im schlimmsten Fall sogar unterbrochen, mit weitreichenden Folgen.

Das Herz ist unser »Motor«

Unser Herz schlägt in Ruhe etwa 70 Mal in der Minute und befördert so etwa sechs bis sieben Liter Blut pro Minute. Das sind im Mittel über 100 000 Schläge pro Tag und ca. 10 000 Liter Blutförderung in 24 Stunden. Hier sind sportliche Leistungen noch gar nicht berücksichtigt. Sie sehen also, welch enorme Leistung das Herz unermüdlich erbringen muss. Das schafft es ganz autonom, im Gegensatz zu unserer Skelettmuskulatur. Voraussetzung dafür ist, dass eine ausreichende Sauerstoffversorgung zur Energiebereitstellung für das Herz gewährleistet ist. Dieses Blut wird über die Herzkranzarterien zugeführt. Anatomisch werden drei Koronararterien unterschieden: die rechte (Arteria coronaria dextra), die linke (Arteria coronaria sinistra) und die umschlingende (Ramus circumflexus). Je nach Dominanz beschreibt man in der Herzkatheteruntersuchung eher einen Rechts-, Links- oder ausgeglichenen Versorgungstyp. Bei Letzterem sind beide Herzkrankgefäße gleich kräftig entwickelt. Er ist in etwa in drei Vierteln der Fälle anzutreffen. Die drei Hauptarterien versorgen unseren Herzmuskel permanent mit sauerstoffreichem Blut. Anderenfalls könnte unser Herz seine so wichtige Aufgabe gar nicht verrichten. Liegen relevante Verengungen in diesen drei Herzkranzarterien vor, so spricht man folglich von einer Ein-, Zwei- oder Dreigefäßerkrankung als Ausdruck der Erkrankungsschwere. Daneben sind aber auch die genaue Lokalisation, das Ausmaß und die Zugänglichkeit der jeweiligen Verengung für geplante therapeutische Eingriffe maßgeblich zu berücksichtigen. Dem Patientenwunsch sollten die Ärzte dabei natürlich auch entsprechen.

Wenn es eng wird

Verengungen an den Herzkranzgefäßen, sogenannte Koronarstenosen, gefährden diese Sauerstoffzufuhr ganz erheblich. Möglicherweise verläuft die KHK zunächst stumm, also ohne spürbare Symptome. Dennoch drohen auch hier Komplikationen. Das hinter dem Verschluss befindliche Herzgewebe wird nicht mehr ausreichend mit Blut versorgt und droht abzusterben, sofern keine Therapie erfolgt. In der Folge drohen Pumpschwäche als Herzinsuffizienz oder ein akuter Herzinfarkt, der wiederum in einer Herzschwäche münden kann. Zudem steigt das Risiko für das Auftreten gefährlicher Herzrhythmusstörungen. Im schlimmsten Fall ereignet sich ein plötzlicher Herztod (Seite 97) – sudden cardiac death (SCD). Ganz sicher kann ich an dieser Stelle sagen: Ohne fremde Hilfe durch den Einsatz eines Defibrillators überleben viele Patienten dieses Ereignis nicht. Der plötzliche Herztod kündigt sich nicht an. Er überfällt den Betroffenen aus heiterem Himmel. Umso besser, wenn schnell Hilfe da ist.

Ursachen der KHK

Die Ursachen der koronaren Herzkrankheit entsprechen denen der Arteriosklerose (Seite 50), die bereits oben erwähnt wurden. Man kann hierbei sinnvollerweise eine Einteilung in beeinflussbare und nicht beeinflussbare Risikofaktoren vornehmen. Durch eine Verbesserung des Lebensstils haben Sie Einfluss auf:

- Zuckerkrankheit (Diabetes mellitus)
- Bluthochdruck (arterielle Hypertonie)
- Fettstoffwechselstörungen mit erhöhtem LDL- und oder erniedrigtem HDL-Cholesterin
- Übergewicht
- Bewegungsmangel
- Stress

Wie Sie sehen, sind das eine Vielzahl von Risikofaktoren, die Sie »nebenwirkungsfrei« durch Verbesserung der Gewohnheiten reduzieren, ja wenn nicht sogar ausmerzen können.

Die unbeeinflussbaren Faktoren beziehen sich auf:

- **voranschreitendes Lebensalter:** Männer über 45 und Frauen über 55 Jahre
- **KHK bzw. Herzinfarkte bei erstgradigen Verwandten:** bei Männern vor dem 55. und bei Frauen vor dem 65. Lebensjahr
- **genetische Veranlagung:** verschiedene Gene sind mit gesteigertem Herzinfarktrisiko verbunden, wobei eine Veranlagung nicht zwangsläufig in einem Herzinfarkt münden muss. Hierzu sind weitere Voraussetzungen erforderlich.

Die Aussage: »Wir sind so alt wie unsere Gefäße« hat eine besondere Bedeutung in diesem Zusammenhang. Natürlich unterliegen auch unsere Gefäße unvermeidlichen, biologischen Alterungsprozessen. Dabei nimmt die Elastizität der Gefäßwand ab. Parallel kommt es bei den aufgeführten Risikokonstellationen zur vermehrten Einlagerung von Blutfetten, Salzen und Zellen. Das wiederum versteift das Gewebe zusätzlich, womit die Elastizität weiter reduziert wird. Wir in den Industriestaaten haben überspitzt ausgedrückt häufig ältere Gefäße, als sie es eigentlich gemäß unseres im Pass notierten Geburtsdatums sein dürften. Denn bei den Todesfallstatistiken führen in der westlichen Welt unangefochten die Herz-Kreislauf-Erkrankungen mit Herzinfarkt, plötzlichem Herztod und Schlaganfall.

Folgen der KHK

Die KHK äußert sich beim Patienten in unterschiedlichen Formen, die im Folgenden ausführlich beschrieben werden:

- Angina pectoris (Seite 66)
- akutes Koronarsyndrom: instabile Angina pectoris, Herzinfarkt (Seite 68)
- Herzschwäche (Seite 84)
- Herzklopfen (Seite 87) (Herzrhythmusstörungen)
- plötzlicher Herztod (Seite 97)

Angina pectoris – ein Symptom

Die Angina pectoris, ein anfallsartiger Schmerz in der Brust, ist das klassische Symptom einer Durchblutungsstörung am Herzmuskel. Sie ist keine eigenständige Krankheit, sondern Ausdruck eine Grunderkrankung, in diesem Fall der koronaren Herzkrankheit.

Ursache ist die Unterversorgung des Herzmuskels mit Sauerstoff und damit ein Missverhältnis zwischen dem Sauerstoffangebot und dem jeweiligen Sauerstoffbedarf. Vornehmlich unter Belastungsbedingungen wird die Mangelversorgung spürbar. Beim Treppensteigen oder bei einem kurzen Sprint benötigt das Herz mehr sauerstoffreiches Blut. Die erhöhte Herzarbeit mit gesteigertem Puls und gesteigerter Schlagkraft erfordert mehr Energie. Dafür sind aber eine ebenso gesteigerte Blutzufuhr und damit mehr Sauerstoff für den Zellstoffwechsel nötig. Die durch die KHK verursachte Verengung der Herzkranzarterien lässt aber keinen dafür ausreichenden Blutfluss zu. Normalerweise macht sich das Herz unter kurzfristiger körperlicher Belastung allenfalls mit höherem Herzschlag bemerkbar. Bei Angina pectoris jedoch treten Herzschmerzen auf. Durch die Sauerstoffschuld werden entsprechende Schmerzrezeptoren am Herzen aktiviert. Sie lösen über Nervenbahnen bestimmte Signalketten aus und bewirken, dass wir einen stechenden, brennenden Schmerz hinter dem Brustbein verspüren. Aber nicht nur körperliche Anstrengung kann eine Angina pectoris auslösen. Genauso gut sind mitunter psychische Erregungen oder eine sehr üppige Mahlzeit für einen Angina-pectoris-Anfall verantwortlich.

Orte der Schmerzausstrahlung

Typisch sind Schmerzen oder ein unangenehmes Engegefühl in der Brust. Die Beschwerden können in den linken Arm, zum Teil bis in die Fingerspitzen, ausstrahlen. Seltener kann der rechte Arm betroffen sein. Weitere Schmerzprojektionen können den Hals, den Kiefer, die Region zwischen den Schulterblättern und die Region des Oberbauches betreffen. Die Symptome sind tatsächlich ähnlich denen eines Herzinfarkts, nur dass sie anfallsartig auftreten und in der

Regel nach kurzer Zeit (ca. fünf Minuten) in Ruhe abklingen.

Das Symptombild sollte jedem Arzt geläufig sein. Und dennoch kann einen der isolierte Oberbauchschmerz durchaus auf die falsche Fährte locken. Das gilt besonders für Frauen. Frauenherzen »ticken« hier ein wenig anders (Seite 36). Üblicherweise klingen die Beschwerden in Ruhe nach wenigen Minuten ab. Das Herz braucht im Ruhezustand schlichtweg weniger Energie und somit weniger Sauerstoff. So kann es sein, dass die Ruhedurchblutung ausreicht, um genügend Sauerstoff an den Ort des Geschehens zu bringen.

Die stabile und die instabile Angina pectoris

Jede »Erst«-Angina pectoris wird als instabil bezeichnet. Damit besteht medizinisch dringender Handlungsbedarf. Als Notfall sollte der Patient mit einem Rettungswagen in Begleitung eines Notarztes in eine qualifizierte Klinik gebracht werden. Denn in dieser Situation droht ein akutes Koronarsyndrom bzw. ein akuter Herzinfarkt.

Wenn bei einer bekannten, medikamentös behandelten koronaren Herzkrankheit Angina-pectoris-Beschwerden unter entsprechender körperlicher Belastung immer wieder auftreten und diese in Ruhe rasch wieder komplett abklingen, spricht man von einer stabilen Angina pectoris. Nur kann diese natürlich jederzeit in eine instabile Angina pectoris übergehen. Das merkt man daran, dass zur Linderung der Beschwerden ein vermehrter Medikamentenverbrauch (Nitrospray) erforderlich wird oder dass bei immer geringeren Belastungsstufen oder sogar im Ruhezustand Angina-pectoris-Beschwerden auftreten. Dann spätestens ist es angebracht, sich vom Spezialisten, dem Kardiologen, mit untersuchen zu lassen. Er wird mit Ihnen besprechen, ob in Abhängigkeit von seinen Untersuchungsergebnissen weitere Schritte bis hin zum (erneuten) Herzkatheter erforderlich sind. Die Angina pectoris ist eine Vorstufe des Herzinfarkts und in jedem Fall ernst zu nehmen.

Dieter H., 76 Jahre

Ich kam kaum die Treppe rauf

» *Im November waren meine Frau und ich mit einem befreundeten Pärchen zum Abendessen aus. Es gab eine herrlich knusprige Martinsgans mit Rotkohl, Klößen und viel brauner Soße. Es wurde später als ursprünglich geplant und es blieb nicht nur bei einem Verdauungsschnaps. Als wir daheim ankamen, standen uns vier Etagen ohne Aufzug bevor. Auch ohne vollen Magen eine tägliche Trainingseinheit. Doch an diesem Abend spürte ich nach der ersten Etage ein Druckgefühl in der Brust und das Atmen fiel mir schwerer. Ich musste stehenbleiben, um wieder zu Atem zu kommen. Nach drei Minuten wagte ich mich an die nächste Etage und da wiederholten sich die Beschwerden. Diesmal strahlten sie sogar in den Unterkiefer aus. Mir wurde das Hemd samt Schlips zu eng und ich verschaffte mir Luft. Besorgt riet mir meine Frau, umzukehren und den ärztlichen Notdienst aufsuchen. Ich lehnte ab. Oben angekommen wollte ich nur noch ruhen.*

Die Nacht verlief unruhig und nicht wirklich erholsam. Aber zumindest hatte ich keine Schmerzen mehr in der Brust. Auf Drängen meiner Frau suchte ich unseren Hausarzt auf.«

Bei Dr. Mo in der Praxis

Solche oder ähnliche Schilderungen begegnen mir in meiner Praxis regelmäßig. Hier besteht Handlungsbedarf! Nach der körperlichen Untersuchung inklusive einer Blutdruck- und Pulsmessung folgen ein EKG und der laborchemische Test auf erhöhte Herzenzyme, um einen akuten Herzinfarkt auszuschließen. Im EKG können der Herzrhythmus, die Schlagfrequenz, Hinweise auf relevante Herzrhythmusstörungen und vor allem die sogenannte ST-Strecke beurteilt werden. Dieser EKG-Abschnitt kann bei einem akuten Herzinfarkt typisch erhöht verlaufen oder bei gestörter Durchblutung der Herzkranzarterien auffällige Senkungen zeigen. Beides ist aber nicht regelhaft zu finden. Das EKG kann trotz Angina pectoris oder Herzinfarkt unauffällig verlaufen. Die Blutuntersuchung soll aber weiteren Aufschluss bringen. Bei Angina pectoris kann symptomatisch Nitrospray gegeben werden. Es erweitert die Gefäße kurzfristig und kann dem Patienten erhebliche Linderung verschaffen. Sollte sich ein Herzinfarkt bestätigen, heißt es: 112, Notarzttransport ins Krankenhaus.

Herzinfarkt

Bei einem akuten Herzinfarkt kommt es durch einen plötzlichen Verschluss einer Herzkranzarterie zu einem abrupten Sauerstoffmangel am Herzmuskel. Meistens bestand schon vorher eine Verengung des Gefäßes. Den akuten Sauerstoffmangel kann das Herz erstens nicht ausgleichen und zweitens nicht unbeschadet überstehen. In der Folge stirbt das von dem Blutgefäß abhängige Herzmuskelgebiet ab und kann Ausgangspunkt weiterer Komplikationen sein. Zum Beispiel können schwerwiegende Herzrhythmusstörungen entstehen.

Wird der Herzinfarkt überlebt, bildet sich eine Narbe aus. Eine Narbe am Herzmuskel können Sie sich als funktionsloses, minderwertiges Gewebe vorstellen. Es besteht vorrangig aus Bindegewebe und ist nicht mehr imstande, Blut zu pumpen. Diese Schwachstelle ist maßgeblich verantwortlich für eine reduzierte Pumpleistung des Herzens, die sogenannte Herzinsuffizienz. Ausgangspunkt für all das ist die Arteriosklerose (Seite 50). Diese Gefäßverengung kann den Blutfluss zunehmend einschränken. Bei plötzlicher körperlicher Anstrengung oder psychischer Belastung und Blutdruckanstieg kann die instabile Plaque (Seite 51) aufreißen. Daraufhin versucht unser Körper, die akut entstandene Gefäßverletzung zu heilen, indem er Blutplättchen anlagert, die auch andere Blutzellen mit einbinden. Es entsteht ein Thrombus, der das Gefäß in der Regel stark oder meistens komplett verschließt und den Blutfluss zum Erliegen bringt.

Bei einem akuten Herzinfarkt, unabhängig ob bei Frau oder Mann, gilt die Prämisse: »time is muscle« – »Zeit ist Herzmuskel«. Je eher und je mehr davon wieder eine ausreichende Sauerstoffzufuhr erhält, umso besser ist das therapeutische Ergebnis.

Typische (männliche) Symptome des Herzinfarkts

Bei einem Herzinfarkt spürt der Patient in der Regel lang anhaltend starke Herzschmerzen, die in Ruhe nicht nachlassen oder ungewöhnlich lange bestehen und auch nicht oder nur gering auf Nitrospray ansprechen. Zeitgleich können erhebliche Luftnot, Schwächegefühl, ausgeprägte (Todes-)Angst, Blutdruckabfall und Begleitsymptome wie Schweißausbruch, Oberbauchbeschwerden und Übelkeit (mit und ohne Erbrechen) hinzukommen. Die akute Schwächung des Herzens kann mit einer akuten Herzinsuffizienz einhergehen und etliche der genannten Symptome erklären. Eine große Gefahr ist das zusätzliche Auftreten gefährlicher Herzrhythmusstörungen. Anhaltendes Herzrasen, das seinen Ursprung in den Herzkammern hat (ventrikuläre Tachykardien), kann in Kammerflimmern übergehen und so in einem plötzlichen Herztod münden.

Hans. B, 72 Jahre

So fühlt sich ein Herzinfarkt an

» *Es war Anfang Januar 2012. Schon seit den Weihnachtstagen hatte ich mich nicht richtig wohl gefühlt, obwohl ich regelmäßig meine Blutdrucktabletten eingenommen hatte. Die Werte waren auch eigentlich ganz gut und konnten nicht die Ursache für dieses diffuse Unwohlsein und die innere Unruhe bei mir sein. In der Nacht hatte es angefangen zu schneien und ich war leider zum Winterdienst eingeteilt. Meine Frau sagte noch am Morgen, ich solle doch lieber den Nachbarn bitten, das zu übernehmen. Doch die waren ja noch in den Winterferien. Also machte ich mich mit Schneeschieber ans Werk. Als ich nach draußen trat, wehte mir ein kalter Wind ins Gesicht und es fing in meiner Kehle leicht an zu brennen. Ich dachte, das sei die kalte Luft und ich gewöhne mich daran, wenn ich mich erst warm gearbeitet habe. Es dauerte allerdings keine fünf Minuten und ich empfand einen starken, brennenden Schmerz hinter dem Brustbein, der mir die Kehle zuzuschnüren schien. Mir stockte der Atem und die Schmerzen strahlten in beide Arme aus. Ich dachte, dass ich mir die Schneeschippe zu voll geladen hatte und stützte mich am Stiel ab. Doch es wurde immer schlimmer. Mir rann der Schweiß und mir wurde schwindelig. Das Herz machte merkwürdige Aussetzer und mir wurden die Beine schwach. Mich überkam regelrecht Todesangst und ich sackte in mich zusammen. Glücklicherweise hatte im Hause gegenüber eine Nachbarin beim Lüften ihres Schlafzimmers beobachtet, was draußen vor sich ging. Geistesgegenwärtig rief sie den Rettungswagen, der mich mit Blaulicht ins Krankenhaus brachte. Dort erhielt ich die Diagnose: akuter Herzinfarkt. In der Herzkatheteruntersuchung fand man eine deutliche Verengung in einer Kranzarterie. Mit dem Ballonkatheter und einer Gefäßstütze aus Metall wurde die Durchblutung wiederhergestellt. Seitdem bin ich beschwerdefrei, muss aber etliche Tabletten einnehmen und mein Hausarzt hat mit mir Veränderungen meines Lebensstil besprochen. Außerdem sind regelmäßige Kontrollen mit Herzultraschall beim Kardiologen erforderlich.* «

Frauenherzen leiden anders
Ein Herzinfarkt ist keine Herzenzangelegenheit der männlichen Bevölkerung. Die Symptomatik des »weiblichen« Herzinfarkts kann ganz anders aussehen, wie ich im Kapitel »Frauenherzen leiden anders« (Seite 36) bereits ausführlich beschrieben habe. Leider haben Frauen eine schlechtere Prognose mit einer höheren Sterblichkeit bei Auftreten eines akuten Herzinfarktes als Männer. Zum Teil reagieren sie selbst verspätet bei Auftreten von Symptomen. Andererseits erkennen wir Ärzte den Fall mitunter nicht so, wie es ihm eigentlich gebührt. Magenverstimmung, Magenschleimhautentzündung, orthopädische Ursachen etc. lautet dann die falsche Diagnose, anstatt die entscheidenden Schritte zeitgerecht in die Wege zu leiten.

Deutliche Zahlen
Statisch gesehen liegt die Quote für einen akuten Herzinfarkt in Deutschland bei ca. 4 pro 1000 Einwohner pro Jahr, das entspricht etwa 300 000 Herzinfarkten pro Jahr oder 800 am Tag. Die Wahrscheinlichkeit, dass eine Frau im Laufe ihres Lebens einen Herzinfarkt erleidet, liegt bei 15 Prozent, bei Männern bei 30 Prozent.

Wichtige erste Diagnostik

Besteht der Verdacht auf einen Infarkt, gehören neben der ausreichenden Erhebung des Beschwerdebildes, der körperlichen Untersuchung mit Abhören von Herz und Lunge, Blutdruck-, Puls- und Messung der Sauerstoffsättigung ein aktuelles EKG. Im Labor werden aus dem Blutserum die Herzenzyme bestimmt. Dabei handelt es sich um Enzyme, z. B. Kreatinkinase und Glutamat-Oxalacetat-Transaminase, die hauptsächlich im Herzmuskelgewebe vorkommen. Bei einer Schädigung von Herzmuskelzellen werden sie freigesetzt und können im Serum erhöht nachgewiesen werden.

Schnelle Wiederherstellung des Durchflusses

Bestätigt sich der Verdacht auf einen Herzinfarkt, wird man im Krankenhaus als Erstes versuchen, die verengte bzw. die verschlossene Herzkranzarterie wieder zu eröffnen. Im optimalen Fall hat das jeweilige Krankenhaus ein eigenes Herzkatheterlabor. Ziel ist es, den Blutfluss wieder zu ermöglichen, damit der Herzmuskel fortan ausreichend mit Sauerstoff versorgt wird.

In der Regel wird dazu ein Herzkatheter eingesetzt. Dabei wird zuvor die Arterie in der Leiste unter örtlicher Betäubung punktiert und eine spezielle Gefäßschleuse platziert. Eine Vollnarkose ist folglich nicht erforderlich. Der Patient kann, wenn er will, das Wandern des Katheters auf dem Bildschirm beobachten. Der eigentliche Herzkatheter wird über die Beckenarterie in die Aorta und von dort bis in die Herzkranzarterien vorgeschoben. Unter Gabe von Röntgenkontrastmittel werden die Gefäße auf dem Bildschirm darstellbar und somit auch die Lokalisation und das Ausmaß der Gefäßverengung. Über den »Draht« platziert der Kardiologe dann einen speziellen Ballonkatheter, der unter hohem Druck aufgepumpt wird und so die Verengung regelrecht aufdehnt. Auch wenn diese invasive Prozedur unter sterilen Bedingungen und hohem technischen Geräteeinsatz ähnlich wie in einem Operationssaal abläuft, so handelt es sich hierbei aber nicht um eine Operation am offenen Herzen wie bei einer typischen Bypass-Operation. Der Herzkatheter kann als Goldstandard in der Diagnostik und der Therapie des akuten Herzinfarktes verstanden werden.

Wichtige Entscheidung: Stent oder Bypass?

Es existiert keine direkte Altersgrenze bei der Entscheidung für oder gegen die Bypass-Operation. Das ist eher abhängig von den Begleitfaktoren, wie chronische Vorerkrankungen und der damit verbundenen Operationsfähigkeit und natürlich vom Patientenwunsch an sich. Meine älteste Patientin, die einen Bypass erhielt, war sage und schreibe 85 Jahre alt. Abhängig davon, wie viele Herzkranzgefäße betroffen sind (wir haben drei Koronararterien) spricht man von Ein-, Zwei- oder Dreigefäßerkrankung. Nach dem Ausmaß der Erkrankung richtet sich auch die Behandlung:

- Ein- bzw. Zweigefäßerkrankung: Hier wird in der Regel eine PCI (percutane koronare Intervention) mit Stentimplantation befürwortet. Es gibt aber auch Befunde, bei denen sich der Ballonkatheter verbietet und damit als Kontraindikation bezeichnet wird, wenn er nicht vielversprechend erscheint.
- Dreigefäßerkrankung: Patienten, die von einer Dreigefäßerkrankung betroffen sind und zudem vielleicht auch noch an einem Diabetes mellitus leiden, profitieren mehr von der Bypassversorgung als von einer oder mehreren Ballonkathetermaßnahmen.

Einsatz von Gefäßstützen

Heute werden in über 90 Prozent der Fälle zusätzlich spezielle Gefäßstützen, sogenannte Stents, in den verengten Gefäßbereich eingesetzt. Sie sind imstande, das Risiko einer Wiederverengung deutlich auf unter 30 Prozent zu senken. Häufig sind die Stents zusätzlich mit bestimmten Medikamenten beschichtet, die die Wiederverengungsrate auf unter 10 Prozent senken können. Mittlerweile existieren sogar Stents, die sich im Laufe der Zeit komplett wieder auflösen, nachdem die so behandelte Wundstelle im Gefäß »ausgeheilt« ist. Der therapeutische Herzkatheter wird als perkutane coronare Intervention, PCI, bezeichnet. Mit über 90 Prozent erreicht sie ein primär erfolgreiches Therapieergebnis. Das bedeutet, dass wieder ein ausreichender bis guter Blutfluss in dem vorher verengten Gefäßsegment erzielt wird.

Sollte eine Klinik kein Herzkatheterlabor besitzen, bleibt nur der Versuch, den Gefäßverschluss, für den man ein frisch entstandenes Gerinnsel verantwortlich macht, medikamentös mit einer sogenannten Lysetherapie zu behandeln. Die nimmt erheblich Einfluss auf unser Blutgerinnungssystem und vermag ein Gerinnsel aufzulösen. Allerdings bleibt die zugrundliegende Verengung am Herzkrankgefäß dabei unbeeinflusst. Der Herzkathetereinsatz ist also hier wesentlich besser geeignet, weil ja schließlich die verursachende Engstelle dabei geweitet werden kann. Es ist ratsam, im Anschluss eine Klinik mit Herzzentrum aufzusuchen.

Alternative Bypass

Als Alternative bietet sich eine Bypass-Operation an. Ein Bypass ist eine Art Umleitung wie bei einem unfallbedingten Stau auf der Autobahn. Hierbei entspricht die Gefäßstenose dem Verkehrsunfall und der Bypass der Umgehungsstrecke, bei der die Blockade umfahren wird.

Im Vorfeld einer Bypass-Operation wird sorgfältig geklärt, ob das Herzmuskelgebiet, das durch den Bypass versorgt werden soll, noch vitales Gewebe besitzt. Anderenfalls ist nicht von einer Verbesserung der Herzfunktion auszugehen. Das Risiko für eine Komplikation unter Narkose, Operation und Wundheilung etc. stünde in keiner ausreichend günstigen Relation zum Nutzen der Maßnahme. Zur erforderlichen Abklärung werden die Herzultraschalluntersuchung (Echokardiographie) sowie spezielle nuklearmedizinische Verfahren eingesetzt. Sie sind dafür geeignet, lebendiges, vitales Herzmuskelgewebe von einer funktionslosen Narbe zu unterscheiden.

Woher kommt das Material für den Bypass?
Bei einem Bypass wird mit einem körpereigenen Gefäßstück eine Umgehungsstrecke um die vorhandene Gefäßstenose gebildet. Dabei setzt der Bypass hinter der Stenose an, um das dahinterliegende Herzmuskelgewebe wieder mit genügend Blut zu versorgen. Die Stenose kann daraufhin unverändert belassen werden. Es hat sich gezeigt, dass körpereigene Arterien besonders gut für die Bypassversorgung geeignet sind. Sie sind den Blutdruckverhältnissen und deren Schwankungen anatomisch angepasst und zeigen erheblich längere »Offenheitsraten« im zeitlichen Verlauf. Künstliche Materialien haben sich in der Herzchirurgie für die Bypassversorgung nicht bewährt.

Als körpereigenes Material werden deswegen bevorzugt die Brustwandarterie und/oder Arterien vom Unterarm verwendet. Wenn dies nicht möglich ist oder für die Maßnahme nicht ausreichen sollte, verwendet man Venen aus dem Bein. Das erklärt auch, warum der Bypasspatient nicht nur Narben im Brustbereich davonträgt, sondern auch am Arm und unter Umständen am Bein davon gekennzeichnet ist.

Ablauf der Operation
Klassischerweise erfolgt die Operation über eine Öffnung des Brustbeines, um im Brustkorb am Herzen arbeiten zu können. Eine Herzlungenmaschine übernimmt währenddessen die Aufrechterhaltung des Kreislaufes, um das Gehirn und andere lebenswichtige Organe mit Blut zu versorgen. Dabei wird die jeweilige Stenose mit einem körpereigenen Gefäß überbrückt. Bei einem sogenannten minimal-invasiven Vorgehen erfolgt die Wiederherstellung der Durchblutung am schlagenden Herzen über einen relativ kleinen seitlichen Zugang am Brustkorb.

Im Gegensatz zum oben beschriebenen Herzkatheter ist bei einer Bypass-Operation eine Narkose mit künstlicher Beatmung erforderlich. Nach der Operation wird der Patient zunächst auf die Intensivstation, bei gutem Verlauf rasch auf die Normalstation verlegt und mobilisiert werden. Nach der Entlassung aus dem Akutkrankenhaus folgt eine Anschlussheilbehandlung in einer auf Herzerkrankungen spezialisierten Klinik.

Sie sehen, wir reden hier alles in allem von einer mehrwöchigen Behandlung. Die Aufenthaltsdauer im Akutkrankenhaus ist abhängig davon, wie schnell sich der Patient vom eigentlichen Eingriff erholt. Mit entscheidend ist dabei natürlich, wie gut die verbleibende Herzpumpfunktion ist und ob Komplikationen ausbleiben.

Langzeitprognose
Leider besteht das grundlegende Problem, dass ein Bypass nicht lebenslang offen bleibt und sich allmählich wieder verschließen

kann. Die Langzeitprognose wird aber entscheidend von der Offenheitsrate des Bypasses bestimmt. Hier gibt es ganz erhebliche Unterschiede, je nachdem wo das Gefäß entnommen werden konnte. Je länger aber die Offenheit gewährleistet ist, umso besser ist die Prognose. Natürlich spielen auch die grundsätzlichen Bedingungen und die Qualität der entnommenen Gefäße sowie die Möglichkeiten zum Anschluss an das eigentlich betroffene Segment der Koronararterie eine entscheidende Rolle für die Prognose an sich.

Kombination: Bypass und Stent

In Einzelfällen kann es erforderlich sein, eine Bypass-Operation mit einem Stent zu kombinieren. Das ist vorstellbar bei Patienten, bei denen kein ausreichendes verwendbares körpereigenes Gefäßmaterial zur Verfügung steht. So kann zumindest versucht werden, die Durchblutungssituation zu verbessern.

Medikamentöse Einstellung

Nach einem Herzinfarkt erfolgt bereits im Akutkrankenhaus die Einstellung auf eine medikamentöse Dauertherapie. Es existieren verschieden Medikamentengruppen, von denen durch große Studien klar geworden ist, dass sie die Prognose nach erlittenem Herzinfarkt verbessern und damit das Leben verlängern können. Dazu zählen die bereits im Kapitel Blutdruck und Medikamente (Seite 60) erwähnten herzselektiven ß-Blocker, ACE-Hemmer, Cholesterinsenker und Blutplättchenhemmer. Wir haben es hier also mit den großen vier Vertretern von Medikamenten zu tun, die regelmäßig von Patienten nach einem Herzinfarkt eingenommen werden sollten. Für ß-Blocker gilt dies derzeit zumindest für ein Jahr. Besteht eine begleitende Herzinsuffizienz, gehören sie aber weiterhin zur Dauertherapie-Empfehlung.

Wichtig: Veränderung des Lebensstils

Neben der medikamentösen Dauertherapie und der Therapietreue des Patienten ist die Reduzierung der gefäßschädigenden Risikofaktoren unabdingbar. Das gilt vorrangig für die beinflussbaren Risikofaktoren. Sie können nicht oft genug genannt werden:

- Einstellung des Blutdruckes
- Gewichtsverbesserung
- Entwöhnung vom Rauchen
- Ernährungsoptimierung
- Cholesterinreduzierung
- Bewegungstraining

Sie sind eine entscheidende Therapiesäule im Hinblick auf die Gesamtprognose der Gefäßerkrankung.

Wir dürfen uns all dies bitte nicht als Heilung vorstellen, wir reden hier über die Behandlung der Grunderkrankung Arteriosklerose. Wir können aber das Voranschreiten der Gefäßveränderung positiv beeinflussen, indem wir es bestenfalls aufhalten oder zumindest verlangsamen. Voranschreitendes Alter geht zwangsläufig mit Gebrauchserscheinungen an unseren Gefäßen einher. Es sollte aber kein Ausmaß (mehr) erreichen, das unser Leben direkt gefährdet.

Weitere Prognose

Innerhalb der ersten vier Wochen nach dem Infarktereignis versterben bis zu 50 Prozent aller Herzinfarktpatienten. Dabei ist in den ersten 48 Stunden nach Infarktbeginn die Gefahr für das Auftreten bösartiger Herzrhythmusstörungen am größten. Aber auch die entstandene Narbe an der Infarktstelle am Herzmuskel kann fortwährend Ausgangspunkt problematischer Herzrhythmusstörungen sein. Außerdem bedeutet eine Narbe eine grundlegende Schwächung des Herzmuskels und damit eine unerwünschte Reduzierung der Herzpumpfunktion. Die sich daraufhin ergebenden Symptome wie

- Leistungsminderung,
- erhöhte Erschöpfbarkeit und
- Kurzatmigkeit bei Belastung und z. T. sogar in Ruhe.

können die Lebensqualität massiv beeinträchtigen. Eine ausgeprägte Herzschwäche wiederum kann ebenfalls Auslöser von Herzrhythmusstörungen sein. Wie Sie sehen, beißt sich hier die Katze in den Schwanz. Umso deutlicher wird der oben beschriebene Zeitaspekt im Falle eines Herzinfarktes. Je eher der Blutfluss in der verschlossenen Herzkranzarterie wieder gewährleistet ist, desto geringer die Folgekomplikationen und desto besser die Überlebenschancen.

Hier hat sich die Versorgung geeigneter Kliniken mit sogenannten »chestpain units« (CPU), das sind auf die Abklärung von Brustschmerzen spezialisierte Klinikabteilungen bzw. Herzkatheterlaboratorien, in den letzten Jahren erheblich verbessert. Trotzdem schätzt man, dass bis zu zehn Prozent der Herzinfarktpatienten innerhalb von zwei Jahren nach Entlassung aus dem Akutkrankenhaus am plötzlichen Herztod sterben.

Langfristig ist die Prognose von folgenden Faktoren bestimmt:

- Je mehr Herzkranzarterien von der Arteriosklerose betroffen sind, desto höher ist der Anstieg der jährlichen Sterberate. Auch wie viele Gefäßverengungen vorliegen und an welchen Stellen sie liegen, ist von Bedeutung.
- Auftreten von bösartigen Herzrhythmusstörungen (Seite 88): Herzrasen mit Ursprung in den Herzkammern (ventrikuläre Tachykardien, Kammerflattern oder Kammerflimmern). Entsprechende Patienten profitieren davon, wenn im Vorfeld ein implantierbarer Defibrillator eingesetzt werden konnte, der diese Herzrhythmusstörungen im Bedarfsfall eigenständig beenden kann.
- Ausprägung der Herzpumpschwäche (Herzschwäche): Eine Reduzierung unter 35 Prozent der Auswurfleistung (normal > 55 Prozent) geht mit deutlich gesteigertem Risiko für ein komplettes Pumpversagen und oder einen plötzlichen Herztod einher. Auch hier kann ein implantierbarer Defibrillator sinnvoll sein.
- Beeinflussbare Risikofaktoren sollten beseitigt werden. Sonst schreitet die koronare Herzkrankheit weiter voran.

Ein Herzinfarkt muss heute nicht tödlich sein. Die Überlebenschancen sind deutlich besser geworden. Die Möglichkeiten der Therapie haben sich weiterentwickelt. Die Medikamente sind spezifischer geworden. Außerdem wurde viel geforscht und die Mediziner haben an Erfahrung gewonnen. Immer mehr Akutkliniken haben eine kardiologische Abteilung mit einer 24-stündigen Bereitschaft, um notfalls einen Herzkatheter vornehmen zu können. Das ist die beste Voraussetzung, um den vital bedrohten Herzmuskel im Falle einer Durchblutungsstörung vor dem Untergang zu retten.

Kann man einen Herzinfarkt übersehen?

Ja, das ist leider möglich. Häufig werden die Symptome fehlinterpretiert und nicht ernst genommen und auch die Ableitung eines

EKGs beweist einen Herzinfarkt nicht immer. In bis zu 50 Prozent der Fälle kann das EKG völlig unauffällig ausfallen und den Patienten und vor allem uns Ärzte in falscher Sicherheit wiegen. Im Rahmen eines akuten Koronarsyndroms unterscheidet man Durchblutungsstörungen der Herzkranzgefäße mit typischen und eben fehlenden EKG-Veränderungen. Folglich darf das EKG nicht als alleiniges diagnostisches Mittel zur Klärung der Symptome des Patienten herangezogen werden. Basis der Abklärung ist, wie immer in der Medizin, die Befragung des Patienten zu seinen vorherrschenden Beschwerden. Es folgt die körperliche und dann ergänzend die technische Untersuchung mit EKG und die Bestimmung wichtiger Blutparameter, wie der Herzenzyme, im Labor. Erst in der Gesamtzusammenschau und nach Kontrolle der Blutwerte kann eine konkrete Aussage zum Vorliegen bzw. zum Stadium eines Herzinfarktes getroffen werden.

Besonders bei Frauen können sowohl die Symptomatik als auch die Befunde von denen bei Männern zum Teil erheblich abweichen. Es ist sicher nachvollziehbar, dass das die Diagnostik erschwert. Im Kapitel »Frauenherzen schlagen anders« (Seite 36) sind ausführliche Erklärungen dazu zu finden. Fakt ist, dass Frauen mit Herzbeschwerden im Durchschnitt eine halbe Stunde später in die Klinik eingeliefert werden als Männer. Obwohl in dieser Situation jede Minute zählt, verzögert sich so der Behandlungsbeginn. Statt einer sofortigen Wiedereröffnung des verschlossenen Herzkranzgefäßes mit dem Herzkatheter bekommen Frauen oft zunächst Medikamente gegen Übelkeit und Tabletten oder Asthmaspray gegen die Kurzatmigkeit. So geht viel Zeit verloren und das minderdurchblutete Herzmuskelgewebe droht abzusterben. Hinzu kommt, dass die typischen Infarktzeichen im EKG und die Laborwerte bei Frauen oft viel weniger ausgeprägt sind als bei Männern. Die Folge: Frauen werden eher wieder nach Hause geschickt, denn bei ihnen erwartet man bei diffusen Beschwerden nicht direkt einen Herzinfarkt. Es ist bekannt, dass Frauen durchschnittlich ca. 10 Jahre später einen Herzinfarkt erleiden als Männer. Die weiblichen Geschlechtshormone bieten einen relativen Schutz vor der Entstehung der Arteriosklerose. Parallel haben sich in diesen Jahren aber möglicherweise andere Begleiterkrankung erheblich »weiterentwickelt« und so ihre Spuren hinterlassen. Diabetes und Bluthochdruck haben zwischenzeitlich gefäßschädigend gewütet. Das macht die Gesamtprognose eines weiblichen Herzinfarktes mitunter deutlich schlechter.

Diabetes erschwert die Diagnose

Auch der Patient selber kann die Symptomatik fehldeuten und erst mit gravierender Zeitverzögerung ärztliche Hilfe in Anspruch nehmen. Außerdem können die klassischen Angina-pectoris-Symptome komplett fehlen. Typisches Beispiel sind Patienten, die seit etlichen Jahren unter Diabetes leiden. Bei ihnen ist es im Verlauf der Krankheit zu einer Störung der Nervenfunktion gekommen. Man nennt diese Komplikation diabetische Polyneuropathie. Ursache hierfür ist die voranschreitende Nervenfunktionsstörung aufgrund der seit langem anhaltend erhöhten und stark schwankenden Blutzuckerwerte im Rahmen des Diabetes. Das Besondere dabei ist, dass die feinen Nerven, die den Organschmerz vermitteln, derart gestört sind, dass der Patient keine typischen Angina-pectoris-Beschwerden verspürt. Das kann fatale Folgen haben. Diabetiker haben also ein anderes Schmerzempfinden und spüren die Symptome kaum oder gar nicht. Erst die

Komplikation wie plötzliches Pumpversagen mit akuter bzw. sich langsam entwickelnder Herzinsuffizienz oder schwere Herzrhythmusstörungen lassen den Herzinfarkt erkennen.

Es ist nicht ungewöhnlich, dass bei Diabetikern erst Jahre nach einem Herzinfarkt rein zufällig im EKG Zeichen erkennbar sind, die einer Narbe entsprechen. Der Herzinfarkt ist also glücklicherweise nur klein und lokal sehr begrenzt abgelaufen und hat bis dahin keine gravierenden Symptome mit sich gebracht. Er ist also nicht rechtzeitig erkennbar gewesen. Nur ändert das leider gar nichts an der Ursache der Erkrankung. Die Arteriosklerose hat zu einer Durchblutungsstörung geführt. Es drohen weitere Komplikation und ein erneuter, schwerer Herzinfarkt, sofern dieser Zufallsbefund nicht weiter verfolgt wird. Sie sehen hieran, wie bedeutsam Diabetes als sogenannter koronarvaskulärer Risikofaktor (koronar = Koronararterien betreffend, vaskulär = Gefäße allgemein) für die Entwicklung einer koronaren Herzkrankheit ist.

Herzinfarkt mit 33 Jahren

Mein jüngster Herzinfarktpatient war gerade mal 33 Jahre jung. Er erlitt einen akuten Vorderwandinfarkt des Herzens. Ich hatte am Wochenende 24-Stunden-Dienst im Akutkrankenhaus in der internistischen Abteilung in Wipperfürth. Seinerzeit waren wir im Dienst für die Intensivstation, die Normalstationen, den Notarztwagen und auch für die Ambulanz zuständig. Ich kann Ihnen versichern, das war auch damals schon keine langweilige Aufgabe. In den Vormittagsstunden klingelte unentwegt mein Diensthandy und die zuständige Krankenschwerster zitierte mich umgehend in die Ambulanz. Dort traf ich auf den damals fast gleichaltrigen Mann. Er war in seinem eigenen PKW vorgefahren und in Begleitung von zwei Familienangehörigen gestützt in die Notfallambulanz gekommen. Er war kaltschweißig, rang erheblich nach Luft und hatte Mühe seine akuten Beschwerden in Worte zu fassen. Seit ca. drei Stunden hatte er zunehmende, brennende Schmerzen hinter dem Brustbein. Sie strahlten in beide Arm aus, wobei sie links bis in den Unterarm zogen. Er verspürte ein regelrechtes Engegefühl in der Brust, so als ob ihm jemand auf der Brust säße. Zunächst hatte er die Vermutung, er habe sich verhoben und könne aufgrund dessen nicht mehr richtig durchatmen. Auch in Ruhe und bei geöffnetem Fenster ließen die Beschwerden jedoch nicht nach. Er verspürte Übelkeit, Schwindel und hatte zweimal erbrochen. Ihn beschlich die Angst, ernsthaft krank zu sein, und er beschloss, das im Krankenhaus klären zu lassen.

In der Erstversorgung wurden die Vitalparameter erhoben: Der Blutdruck war mit 95/70 erniedrigt, der Puls mit 115 Schlägen pro Minute erhöht, die Sauerstoffsättigung lag trotz Gabe von 4 Litern Sauerstoff über die Nasensonde erniedrigt bei 92 Prozent (normal sind bei Raumluft 98 bis 99 Prozent ohne zusätzliche Zugabe von Sauerstoff). Am Rücken waren an den unteren Lungengrenzen beidseits Rasselgeräusche mit dem Stethoskop zu hören. Die Herztöne waren abgesehen davon, dass sie zu schnell waren, nicht weiter auffällig. Im akut abgeleiteten Elektrokardiogramm (EKG) offenbarte sich dann, was ich angesichts des jungen Alters des Patienten nicht unmittelbar vermuten wollte. Er hatte einen Herzinfarkt. Mit fliegenden Händen verabreichte ich die entsprechenden Notfallmedikamente intravenös. Mein Puls war mit Sicherheit deutlich höher als der des Patienten. Nach Rücksprache mit meinem damaligen Oberarzt brachte ich meinen Altersgenossen per Notarztwagen unter ständiger Reanimationsbereitschaft ins Krankenhaus nach Wuppertal. Das dortige Krankenhaus verfügt über ein Herzkatheterlabor in der Kardiologie mit 24-stündiger Bereitschaft. Der Kardiologe fand einen akuten Verschluss in der linken Herzkranzarterie. Über einen Ballonkatheter und anschließende Implantation einer Gefäßstütze aus Metall (Stent) konnte er das Gefäß wieder eröffnen und damit die Sauerstoffversorgung der linken Vorderwand des Herzens wiederherstellen. Zwischenzeitlich traten ventrikuläre Salven auf. Das waren gefährliche Herzrhythmusstörungen aus der Herzkammer, die unbehandelt in Kammerflimmern gemündet hätten. Das hätte den Tod des Patienten bedeutet. Der therapeutische Herzkatheter und die Medikamente gegen Herzrhythmusstörungen bewahrten ihn aber davor. Seine körperliche Belastbarkeit war von da an erheblich eingeschränkt. Er hatte Atemnot bei Belastungen, die für ihn früher körperlich gar nicht spürbar gewesen waren. Seinen bisherigen Beruf als Dachdecker konnte er nicht weiter ausüben. Sein gesamtes Leben hatte sich mit dem Tag des Herzinfarktes verändert. Aber er hat überlebt.

Ich habe mich damals gefragt, was bei einem so jungen Patienten schlussendlich zum Herzinfarkt mit diesen gravierenden Folgen geführt hatte. Hierfür sind wir seine gesamten Risikofaktoren durchgegangen. Sein Vater hatte mit 50 einen Herzinfarkt. Er selbst hatte mit 14 Jahren angefangen zu rauchen. Etwa seit dem 25. Lebensjahr war sein Zigarettenkonsum auf knapp zwei Packungen pro Tag gestiegen. Nach seinem Wehrdienst hatte er ordentlich an Gewicht zugelegt. Vor dem Herzinfarkt wog er 114 kg bei 180 cm Körpergröße. Sport hielt er bis dato für nicht erforderlich. Er war der Meinung, durch seine körperliche Arbeit als Dachdecker sei dem Genüge getan. Er selbst bezeichnete seine bauchbetonte Adipositas als kleine feste Pocke. Sein Nüchternblutzucker war bereits erhöht und die Blutfette wiesen eine ungünstige Konstellation auf. In der Zusammenfassung lagen also relevante Risikofaktoren für eine koronare Herzkrankheit vor: vermutlich genetische Veranlagung (Herzinfarkt beim Vater in jüngeren Jahren), erhöhte Blutfette, bauchbetontes Übergewicht, gestörte Blutzuckerstoffwechsellage, starker Nikotinkonsum und Bewegungsmangel bzw. kein Sport.

Diese Geschichte ist ein Beispiel dafür, dass der Herzinfarkt keineswegs eine Erkrankung alter Menschen ist. Auch junge Menschen können einen Herzinfarkt erleiden. Sicher ist voranschreitendes Alter ein grundsätzlicher Risikofaktor für das Auftreten der verursachenden Arteriosklerose und die Entstehung vorangehender oder begleitender Herz-Kreislauf-Erkrankungen wie Bluthochdruck. Herzinfarkte treten gehäuft bei Männern über 45 und bei Frauen über 55 Jahren auf. Erbanlagen scheinen eine Rolle zu spielen, sofern ein Herzinfarkt bei den Eltern in »jüngeren Jahren« aufgetreten ist. Kommen die weiteren schon mehrfach genannten Faktoren wie Bluthochdruck, Zuckerkrankheit, bauchbetontes Übergewicht, erhöhtes Cholesterin und Rauchen hinzu, so potenziert sich das Risiko für diese fatale Herzerkrankung. Ich erkläre das meinen rauchenden Patienten regelmäßig mit dem Vergleich, dass sie unter diesen Voraussetzungen mit dem Rauchen im wahrsten Sinne des Wortes Feuer an eine Lunte legen.

Im Notfall gut gerüstet

Bei einem Herzinfarkt vernichtet jede vergeudete Minute Herzgewebe. Holen Sie bei Verdacht immer Hilfe. Bis dahin gilt: Keine Angst vor Wiederbelebung – Sie können Leben retten.

Haben Sie einen Herzinfarkt?

Die typischen Alarmsignale für einen Herzinfarkt sind:

- Schmerzen in der Brust, die in den linken, rechten oder in beide Arme, den Oberbauch, den Hals, den Unterkiefer oder zwischen die Schulterblätter ausstrahlen können. Sie dauern in der Regel länger als fünf Minuten an.
- Es kann sich als ein unangenehmes, brennendes, hinter dem Brustbein befindliches Enge- oder Druckgefühl äußern. Atemnot. Die o. g. Ausstrahlung ist nicht zwingend vorhanden.
- Zeitgleich können Übelkeit, Erbrechen, Magenbeschwerden und kalter Schweiß als vegetative Begleitsymptome auftreten.
- Auch wenn bei bestehender koronarer Herzkrankheit eine Angina pectoris bekannt ist, muss bei Auftreten dieser Beschwerden in Ruhe oder nur geringer Belastung genauso gehandelt werden wie bei Verdacht auf einen akuten Herzinfarkt. Grund dafür ist, dass der Übergang einer sogenannten instabilen Angina pectoris in einen akuten Herzinfarkt keine scharfe Grenze hat.

Die Symptome eines Herzinfarktes bei Frauen weichen oft von denen bei Männern ab und sind eher diffus. Hier treten gehäuft allgemeine Symptome wie Übelkeit, Erbrechen, Magenbeschwerden auf und können auf die falsche Fährte locken. Die klassischen Beschwerden im Brustkorb mit Ausstrahlung fehlen oft ganz.

Zeit ist der wichtigste Faktor. Je eher die Therapie bei einer akuten Durchblutungsstörung am Herzen beginnt, desto besser ist das Behandlungsergebnis. Es geht darum, unser Herz vor dem Untergang wegen Sauerstoffmangels zu bewahren. Sonst drohen schwere Herzrhythmusstörungen, ein akutes Pumpversagen oder gar der Tod. Bitte, nicht den fatalen Umweg über Ihren Hausarzt oder den ärztlichen Notdienst gehen. Dabei verlieren Sie lebensrettende Zeit. Sie sollten auch unter keinen Umständen selbst ins Auto steigen, um ins Krankenhaus zu fahren. Sie gefährden sich und andere Verkehrsteilnehmer. Auch sollten Sie nicht die Nacht durchwachen oder das Wochenende abwarten, um dann zur Sprechstunde in die Hausarztpraxis zu gehen. Also, im Zweifel rufen Sie bitte lieber einmal zu viel als einmal zu wenig den Notarzt über die Rettungsnummer 112.

Der Notarzt hat alle Akutmedikamente und vor allem das richtige Equipment inklusive eines Defibrillators an Bord, um Ihr Leben zu retten. Ihr Herz und Ihre Angehörigen werden es Ihnen danken.

Ein anderer hat einen Herzinfarkt

Äußert eine Person in Ihrem Beisein irgendwelche der oben genannten Beschwerden, dann ist auch hier das Beste, was Sie jetzt tun können, den Notruf 112 abzusetzen. Dort erreichen Sie rund um die Uhr einen qualifizierten Ansprechpartner, der speziell für diese Situationen geschult ist und Ihnen nach der Klärung der wichtigsten Fragen mit Rat zur Seite steht. Dafür sind ein paar einfache, aber überaus wichtige Punkte ausschlaggebend.

Die sechs W:

- **Wer** meldet den Notfall. Nennen Sie deutlich Ihren Namen.
- **Wo** ist der Ort des Notfalls. Neben der Adresse geben Sie ggf. Detailinformationen (Hinterhofeingang, Stockwerk etc.) an.
- **Was** ist passiert. Sie können durchaus Ihren Verdacht auf Herzinfarkt äußern. So kann die Leitstelle ggf. schon während der Hinfahrt Kontakt zu einer geeigneten Klinik aufnehmen.
- **Wie viele** sind betroffen; beim Herzinfarkt meistens nur einer.
- **Welche** Beschwerden bzw. Symptome treten auf? Schildern Sie sie kurz und knapp, was Sie sehen und hören.
- **Warten** auf Rückfragen. Legen Sie nicht auf, ggf. hat die Rettungsstelle noch Rückfragen. Hinterlassen Sie die Telefonnummer, damit man Sie im Zweifel zurückrufen kann.

Dieses Vorgehen empfiehlt sich genauso, wenn Sie auf eine nicht ansprechbare Person treffen. Tätigen Sie als Erstes den Notruf und kümmern Sie sich dann um »Ihren Patienten«. In der Regel kommen die Profis innerhalb von ca. acht bis zehn Minuten und übernehmen. Im optimalen Fall können Sie den Anruf aber auch an eine weitere Person delegieren und sich unmittelbar dem Hilfesuchenden zuwenden.

Wiederbelebungsmaßnahmen richtig ausgeführt

Vergeuden Sie keine Zeit mit mühsamen Suchen des Pulses. Selbst Spezialisten haben im Notfall ihre liebe Mühe damit. Oft ist bei einem Kreislaufzusammenbruch nur ein schwacher Puls zu fühlen. Ist die Person trotz lauter Anrede und Schütteln nicht ansprechbar und reaktionslos, dann legen Sie los.

Atemwege freimachen. Überprüfen Sie kurz, ob die Atemwege frei sind. Zur Not greifen Sie in die Mundhöhle und befreien damit die Atemwege von Erbrochenem.

Herzdruckmassage. Überstrecken Sie den Kopf, indem Sie eine Hand auf die Stirn legen und mit den Fingern der anderen Hand am Kinn den Kopf leicht überstrecken. Dann beginnen Sie als Einzelhelfer, also wenn Sie alleine vor Ort sind, damit, dass Sie 30-mal pumpen. Am besten sollte der Patient auf einer harten Unterlage, notfalls dem Boden, liegen. Auf einer weichen Matratze verpufft der Effekt der Kompression. Knien Sie seitlich am Patienten und legen Sie beide Hände übereinander in der Mitte des Brustkorbes in Höhe der Brustwarzen. Mit streckten Arme erfolgt die Herzdruckmassage, indem Sie durch den Einsatz Ihres eigenen Gewichtes so den Brustkorb ca. fünf Zentimeter tief drücken

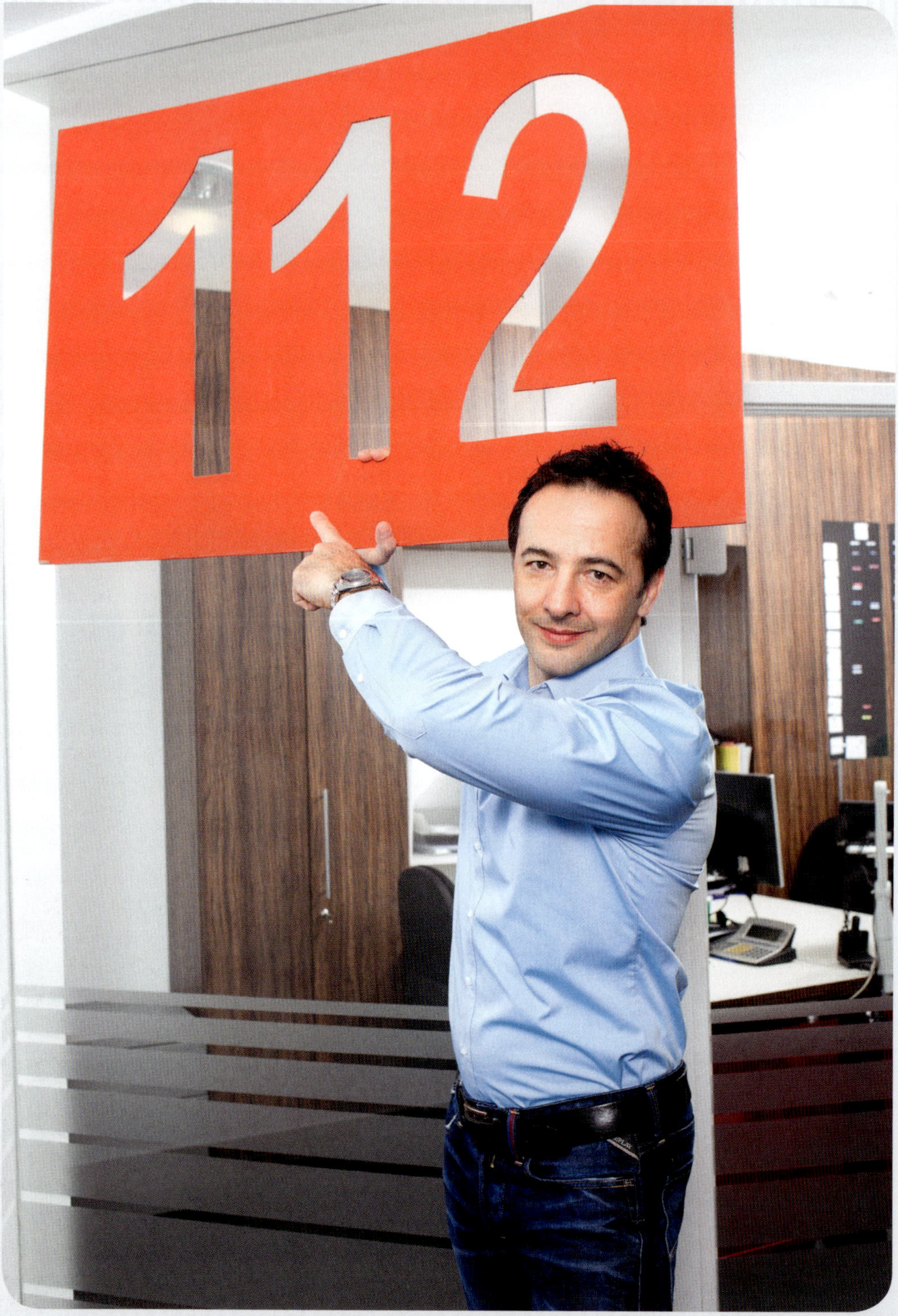
112

und dann mit dem Druck direkt wieder nachlassen. Starten Sie den neuen Zyklus, sobald das Brustbein wieder in der Ausgangsposition ist, und zwar ohne, dass Sie die eigenen Hände vom Brustbein nehmen. Das ständige erneute Aufsuchen des Druckpunktes würde zu viel Zeit kosten und Sie aus dem Rhythmus bringen. Zeitverlust ist der Feind der Wiederbelebung.

Eine Frequenz von mindestens 100 Mal Drücken pro Minute verdreifacht die Überlebenschancen des Notfallpatienten. Glauben Sie mir, das ist ausgesprochen anstrengend und schweißtreibend. Wenn sich mehrere Helfer vor Ort befinden, sollten sie sich alle zwei bis drei Minuten ohne großen Zeitverlust abwechseln. Das gelingt am ehesten, indem Sie den Wechsel laut ankündigen und sich der nächste Helfer bereits zur »Übergabe« neben Ihnen befindet. In der Theorie klingt das alles plausibel. Die Praxis sieht jedoch auch unter Ärzten oft leider völlig anders aus. Aber das kann man trainieren. In einem Kurs unter fachlicher Anleitung können Sie verständliche Hemmungen abbauen und die beschriebenen Abläufe verinnerlichen. Es vermittelt darüber hinaus ein beachtliches Gefühl von persönlicher Sicherheit, sich auf diesem Gebiet weitergebildet zu haben. Selbst in Arztpraxen werden regelmäßig solche sinnvollen Schulungen für das gesamte Team der Mitarbeiter durchgeführt.

Atemspende. Wenn Sie in Wiederbelebung geübt sind und die Atemspende beherrschen, wird nach 30 Kompressionen mit zwei Atemspenden gearbeitet. Dabei verschließen Sie die Nase des Betroffenen mit der Hand und pressen durch den Mund Ihre Ausatemluft etwa eine Sekunde in den Patienten, am besten bis sein Brustkorb sich hebt. Das können Sie sogar während der Atemspende kontrollieren, indem Sie beim Ausatmen Ihren Blick auf die Brust des Patienten richten. Anschließend wird wieder 30-mal der Brustkorb gedrückt, all das machen Sie so lange, bis der Rettungsdienst eintrifft.

Sie können Leben retten!

Im Durchschnitt kommt der Rettungsdienst in ca. acht bis zehn Minuten. Sollten Sie keine ausreichenden Vorkenntnisse in der sicheren Anwendung der Atemspende haben oder sie aus psychologischen Gründen oder aus Sorge vor Infektionen ablehnen, ist es völlig vertretbar, nur mit der Herzdruckmassage zu arbeiten, bis die Profis vom Rettungsdienst anrücken. Auch damit können Sie Leben retten! Durch den künstlichen Kreislauf, den Sie für den Patienten bewerkstelligen, kann der noch im Blut des Patienten befindliche Sauerstoff ausreichen, um das Gehirn mit Sauerstoff zu versorgen. Seien Sie unbesorgt: Ihr Patient wird Ihnen unmissverständlich klarmachen, wenn Ihre Rettungsbemühungen unangebracht sein sollten. Keiner lässt ohne echte Not eine gut gemachte Wiederbelegung über sich ergehen. Das heißt, er wird sich wehren. Sehr gut, das ist ein klares Lebenszeichen! Wenn er sich auch noch beschwert, ist er bei Bewusstsein. Dann können sie die Kompression des Brustkorbes einstellen. Ansonsten machen Sie weiter, selbst wenn es mal knacken sollte. Eine gebrochene Rippe heilt wieder, ein Herzstillstand heilt ohne fremde Hilfe leider nicht. Man wird es Ihnen danken.

Sind Sie in der glücklichen Lage, einen automatischen Defibrillator (AED) vorzufinden, dann nutzen Sie diesen bitte. Keine Angst, die Handhabung wird angesagt. Wichtig: Als Erstes den Notruf 112 wählen. Dann kurz das Bewusstsein des Patienten prüfen und mit der Wiederbelebung starten, falls die Person keine Lebenszeichen zeigt.

Ein Defibrillator kann Leben retten ...

... Voraussetzung dafür ist aber, dass er auch früh genug zum Einsatz kommt. An immer mehr Stellen, wie in Bahnhöfen, öffentlichen Gebäuden, in kirchlichen Gemeindezentren, in Sparkassenvorhallen, Sportstätten und zum Teil auch schon in Arbeitsstätten hängen diese für manche vielleicht furchteinflößenden Geräte an der Wand. Meist hängen die kleinen roten Kästen in der Nähe eines Telefons. In manchen Gebäuden fallen auch grüne Hinweistafeln mit einem weißen Herz auf, die darauf hinweisen, wo ein Defibrillator zu finden ist. Je eher ein Defibrillator im Bedarfsfall korrekt verwendet wird, umso höher sind die Überlebenschancen für den Patienten, der in einer Notfallsituation einen plötzlichen Herztod wegen Kammerflimmerns erleidet. Viele haben Angst vor dem Umgang mit diesen Geräten, das ist verständlich. Ich möchte Ihnen diese Angst aber nehmen.

Eine unkoordinierte sehr schnelle Herzrhythmusstörung mit Frequenzen von über 300 Schläge pro Minute ist verantwortlich dafür, dass das Herz nicht mehr korrekt und kontinuierlich pumpen kann. Der Kreislauf bricht zusammen, weil der Herzmuskel allenfalls noch ineffektive Zuckungen zeigt. Wird eine derartige Herzrhythmusstörung nicht von außen unterbrochen, stirbt der Patient an Herzversagen. In der Mehrzahl der Fälle liegt ein akuter Herzinfarkt zugrunde. Der Sauerstoffmangel am Herzmuskel bewirkt, dass die Herzmuskelzellen elektrisch instabil werden. Das ist der Nährboden für potentiell lebensbedrohliche Herzrhythmusstörungen.

Was leistet der Defibrillator?

Der Gebrauch eines Defibrillators ist das effektivste Mittel, um das immer weiter kreisende Kammerflimmern zu durchbrechen. Der Defibrillator gibt einen starken Gleichstromstoß über die am Brustkorb aufgeklebten Elektroden ab. Diese Energiemenge ist imstande, die Herzzellen, die für die Erregungsbildung und Erregungsweiterleitung verantwortlich sind, zeitgleich zu aktivieren. Im Anschluss tritt vorübergehend eine kurze elektrische Ruhepause ein. Im Normalfall ist nun der ureigene Taktgeber des Herzrhythmus wieder fähig, seine Reizbildung aufzunehmen. Er sendet wieder seine normalen Impulse und das Herz schlägt wieder in einem gleichmäßigen Rhythmus. Dadurch kann das Herz auch wieder seiner Aufgabe nachkommen, nämlich das Blut durch unseren Körper zu befördern und alle unsere Organe mit lebenswichtigem Sauerstoff zu versorgen. Unter normalen Bedingungen kann der Patient danach auch wieder sein Bewusstsein erlangen.

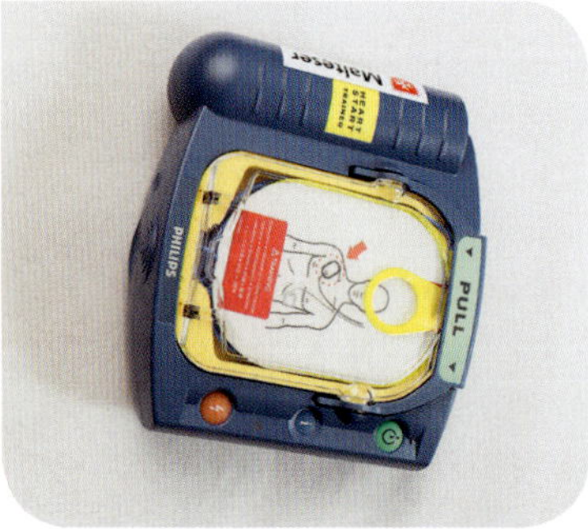

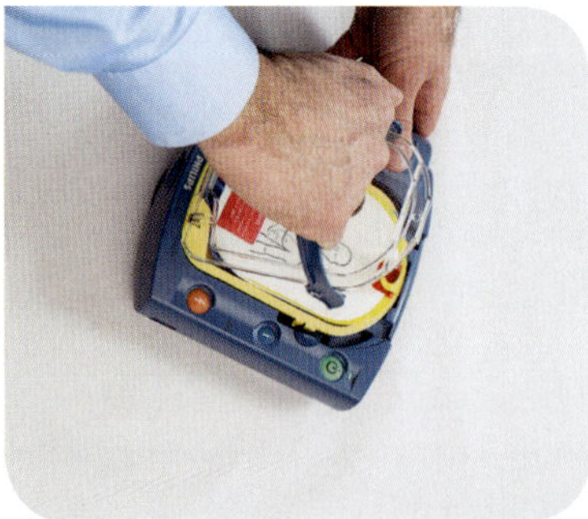

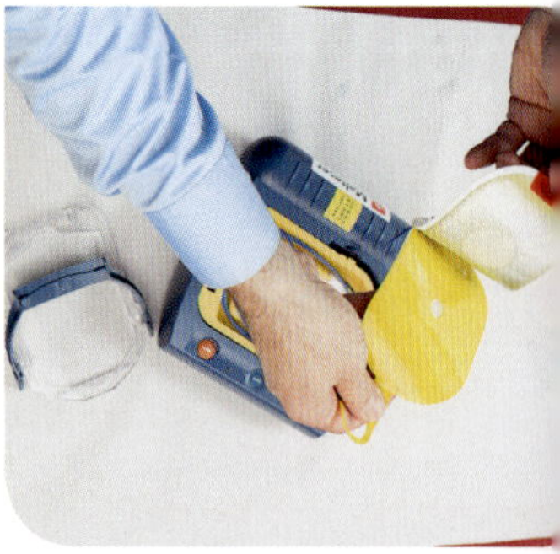

Was kann man falsch machen? Gar nichts!
Nun kann keiner, auch kein Arzt, ohne Hilfe von medizinischen Geräten direkt von außen betrachtend erkennen, ob der hilfebedürftige Mensch vor uns einen Herzinfarkt und Kammerflimmern erleidet. In der Notfallsituation ist das aber ehrlich gesagt auch völlig egal. Etwas provozierend ausgedrückt kann man sagen: Im Zweifel für den Patienten und damit im Zweifel für den Defibrillator. Die modernen automatischen Defibrillatoren verfügen über eine eigene Analysetechnik, um erkennen zu können, ob der Patient eine Rhythmusstörung hat, bei der die Schockabgabe angezeigt wäre. Zudem gibt das Gerät Ihnen als Helfer akustische Sprachanweisungen, was Sie tun müssen, wann eine Elektroschockabgabe vorbereitet wird und wann der Helfer vom Patienten und vom Gerät zurücktreten soll. Und ist die erste Stromabgabe nicht erfolgreich, wird das Gerät Sie zur Herzdruckmassage auffordern, während die nächste Schockabgabe vorbereitet wird. Sie können also völlig beruhigt sein, es kann wirklich nichts Schlimmes passieren. Den einzigen möglichen Fehler, den Sie machen können, wäre, das vorhandene Gerät im Zweifel nicht zu nutzen. Sie können sicher sein, der Defibrillator ist so programmiert, dass er keinen Stromstoß abgeben wird, wenn es nicht erforderlich ist.

Also, bricht eine Person in Ihrer Gegenwart zusammen und ist sie nicht mehr ansprechbar, bewusst- und reaktionslos, handeln Sie schnell. Versuchen Sie nicht erst nervös, einen vermeintlich nicht mehr vorhandenen Puls zu suchen. Geben Sie umstehenden Personen die Anweisung, den Notruf zu tätigen und den Defibrillator von der Wand zu nehmen. Öffnen Sie das Gerät und legen Sie die vorhandenen Elektroden anhand der Bebilderung und Sprachanweisungen am Brustkorb des Patienten an. Keine falsche Scheu, außer, dass Sie ein Leben retten, kann nichts passieren.
Kommt der Defibrillator früh und sachgerecht zum Einsatz, verbessern sich die Überlebenschancen für den Betroffenen erheblich. Erfolgt die Defibrillation innerhalb von drei Minuten und ist weiterhin eine schnelle Versorgung durch den Rettungsdienst möglich, erhöht sich die Überlebenschance auf über 70 Prozent. Im Durchschnitt dauert es etwa acht bis zehn Minuten, bis der Rettungsdienst vor Ort ist, aber von Minute zu Minute sinkt die Überlebenschance um ca. 10 Prozent. Bereits nach nur drei bis fünf Minuten beginnen die ersten Gehirnzellen abzusterben. Danach ist mit unwiederbringlichen neurologischen Schäden zu rechnen. Hier zählt also wirklich jede Minute. Also vereinfacht ausgedrückt: Zeit ist nicht nur Herzmuskel, sondern auch Hirnmasse.

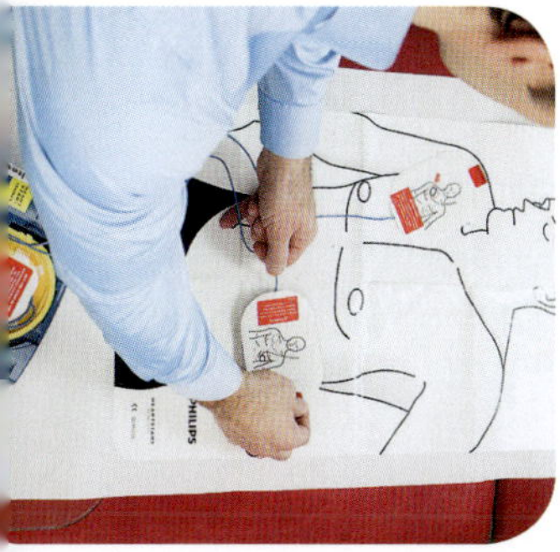

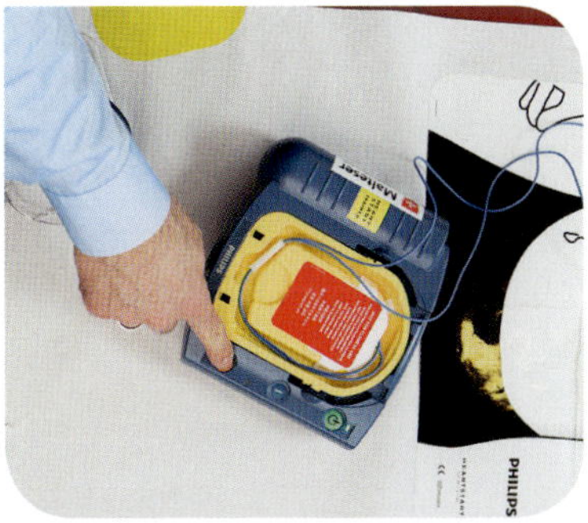

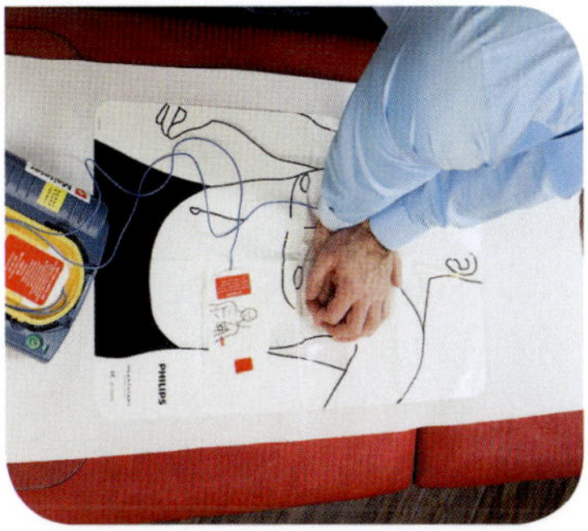

Die Folgen II: Herzschwäche

Tag für Tag pumpt unser Herz das Blut durch den Körper. Wird es dafür nicht ausreichend mit Energie und Sauerstoff versorgt, so wird der Herzmuskel geschwächt.

Im Laufe eines Menschenlebens muss das Herz etwa drei Milliarden Liter Blut durch den Körper pumpen. Diese enorme Leistung kann es nur erbringen, wenn es selbst gut mit Sauerstoff und Energie versorgt ist. Kommt es zu Versorgungsproblemen, sterben Herzmuskelzellen wegen Sauerstoffmangel ab.

Beschreibungskriterien für die Herzinsuffizienz

Die Weltgesundheitsorganisation (WHO) definiert die Herzinsuffizienz, so der medizinische Fachbegriff für Herzschwäche, als die verminderte körperliche Belastbarkeit aufgrund einer Funktionsstörung der Herzkammer. Das Herz ist nicht mehr in der Lage, das vom Körper zu seiner Versorgung benötigte Blutvolumen durch den Körper zu transportieren. Es ist sicher leicht vorstellbar, dass dies nicht ohne Symptome für den Patienten bleibt. Einfach ausgedrückt: Ein Vierzylinder-Ottomotor mit nur zwei funktionierenden Zylindern bringt keine Leistung auf den Asphalt.

Störungen in bestimmten Herzregionen

Sind beide Herzkammern betroffen, so handelt es sich um eine sogenannte Globalherzinsuffizienz, bei einer Rechtsherzinsuffizienz ist entsprechend die rechte und bei einer Linksherzinsuffizienz die linke Kammer in ihrer Pumpfunktion gestört.

Ursachen einer Rechtsherzinsuffizienz. Eine chronische Lungenerkrankung, z. B. die chronisch obstruktive Lungenerkrankung (COPD), eine Lungenfibrose oder eine Blutdruckerhöhung im Lungenkreislauf (pulmonal arterielle Hypertonie), können eine anhaltende Überlastung der rechten Herzkammer nach sich ziehen. Sie gelten als Beispiele für eine chronische Rechtsherzinsuffizienz. Eine akute Lungenembolie hingegen wäre ein Beispiel für eine akute Rechtsherz(über)belastung. In diesem Fall führt ein

Gerinnsel in den Beinvenen, das sich gelöst hat und mit dem Blutstrom ins rechte Herz gelangt und von dort in die Lungenarterien gepumpt wird, zu einem akuten Verschluss eben dieser Lungenstrombahn. Die plötzliche Druckbelastung des rechten Herzens kann tödlich verlaufen.

Ursachen einer Linksherzinsuffizienz. Die arterielle Hypertonie ist das Paradebeispiel für eine chronische Linksherzbelastung. Aber auch ein Notfall im Rahmen einer Bluthochdruckkrise kann das Herz akut überfordern. Die koronare Herzkrankheit führt zu Durchblutungsstörungen des Herzmuskels an sich und schädigt darüber oder durch einen Herzinfarkt entscheidend die Linksherzfunktion.

Störungen der Herzfunktion

Neben der Unterscheidung in Rechts-, Links- und Globalherzinsuffizienz kann auch noch nach der Herzfunktion, also Systole und Diastole, differenziert werden. Gemeint ist damit, welche Herzfunktionsphase gestört ist:

- die Systole, also die Phase, in der das Blut aus dem Herzen fortgepumpt wird, oder
- die Diastole, also die Phase, in der sich der Herzmuskel entspannt und wieder mit Blut füllt.

Hier ist die Relaxation der Herzmuskelfasern gestört. Daraufhin kann sich nur ein geringeres Blutvolumen in den Herzkammer sammeln, wodurch das Schlagvolumen reduziert ausfällt, obwohl die eigentliche Pumpstärke erhalten bleibt. Einfach ausgedrückt: Ist das Angebot von Blutvolumen für die Pumpaktion reduziert, dann kann die Pumpe auch nur das verringerte Angebot ausstoßen.

Symptome der Herzschwäche

Abhängig davon, welche Herzregion bzw. welche Herzfunktion gestört ist, lassen sich verschiedene Symptome für den Patienten ableiten. Eine Linksherzinsuffizienz führt vorrangig zu einer spürbaren Verringerung der körperlichen Leistungsfähigkeit mit Schwäche. In der Lunge kann es zum Rückstau des Blutes kommen, weil die linke Herzkammer das vorhandene Volumen nicht »verarbeiten« kann. Es entsteht Luftnot, die zu Beginn nur bei Belastung auftritt, in Ruhe abklingt, später aber unter Umstände sogar in Ruhe Beschwerden hervorruft.

Bei der Rechtsherzinsuffizienz kommt es entsprechend zu Stauungen von Flüssigkeiten im Körper. Die Halsvenen treten deutlich hervor, aufgrund von Flüssigkeitsansammlungen kommt es zu Schwellungen, sogenannten Ödemen, an den Knöcheln, den Unterschenkel und schlimmstenfalls am Körperstamm. Darüber hinaus können die Leber oder der Magen ebenfalls betroffen sein. Die Leber schwillt an und wird in ihrer Funktion bei der Produktion von Proteinen und Blutgerinnungsfaktoren gestört. Der Blutrückstau im Magen kann eine Entzündung der Magenschleimhaut mit Schmerzen und Verdauungsstörungen bis hin zu Blutungen nach sich ziehen. Ein echter Teufelskreis, zumal die Blutgerinnung, wie eben beschrieben, in Mitleidenschaft gezogen ist.

Zusätzlich können auch noch Herzrhythmusstörungen auftreten. Das ist in zweierlei Hinsicht von Bedeutung, denn Rhythmusstörungen können einerseits die Folge einer strukturellen Herzerkrankung wie der Herzinsuffizienz sein. Sie können andererseits aber genauso gut die Ursache einer Herzinsuffizienz sein. Kammerflimmern bedeutet den funktionellen Herzstillstand. Hier wird schlichtweg nichts mehr gepumpt.

Folgende Symptome weisen – je nach Schweregrad – auf eine Herzschwäche hin:

- Atemnot beim Treppensteigen
- Ödeme (Wassereinlagerungen) in der Lunge und/oder den Beinen
- vermehrtes nächtliches Wasserlassen
- verbessertes Atmen bei hochgelagertem Oberkörper beim Schlafen
- reduzierte Leistungsfähigkeit
- Müdigkeit
- Appetitlosigkeit
- Herzrhythmusstörungen

Mögliche Ursachen

Die häufigsten Ursachen einer Herzschwäche sind Krankheiten, die den Herzmuskel auf Dauer schädigen, z. B. die koronare Herzkrankheit (KHK), Bluthochdruck, Herzklappenerkrankungen, Herzmuskelentzündungen, angeborene Herzfehler, Herzrhythmusstörungen sowie Alkoholmissbrauch.

Vorsicht nach Infekten

Wer nach einem überstandenen Infekt eine außergewöhnlich lange Erholungszeit braucht, ein fortwährendes Schwächegefühl oder wiederkehrendes Fieber hat, sollte zum Ausschluss einer Myokarditis den Arzt aufsuchen. Ggf. ist sogar die Überweisung zum Herzspezialisten erforderlich. Dieser kann mittels einer Herzultraschalluntersuchung genauere Angaben zur aktuellen Herzfunktion machen.

Wird der Herzmuskel dauerhaft durch eine Krankheit überlastet, können sich Muskelmasse und Größe der Herzhöhlen verändern. Beim Bluthochdruck z. B. muss das Herz ständig gegen einen erhöhten Widerstand im Körperkreislauf anpumpen. Dem Herzen gelingt es zwar, für einen bestimmten Zeitraum mit den erhöhten Anforderungen fertig zu werden und den Körper weiterhin ausreichend mit Blut zu versorgen. Allerdings führt diese ständige Überforderung zu einer krankhaft vermehrten Muskelmasse oder stark vergrößerten Herzhöhlen – der Herzmuskel ist groß, aber schwach. Schlagkraft und Schlaggeschwindigkeit des gesunden Herzens sind immer optimal an die Anforderungen des Körpers angepasst. Bei Menschen mit Herzrhythmusstörungen ist die Schlaggeschwindigkeit des Herzens krankhaft verändert. Das Herz schlägt dabei entweder dauerhaft zu langsam, zu schnell und meistens unregelmäßig. Diese Rhythmusstörungen können allein oder in Kombination auftreten und zu einer Herzinsuffizienz führen. Es kann auch eine Herzschwäche vorliegen, die die Rhythmusstörungen verursacht.

Schwäche, Fieber oder Unruhe, aber auch Symptome der Herzrhythmusstörung treten auch bei einer Herzmuskelentzündung (Myokarditis) auf. Weil die Symptome unspezifisch, also nicht eindeutig zuzuordnen sind, ist die Diagnose einer Herzmuskelentzündung nicht einfach. Bis zu einem Jahr kann die Erholung dauern. Deshalb ist hier die Vorgeschichte des Patienten interessant.

In der Mehrzahl der Fälle ist eine Infektion für die Entzündung des Herzmuskels verantwortlich. Dabei spielen Viren die Hauptrolle. Aber auch Bakterien, Pilze oder Parasiten können Auslöser einer Myokarditis sein. Immunerkrankungen wie die rheumatoide Arthritis, Entzündungsreaktionen nach Bestrahlung des Brustkorbes und auch einzelne Medikamente sind in seltenen Fällen Ursache.

Mögliche Folgen

Ist der geschwächte Herzmuskel nicht mehr in der Lage, das Blut im Gefäßsystem kreisen zu lassen, führt dies zu einer allgemeinen Leistungsminderung. Sie merken dies beispielweise an Atemnot beim Treppensteigen oder sogar schon bei einem Spaziergang. Sie müssen dann öfter Pausen einlegen. Da das geschwächte Herz auch nicht mehr in der Lage ist, das von den Organen zurückkommende Blut schnell genug weiterzupumpen, kommt es zum Rückstau – zunächst in der Lunge. Auch dies verstärkt die Luftnot. Der Blutstau setzt sich in den übrigen Körperkreislauf fort. Die Folge sind Wassereinlagerungen und dadurch bedingte Gewichtszunahme. Sichtbar werden diese Wassereinlagerungen (Ödeme) zuerst an Knöcheln und Fußrücken, später am gesamten Unterschenkel und eventuell auch an den Händen. Doch auch andere Organe können im Laufe der Zeit von der Wassereinlagerung betroffen sein. Auch häufiges nächtliches Wasserlassen kann auf eine Herzschwäche hinweisen. Liegt der Körper in der Waagerechten, ist es für das Herz leichter, das angestaute Blut wieder kreisen zu lassen. Da die überflüssigen Wassermengen nun nicht mehr eingelagert sind, versuchen die Nieren, dieses erhöhte Flüssigkeitsvolumen zu reduzieren, indem sie Harn produzieren. In der Folge marschieren wir nachts öfter zur Toilette.

Herzklopfen

Jeder kennt Beschreibungen wie »mir schlug das Herz bis zum Hals«, »mein Herz machte Freudensprünge« oder »vor Schreck blieb mir fast das Herz stehen«. Sie drücken es aus: unser Herzschlag ist variabel und wir können das auch deutlich spüren. Er passt sich mit seiner Schlagrate glücklicherweise unseren Bedürfnissen, sei es beim Sport, bei alltäglicher Belastung wie Treppensteigen, bei Aufregung, Erregtheit oder auch bei Ruhe, Entspannung und Schlaf an. Bei all diesen Veränderungen ist es folglich nicht ungewöhnlich, dass es dabei schon mal zu einer »Fehlzündung« oder einem »Aussetzer« kommen kann. Auch das spüren wir, als harmlose Extraschläge oder kurze Pausen. Unser Herz ist eben kein Schweizer Präzisionsuhrwerk. Und das ist auch gut so. Anderenfalls hätten wir einen starren Rhythmus wie ein Metronom – unflexibel und ohne Anpassungsmöglichkeiten an die jeweiligen Bedürfnisse. Ein Hundertmetersprintfinale mit einem unveränderlichen langsamen Puls von 70 ließe keine Bestzeiten erwarten. Oder bei einer neuen Liebe würde unser Herz vor Freude eben nicht hüpfen. Und umgekehrt ließe uns ein Herz, das mit

120 Schlägen in der Minute rast, wohl kaum einen erholsamen Schlaf finden. Schlagkraft und Schlaggeschwindigkeit des gesunden Herzens sind immer optimal an die Anforderungen des Körpers angepasst. Das ist von der Natur so eingerichtet, damit das Herz in allen Lebenslagen gut gerüstet ist.

Was sind Herzrhythmusstörungen?

Über Herzrhythmusstörungen sind schon ganz Lehrbände verfasst worden. Sie alle im Einzelnen aufzuführen würde den Rahmen des Buches sprengen. Deshalb konzentriere ich mich auf das Wesentliche. Definiert sind Herzrhythmusstörungen als Abweichungen der zeitlichen Abfolge unserer Herzaktionen. Gemeint ist, dass das Herz aus dem Takt gerät. Jeder hat im Laufe seines Lebens mal Herzrhythmusstörungen. Der Herzschlag kann zu langsam oder zu schnell sein, die Herzerregung kann in ihrer Weiterleitung blockiert sein und sie kann außerhalb der eigentlichen Entstehungsorte (Sinusknoten) auftreten.

Die meisten Rhythmusstörungen sind gutartig und zumeist harmlos. In der Regel handelt es sich hierbei um einzelne Extraschläge. Andere sind komplikationsträchtig und zuweilen auch lebensgefährlich. Um es auf einen Nenner zu bringen: Der Übergang von »gutartig« und »harmlos« zu »behandlungsbedürftig« und »gefährlich« ist fließend und damit ohne scharfe Grenze. Viele Patienten spüren verschiedene Rhythmusstörungen gar nicht, andere wiederum sind von einzelnen, unbedenklichen Extraschlägen stark verunsichert und um ihre Gesundheit besorgt. Mit zunehmendem Lebensalter steigt die Wahrscheinlichkeit, dass Herzrhythmusstörungen auftreten. Aufgrund der gestiegenen Lebenserwartung werden sie also zukünftig noch häufiger auftreten. Momentan herrscht die gängige Meinung vor, unkomplizierte Rhythmusstörungen, zum Beispiel einzelne Extraschläge, besser unbehandelt zu lassen. Das Nutzen-Risiko-Verhältnis bei Einsatz von Medikamenten gegen Herzrhythmusstörungen (Antiarrhythmika) fällt in dieser Situation eher ungünstig aus. Rückblickend hat es den Anschein, dass früher zu viel unnötige „EKG-Kosmetik“ betrieben wurde. Andere Herzrhythmusstörungen hingegen sollten behandelt werden.

So funktioniert der Taktgeber des Lebens

Das Herz pumpt als Motor unseres Körpers unaufhörlich Blut durch uns hindurch. Dabei befördert es pro Minute rund sechs bis acht Liter Blut. Und das tut es unwillkürlich, das heißt, wir müssen dafür keine Willenskraft erübrigen. Ganz selbstständig folgt Herzschlag auf Herzschlag. Die wenigsten wissen aber, wie es zu diesen rhythmischen Pulsationen kommt. Um Herzrhythmusstörungen verstehen zu können, ist es hilfreich zu wissen, wie der normale Herzrhythmus entsteht und abläuft.

Damit sich eine Herzmuskelfaser zusammenziehen kann und in einer geordneten Abfolge von Kontraktion und Entspannung das Blut durch den Körper pumpen kann, muss die Herzmuskelzelle zunächst elektrisch erregt werden. Dieser elektrische Impuls muss einerseits zunächst gebildet werden und andererseits anschließend an den Ort seiner Wirkungsstätte geleitet werden. Das Herz ist also eine Art Kraftwerk, das über ein eigenes und sehr geordnetes Reizbildungs- und Reizleitungssystem verfügt. Überall in diesen Systemen können Rhythmusstörungen ihren Ursprung haben, was grundsätzlich die Verschiedenartigkeit der Herzrhythmusstörungen erklärt.

Der Weg des Reizes

Spezialisierte Herzzellen sind in der Lage, sich elektrisch aufzuladen. Auf Zellebene gelingt dies durch Verschiebungen von verschiedenen geladenen Teilchen, den sogenannten Elektrolyten. Hier ist die richtige Mischung und Verteilung von Kalium-, Natrium-, Magnesium- und Kalziumionen besonders wichtig. Indem sich die Zellen anschließend wieder entladen, können sie den Strom an die benachbarten Herzmuskelregionen abgeben.

Der Sinusknoten ist der eigentliche Taktgeber des Herzrhythmus. Er liegt im rechten Vorhof unterhalb der Mündungsstelle der oberen Hohlvene, die sauerstoffarmes Blut zum Herzen leitet. Über die angrenzenden Herzmuskelabschnitte breitet sich die Erregung auf beide Vorhöfe aus. Infolgedessen ziehen sie sich zusammen und befördern das Blut aus den Vorhöfen über die geöffneten Herzklappen in die rechte bzw. in die linke Herzkammer. Nun ist die Erregungswelle in einem Bereich angekommen, der als AV-Knoten (Atrioventikularknoten) bezeichnet wird. »Atrium« bedeutet »Vorhof« und »Ventrikel« »Kammer«. Folglich liegt der AV-Knoten zwischen dem Vorhof und der Herzkammer.

Der AV-Knoten bündelt die elektrische Aktivität und bremst die Weiterleitung. Anschließend fließt der Strom über das sogenannte His-Bündel durch den rechten und linken Tawara-Schenkel, die in der Herzscheidewand (Septum) zwischen beiden

Aus den EKG-Kurven können die gestörten Phasen der Herzerregung gut abgeleitet werden.

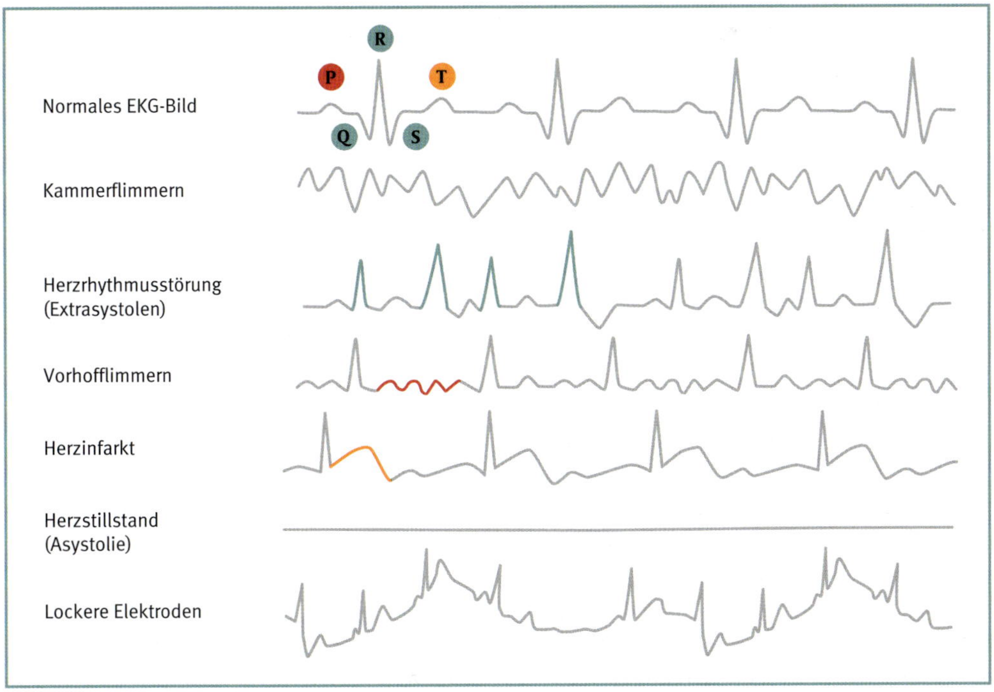

Herzkammern liegen. Von dort verzweigt sich das Reizleitungssystem netzartig auf feine Fasern (Purkinje-Fasern). Sie umgeben die rechte und linke Herzkammer. Ist die elektrische Erregung hier angekommen, können sich nun auch die Herzkammern zusammenziehen und das Blut aus der rechten Herzkammer über die geöffneten Pulmonalklappe in die Lunge bzw. aus der linken Herzkammer über die geöffnete Aortenklappe in den Körper pumpen.

Der Herzrhythmus ist variabel – aber nur in Grenzen

Wie ist es möglich, dass der Herzrhythmus variabel ist, auch ohne dass er krankhaft gestört ist? Denn schließlich schlägt unser Herz ja völlig unwillkürlich. Wir müssen ja auch nicht darüber nachdenken, ein- und auszuatmen. Verantwortlich dafür sind die Nervenfasern des vegetativen Nervensystems, deren Hauptakteure der Sympathikus und der Parasympathikus sind. Ihre Ausläufer münden im Sinusknoten. So sind sie imstande, ihren Einfluss von Erregung (Sympathikus), Erholung und Ruhe (Parasympathikus) geltend zu machen. Damit kann sich der Herzrhythmus hervorragend an die jeweilige Situation anpassen und im Falle von Angst, Erregung etc. das Herz deutlich schneller und auch kräftiger schlagen lassen und damit sauerstoff- und nährstoffreiches Blut in den Körper schicken.

Aber wenn der Sinusknoten ausfällt?

Wie beschrieben ist der Haupttaktgeber des Herzens der Sinusknoten als übergeordnetes Zentrum, womit auch die Bezeichnung Sinusrhythmus zu verstehen ist. Bei der Beurteilung eines EKGs lautet somit auch immer die allererste Frage: Ist es ein Sinusrhythmus oder nicht? Fällt er aus, ist das Reizbildungssystem imstande, aus den tiefer gelegenen Schrittmacherzentren, wie zum Beispiel dem AV-Knoten, einen Herzrhythmus zu generieren. Sollte dieser ausfallen, übernimmt das His-Bündel die Funktion. Je weiter die Erregungsbildung vom Sinusknoten entfernt ist, desto langsamer wird der hergestellte Rhythmus bzw. die Rhythmusstörung. Beim AV-Knoten liegt die Frequenz bei ca. 50 Schlägen pro Minute, beim His-Bünden bei 40 oder schon darunter. Die damit zu erreichende Pumpleistung reicht nicht immer aus, um den Bedürfnissen der jeweiligen Situation zu entsprechen. Es entstehen Symptome wie Leistungsminderung, Schwindel, Kollaps oder gar Bewusstlosigkeit, weil unter Umständen die Sauerstoffversorgung des Gehirns gestört ist.

Je nachdem wo eine Herzrhythmusstörung entsteht, wie häufig sie in welcher Frequenz auftritt und ob Grunderkrankungen wie zum Beispiel eine Herzpumpschwäche bestehen, können sich ganz unterschiedliche Symptome für den Patienten ergeben. Sie reichen von leichtem Herzstolpern über Herzrasen, Schwindel, Ohnmacht, Luftnot und Herzschmerzen (Angina pectoris) bis hin zum plötzlichen Herztod.

Das heißt also, dass sie vom Patienten nicht eindeutig als gutartig oder bösartig eingeordnet werden können. Um Herzrhythmusstörungen eindeutig zu diagnostizieren, muss ein Elektrokardiogramms (EKG) geschrieben werden. Der Arzt kann den EKG-Abschnitten jeweils Phasen der eigentlichen Herzaktivität zuordnen und so Rückschlüsse auf physiologische oder krankhafte Veränderungen ziehen. Unter Ruhebedingungen wiederholt sich der Herzzyklus 60- bis 80-mal pro Minute. Unter körperlicher oder psychischer Belastung kann die Herzfrequenz 160 oder mehr betragen. Im Schlaf liegt sie hingegen bei 40 bis 60 pro Minute.

Verbreitet und zugleich gefürchtet: Vorhofflimmern

Die häufigste Herzrhythmusstörung, die nicht in den Herzkammern, sondern in den Vorhöfen entsteht, ist das sogenannte Vorhofflimmern. Im fünften Lebensjahrzehnt liegt die Wahrscheinlichkeit für ein Vorhofflimmern bei etwa ein Prozent, bei über 70-Jährigen hingegen schon bei zehn Prozent. Man geht aktuell von 1,8 Mio. Betroffenen in Deutschland aus. Darüber hinaus gibt es sicher eine nicht zu vernachlässigende Dunkelziffer, da viele Patienten gar nicht merken, dass bei ihnen Vorhofflimmern besteht. Das fällt erst bei einer Routineuntersuchung beim Arzt auf oder wenn Komplikationen auftreten. Damit ist z. B. ein Schlaganfall gemeint, der akute Lebensgefahr bedeutet. Kardiale Vorerkrankungen, wie Bluthochdruck, koronare Herzkrankheit oder Herzinsuffizienz steigern das Risiko.

So entsteht Vorhofflimmern

Ursache des Vorhofflimmerns ist eine kreisende Erregungswelle in den Vorhöfen, die immer wieder auf elektrisch erregbares Herzgewebe trifft und so Frequenzen von über 350 pro Minute erreicht. Das führt dazu, dass in den Vorhöfen keine geordnete Kontraktion mehr stattfindet, wodurch die Gesamtpumpkraft des Herzens um bis zu 20 Prozent gemindert wird. Ein gesundes Herz kann das recht gut verkraften. Anders sieht es dagegen bei einem vorgeschädigten Herzen aus. So kann z. B. bei einer bestehenden Herzinsuffizienz die zusätzliche Schwächung der Herzleistung zum Notfall werden, der dringend im Krankenhaus behandelt werden muss.

Ursprungsort für die Entstehung von Vorhofflimmern sind oft die Stellen im Herzen, an denen die Lungenvenen in den linken Vorhof münden. Zusätzlich ist ein vorgeschädigtes Herzmuskelgewebe ein regelrechter Nährboden für elektrische Fehlfunktionen. Hier ist der Bluthochdruck ursächlich am häufigsten anzutreffen. Die arterielle Hypertonie wie auch angeborene und erworbene Veränderungen der Herzklappen verursachen eine strukturelle Anpassung des Herzens. Aber auch Durchblutungsstörungen im Rahmen der koronaren Herzkrankheit, resultierendes Narbengewebe nach erlittenem Herzinfarkt und abgelaufenen Herzmuskelentzündungen etc. sowie Funktionsstörungen der Schilddrüse können Vorhofflimmern bedingen.

Durch die Filterfunktion des AV-Knotens in unserem Reizleitungssystem werden die elektrischen Vorhofaktionen gebündelt und vor allem deutlich gebremst an die Herzkammern weitergeleitet. Dieser Schutz bewahrt uns einerseits davor, dass aus Vorhofflimmern das für uns tödliche Kammerflimmern wird, andererseits ist er aber dafür verantwortlich, dass die weitergeleiteten Aktionen nur sehr unregelmäßig an die Herzkammern weitergegeben werden.

Im Ergebnis entsteht eine absolute Arrhythmie bei Vorhofflimmern – das ist der medizinische Fachbegriff für diese verbreitete Herzrhythmusstörung. Sie führt dazu, dass die Zeiten, in denen sich die Herzkammern mit Blut füllen, stark variieren und ein unterschiedliches Schlagvolumen entsteht. Damit erklären sich auch Schwankungen der Blutdruckwerte eines Patienten mit Vorhofflimmern. Um einen genauen Blutdruckwert zu ermitteln, werden drei aufeinanderfolgende Messungen empfohlen, aus denen der

Mittelwert gebildet werden sollte. Anderenfalls könnten deutliche Fehlinterpretationen der Blutdrucksituation resultieren.

Vorhofflimmern kann folgenreich sein

Nüchtern betrachtet ist das Vorhofflimmern nicht direkt gefährlich. Aber es trägt eine gefährliche Komplikation in sich. Beim Vorhofflimmern gibt es keine wirkungsvolle Kontraktion in den Vorhöfen mehr, sodass das Blut in den Vorhöfen nicht mehr richtig durchmischt wird. Durch den langsameren Blutfluss steigt das Risiko, dass sich Blutgerinnsel, medizinisch Thromben genannt, bilden. Dabei handelt es sich um verklumpte Blutbestandteile aus vielen Blutplättchen. Wenn solch ein Thrombus in die Herzkammer gelangt und von dort in den Körperkreislauf gepumpt wird, landet dieses Gerinnsel in über 60 Prozent der Fälle in den hirnversorgenden Arterien, wie z. B. in den Halsschlagadern. Es droht ein Schlaganfall. Ca. 20 Prozent aller Schlaganfälle sind auf Vorhofflimmern zurückzuführen. Beim Schlaganfall wird das Gehirn nicht mehr ausreichend mit sauerstoffreichem Blut versorgt. Schlimmstenfalls kann das den Tod bedeuten. Sie sehen, nicht direkt das Vorhofflimmern ist gefährlich, sondern die sich daraus ergebenden Komplikation könnten zum Teil fatal enden.

Die Behandlung des Vorhofflimmerns

Daraus ergeben sich verschiedene Behandlungsnotwendigkeiten für den betroffenen Patienten:

Hemmung der Blutgerinnung. Es existieren bestimmte Parameter, die bei der Entscheidung helfen, welcher Patient von einer intensiven Therapie der Blutgerinnungshemmung profitiert. Sie basieren auf wissenschaftlichen Erkenntnissen, die durch Studien gewonnen werden konnten. Primäres Ziel dabei ist, einen drohenden Schlaganfall zu verhindern. Hierbei handelt es sich im Prinzip immer um eine Gratwanderung. Die Gerinnung sollte so weit gehemmt werden, dass sich kein Gerinnsel entwickelt. Ebenso sollte die Gerinnung nicht so stark gehemmt werden, dass keine spontanen Blutungen, z. B. im Magendarmtrakt, oder schlimmstenfalls eine Hirnblutung auftreten. Bislang ist Marcumar® das noch am häufigsten eingesetzte Präparat in Deutschland. Nachteil dieser Therapie ist, dass in regelmäßigen Abständen die Gerinnungshemmung über eine Blutprobe gemessen werden muss. Der Wert, um den es dabei geht, heißt INR (international normalized ratio) und sollte in der Regel im Zielbereich von 2 bis 3 liegen. Der Wert von 1 bedeutet eine normale Gerinnung, ein Wert von 2 bzw. 3 die doppelt bzw. dreifach verlängerte Blutungszeit. Der früher verwendete Quickwert ist von Labor zu Labor unterschiedlich und leider nicht allgemein vergleichbar, sodass man die Interpretation der Güte der Blutgerinnungseinstellung heute nicht mehr nach dem Quickwert ausrichten sollte. (Leider verwenden immer noch etliche Kollegen diesen Wert zur Dosierung der Therapie.)

Medikamentöse Rhythmuskontrolle. Zusätzlich wird versucht, den physiologisch korrekten Sinusrhythmus wiederherzustellen. Dies bezeichnet man als Rhythmuskontrolle. Für die erfolgreiche Therapie mit Medikamenten bestehen verschiedene Voraussetzungen:

- Das Vorhofflimmern sollte möglichst nicht langfristig (nicht länger als ein Jahr) bestehen.
- Es sollten möglichst keine fortgeschrittenen kardialen Grunderkrankungen (KHK, Herzinsuffizienz) vorliegen.

Selbstmessung der Blutgerinnung

Sollten Sie betroffen sein, bitten Sie Ihren Arzt, den international gültigen INR zur Therapieeinstellung zu verwenden. Bei Patienten, die aufgrund einer medizinischen Indikation langfristig oder ggf. sogar lebenslang auf diese Therapie angewiesen sind, kann eine Schulung in der eigenverantwortlichen Selbstmessung der Blutgerinnung eine deutliche Erleichterung im Umgang mit dieser Behandlung sein.
Die Patienten lernen, wie sie eine kleine Blutprobe aus der Fingerkuppe entnehmen, diese auf einen Messstreifen auftragen und das Kontrollgerät bedienen. Ganz entscheidend ist, die Ergebnisse der Messung korrekt zu interpretieren, um danach die Dosis der Behandlung für die nächsten Tage eigenverantwortlich festzulegen. Das kann fast jeder Patient lernen! Man weiß heute sogar, dass Patienten, die dieses Verfahren beherrschen, bessere Langzeitergebnisse erreichen, als die, die in Arztpraxen betreut werden. Zusätzlich sind die Patienten unabhängiger von ihrer Hausarztpraxis und deren Öffnungszeiten.

- Der linke Vorhof sollte nicht zu stark aufgedehnt sein (Durchmesser < 5cm).
- Keine höhergradigen (ab Stadium III) Mitralklappenfehler (Herzklappe zwischen dem linken Vorhof und Ventrikel).

Die Rhythmuskontrolle kann im Einzelfall durch spezielle Medikamente, sogenannte Antiarrhythmika, erreicht werden. Mit ihrer Hilfe soll das Vorhofflimmern beendet und in einen stabilen Sinusrhythmus überführt werden. Diese Arzneien sollten nur unter kardiologischer Aufsicht verwendet werden. Sie haben das potentielle Risiko, dass sie selbst Herzrhythmusstörungen auslösen können. In ausgewiesenen Einzelfällen erhalten jüngere Patienten, deren Vorhofflimmern anfallsartig auftritt, diese Medikamente als Bedarfsmedikation (»pill in the pocket«).

Elektrische Rhythmuskontrolle. Die zweite Option zur Rhythmuskontrolle bei Vorhofflimmern ist die elektrische Kardioversion. Der Patient erhält unter einer Kurznarkose und Schmerzmittelgabe einen sehr kurzen Stromstoß. Dabei erfolgt eine laufende EKG-Kontrolle, um nicht ungewollt gefährliches Kammerflimmern auszulösen. Das heißt, dass der Stromstoß EKG-gesteuert abgegeben wird, um nicht in die elektrisch empfindliche Phase der bestehenden Herzaktion zu fallen. Der für den Patienten unter Narkose nicht spürbare, sehr kurze Stromstoß ist so stark, dass er alle Herzmuskelzellen des Vorhofes gleichzeitig erregt und sich dadurch ein kurzer »elektrischer Ruhezustand« einstellt. Daraufhin kann der eigentliche Herzrhythmus über den Sinusknoten als Taktgeber einsetzen und so wieder einen geordneten regelmäßigen Pulsschlag ermöglichen.

Die elektrische Kardioversion ist in den allermeisten Fällen direkt erfolgreich. Man schätzt das Risiko für einen Rückfall auf ca. 30 Prozent nach einer Woche und auf bis zu 75 Prozent nach einem Jahr. Deshalb wird in der Regel anschließend versucht, durch Medikamente den Sinusrhythmus zu erhalten.

Sollte das Vorhofflimmern länger als 48 Stunden bestehen, steigt das Risiko, dass sich zwischenzeitlich bereits ein Gerinnsel im Vorhof gebildet hat. Aus diesem Grund muss im Zweifel vor einer elektrischen Kardioversion ein Gerinnsel ausgeschlossen werden. Dies gelingt am einfachsten über eine invasive Diagnostik, die sogenannte transösophageale Echokardiographie (TEE). Damit kann bei Unklarheit mit hoher Sicherheit ein Gerinnsel im Vorhof ausgeschlossen werden. Beim TEE, im Volksmund »Schluck-Echo« genannt, wird dem Patienten wie bei einer Magenspiegelung eine diagnostische Sonde in die Speiseröhre eingeführt. Der Patient erhält dabei ein leichtes Beruhigungsmittel. Damit kann er diese Untersuchung wesentlich problemloser tolerieren. Die Speiseröhre grenzt in der Brusthöhle unmittelbar an unser Herz, sodass eine optimale Sicht mit der Ultraschallsonde auf unser Herz möglich wird. Eine gewöhnliche, über den Brustkorb von außen angewandte Herzultraschalluntersuchung kann ein Gerinnsel eben nicht mit Sicherheit ausschließen. Alternativ muss vor der Kardioversion eine mindestens dreiwöchige effektive Blutgerinnungshemmung erfolgen.

Da es nach der Wiederherstellung des Rhythmus einige Wochen Zeit braucht, bis sich die Vorhöfe wieder komplett an der regulären Pumparbeit beteiligen können, muss die Blutgerinnung vorübergehend weiter gehemmt werden. Sonst droht das bereits oben beschriebene Risiko der ungewollten Bildung von Blutgerinnseln mit all ihren Gefahren. Dies gilt unabhängig davon, ob das Vorhofflimmern länger oder kürzer als 48 Stunden vor der Behandlung bestand.

Ein neuer Weg: Katheterablation. Eine neuere Methode versucht, die Orte, an denen Vorhofflimmern im Herzen entsteht, durch eine andere Art von Therapie effektiver zu behandeln und im besten Fall sogar zu heilen. Häufig finden sich diese Orte an den Einmündungsstellen der Venen, die aus den Lungen mit sauerstoffreichem Blut in den linken Vorhof münden. Mit einem speziellen dünnen Herzkatheter kann man diese Orte isolieren und durch Hochfrequenzstrom oder Kälteabgabe »verschweißen«. Man bezeichnet diese Verfahren als Katheterablationen. Die Erfolgsquote liegt bei der ersten Anwendung um 80 Prozent. Das heißt aber im Umkehrschluss, dass unter Umständen mehrere – bis zu drei – Katheterablationen im weiteren Verlauf erforderlich sein können. Dennoch kann diese Methode bei jüngeren Patienten, die erhebliche Symptome haben und unter anfallsartigem oder anhaltendem Vorhofflimmern leiden, echte Heilung bedeuten. Durch die erfolgreiche Methode der Katheterablation, die ohnehin immer weiterentwickelt wird, sind operative Verfahren zur Behandlung des Vorhofflimmerns in den letzten Jahren deutlich in den Hintergrund getreten. Dabei werden oberflächliche Einschnitte in dem linken Vorhof vorgenommen. Sie vernarben im Rahmen der Heilung und unterbrechen dadurch die kreisende Erregungsfront im Vorhof. Ist ohnehin eine Herzoperation erforderlich, z. B. weil eine Herzklappe erneuert werden muss oder eine Herzbypassoperation ansteht, kann diese Methode auf jeden Fall sinnvoll sein.

Frequenzkontrolle. Wenn es, wie so oft, dauerhaft nicht möglich ist, den Sinusrhythmus zu sichern, dann ist die reine Frequenzkontrolle die verbleibende Option. Das bedeutet, dass man das Vorhofflimmern akzeptiert, aber durch die Gabe von verschiedenen Medikamenten die Herzfrequenz nicht zu

Neue Medikamente bei Vorhofflimmern

Seit kurzem drängen neuere, oral einzunehmende Blutgerinnungshemmer auf den Markt. Sie werden als NOAK (neue orale Antikoagulazien) bezeichnet. Sie haben im Gegensatz zu Marcumar® einen anderen Wirkansatz in der Blutgerinnungskaskade. Verschiedene Vertreter dieser Medikamentengruppe sind bereits für den Einsatz beim nicht herzklappenbedingten Vorhofflimmern zur Gerinnungshemmung zugelassen: Dabigatran (Herstellername Pradaxa®), Rivaroxaban (Herstellername Xarelto®) und Apixaban (Herstellername Eliquis®).
Sie haben für den Patienten den einfachen Vorteil, dass sie in einer festen Dosierung ein bis zweimal täglich genommen werden können und keine Blutgerinnungskontrolle über eine regelmäßige Blutabnahme mehr erforderlich machen. Die Nachteile, die ich bei den NOAK sehe, sind, dass zwangsläufig noch keine Daten zur Langzeitnebenwirkungen vorliegen und kein direktes Gegengift im Falle einer akuten Blutung existiert. Der hohe Preis dieser NOAKs belastet die Solidargemeinschaft erheblich. Durch eine ausreichende Blutgerinnungshemmung kann das Risiko für einen drohenden Schlaganfall um ca. 60 Prozent gesenkt werden. Bei einem bereits erlittenen Schlaganfall liegt die Risikosenkung für ein erneutes Ereignis bei annähernd 70 Prozent. Im Vergleich dazu ist der Effekt von Acetylsalicylsäure (ASS) mit ca. 20 Prozent deutlich geringer und nicht annähernd so wirksam.

hoch werden lässt und darüber das Herz schont. In Einzelfällen wird das Herz in seiner Schlagfrequenz im Rahmen des Vorhofflimmerns aber auch deutlich zu langsam. Das Herz wird »bradykard«, was bedeutet, dass der Herzschlag deutlich unter 60 pro Minute abfällt. Hier kann es notwendig werden, einen Herzschrittmacher einzusetzen. Im Allgemeinen wird man bei der Frequenzkontrolle des Vorhofflimmerns immer bemüht sein, die Blutgerinnung dauerhaft – lebenslang – zu hemmen.

Beide Methoden der Therapie des Vorhofflimmerns, Rhythmuskontrolle und Frequenzkontrolle, gelten als gleichwertig.

Wie immer im Leben gibt es hier natürlich auch eine Ausnahme: Patienten, die eine fortgeschrittene Herzinsuffizienz haben, profitieren besser von der Rhythmuskontrolle, das heißt also vom Erhalt des Sinusrhythmus. Die ohnehin geschwächte Pumpfunktion bei Herzinsuffizienz wird bei Auftreten von Vorhofflimmern zusätzlich reduziert. Das wiederum geht mit erheblicheren Leistungseinbußen und schlimmerer Luftnot einher. Außerdem steigt das Risiko für gefährliche Herzrhythmusstörungen, wie anhaltende, schnelle Extraschläge aus den Herzkammern (ventrikuläre Salven), erheblich. Sie können in Kammerflimmern übergehen und den plötzlichen Herztod bedeuten.

Wieder in den Takt kommen mit einem Defibrillator

Patienten, die einen akuten Herzinfarkt erleiden, haben in den ersten 48 Stunden ein deutlich erhöhtes Risiko, lebensgefährliche Herzrhythmusstörungen zu entwickeln. Bleibt der Herzinfarkt unbehandelt, so liegt das Risiko eines plötzlichen Herztodes in diesen ersten zwei Tagen bei 15 Prozent. Aufgrund der mangelnden Sauerstoffversorgung im Rahmen eines akuten Herzinfarktes werden die Herzmuskelzellen elektrisch instabil. Das wiederum kann der Nährboden für die Entstehung gefährlicher Herzrhythmusstörungen sein.

In der Regel werden davon betroffene Patienten deswegen auf der Intensivstation oder speziell ausgerüsteten Herzinfarktstationen am Monitor permanent überwacht. Dies geschieht, um unmittelbar bei Auftreten von Komplikationen handeln und damit Leben retten zu können. Für diese Menschen kann auch ein »Implantable Cardioverter Defibrillator« (ICD) lebensrettend wirken.

So ein Defibrillator kann über ein Elektrodensystem relevante Herzrhythmusstörungen erkennen und einen kleinen Stromschlag abgeben, um die Rhythmusstörung zu beenden. Sicher, das ist ausgesprochen unangenehm für den Patienten, aber hoch effektiv. Die Energie dafür erhält er von einem eigenen Generator. Für wen ist so ein Defibrillator geeignet?

- An erster Stelle gehören natürlich die Patienten dazu, die schon vorher lebensgefährliche Herzrhythmusstörungen überlebt haben. Ebenso, wenn nicht tolerable und kreislaufrelevante Herzrhythmusstörungen mit Ursprung in den Herzkammern auftreten.
- Patienten, die eine fortgeschrittene Herzschwäche mit erhebliche Störung der Auswurfleistung (< 35 Prozent) haben, können vom Defibrillator profitieren. Von ihnen ist bekannt, dass sie ein erhebliches Risiko tragen, lebensgefährliche Herzrhythmusstörungen zu entwickeln.
- Bei familiärer, genetisch bedingter Neigung zu gefährlichen Herzrhythmusstörungen kann die vorsorgliche Implantation des Defibrillators Leben retten.

So genial und effektiv der Defibrillator einerseits sein kann, so belastend können Fehlfunktionen eines ICD werden. Eine entscheidende Komplikation bei der Therapie mit einem ICD sind Defekte der Elektrodensysteme, die bei ca. 5 bis 10 Prozent liegen. Notwendige Energieentladungen können ausbleiben oder unsinnige Elektroschocks können regelrecht Angststörungen aufkommen lassen. Andersartige Herzrhythmusstörungen, wie das Vorhofflimmern, können die ICD-Funktion beeinträchtigen und zu Schockabgaben führen.

Die Lebensdauer der Defibrillatoren ist begrenzt. Je nachdem wie häufig sie zum Einsatz kommen, liegt sie im Mittel zwischen vier und acht Jahren. Leider ist es bis heute noch nicht möglich einen ICD durch Induktion wie bei einer Elektrozahnbürste aufzuladen. Das heißt, dass es erforderlich sein kann, wiederholt einen Aggregatwechsel vorzunehmen. Das geschieht, wie bei der Erstimplantation, in der Regel mit örtlicher Betäubung. Um eine bestmögliche Funktion des ICD zu erreichen, sind regelmäßige kardiologische Kontrollen, in der Regel alle sechs Monate, erforderlich.

Auch ein Schrittmacher kann bei langsamen Herzrhythmusstörungen zum Einsatz kommen. Er übernimmt die Stromabgabe, um den Herzmuskel zur Kontraktion zu bringen. Im Unterschied zum ICD verfügt er aber nicht über die Fähigkeit, interne Schockabgaben zur Defibrillation bereitzustellen.

Der plötzliche Herztod

Der plötzliche Herztod gilt als die häufigste Todesursache in den Industriestaaten. Meistens liegt eine Herzerkrankung vor. Bleibt ein Herzinfarkt unbehandelt, so liegt das Risiko, einen plötzlichen Herztod in den ersten zwei Tagen nach dem eigentlichen Infarkt zu erleiden, bei 15 Prozent. Besonders bemerkenswert dabei ist, dass der plötzliche Herztod in über 50 Prozent der Fälle völlig unvorhersehbar eintritt. Das heißt, zuvor bestanden keinerlei Anzeichen, an einer relevanten Herzerkrankung zu leiden. Beim Unvorhersehbaren greift keine klassische Vorsorge. Als Chance bleibt also nur, das Risiko für Herz-Kreislauf-Erkrankungen zu minimieren und bestenfalls zu verhindern, indem wir unseren Lebensstil herzfreundlicher gestalten.

Alleine in Deutschland rechnet man jährlich mit ca. 100 000 Toten bedingt durch den plötzlichen Herztod. In mehr als zwei Dritteln der Fälle sind sehr schnelle Herzrhythmusstörungen (Kammertachykardie, Kammerflattern bzw. -flimmern) dafür verantwortlich. Dadurch ist das Herz nicht mehr imstande, relevante Mengen Blut zu pumpen. Insbesondere bei Kammerflattern und Kammerflimmern zuckt der Herzmuskel nur noch, wodurch der Kreislauf zusammenbricht und kein sauerstoffreiches Blut mehr für den Stoffwechsel zur Verfügung steht.

Die Chance, außerhalb eines Krankenhauses eine solche Herzattacke zu überleben, ist sehr gering. Sie liegt nur bei etwa 10 Prozent. Das Problem ist die Sauerstoffversorgung des Gehirns. Bereits nach ca. drei Minuten ohne Sauerstoffzufuhr beginnen die Nervenzellen abzusterben. Danach ist mit irreversiblen Hirnschäden zu rechnen. Um das zu verhindern und das Überleben der Patienten sicherzustellen, muss das Blut zirkulieren, zur Not künstlich über eine externe Herzdruckmassage: »Time is brain« – Zeit ist Hirn. Wir sollten in solch einer Situation keine Zeit verschwenden. Reagiert der Patient nicht auf Ansprache und ist reglos, sollte mit der Wiederbelebung begonnen werden.

Die wichtigste Maßnahmen, um einen plötzlichen Herztod grundsätzlich zu vermeiden, ist die Behandlung der zugrundeliegenden (Herz-)Krankheit wie KHK, Herzinfarkt, Kardiomyopathie, Bluthochdruckerkrankung, Herzmuskelentzündungen und Herzklappenerkrankungen. Vorsorglich kann bei Risikopatienten der Einsatz eines eigenen Defibrillators notwendig werden. Er ist neben der Behandlung der Grunderkrankung die einzig wirksame Therapie, um einen plötzlichen Herztod zu vermeiden.

Johannes, 55 Jahre

Mein Herz stand 30 Minuten still – das ist jetzt fünf Jahre her

›› *An einem Dienstagabend beim Fußballtraining kurz nach dem Aufwärmtraining bin ich umgefallen. Ich habe selbst daran keine Erinnerung – ich habe sogar den ganzen Tag ausgeblendet. Das, was ich jetzt erzähle, habe ich aus Berichten von Freunden und Kollegen rekonstruiert. Zum Glück habe ich einen Internisten unter meinen Fußballkollegen. Ihm habe ich es zu verdanken, dass ich überhaupt noch hier sitze und erzählen kann. Er hat sofort mit der Wiederbelebung begonnen und Herzdruck-Massage gemacht, bis der Notarzt kam. Ein Vater, der seine Tochter in der Nachbarhalle vom Sport abholte und Rettungssanitäter ist, hat ihm geholfen. Es dauerte wohl einige Zeit, bis Hilfe kam, da es kompliziert ist, den Eingang der Sporthalle zu finden. Meine Fußballkollegen haben eine Menschenkette gebildet, damit der Notarztwagen die Halle besser finden konnte. Insgesamt hat es wohl ungefähr 10 Minuten gedauert, bis der Notarzt bei mir war. Nach insgesamt 30 Minuten wollte der Notarzt die Wiederbelebungsmaßnahmen erfolglos beenden. Doch mein Freund, der Internist, bat ihn, mir erneut Adrenalin intravenös zu spritzen und bei Kammerflimmern nochmal den Defibrillator einzusetzen. Daraufhin sprang mein Herz tatsächlich wieder an. Dann haben sie mich ins Krankenhaus gebracht und jemand hat meine Frau benachrichtigt. Ihr wurde gesagt, dass sie nicht wüssten, in welchem Zustand ich wach werden würde, da ich ja 30 Minuten ohne Bewusstsein war. Das könnte zu Hirnschäden geführt haben. Im Krankenhaus waren sich alle einig, dass ich gestorben wäre, wenn nicht so ein extrem gutes Fachpersonal anwesend gewesen wäre. Später stellte sich heraus, dass ich wohl früher schon einen unerkannten Infarkt hatte. Zum Glück habe ich alles gut überstanden und werde jetzt von einem Kardiologen betreut.* «

Das Broken-Heart-Syndrom

Wir alle kennen diesen Ausdruck: Es bricht mir das Herz! Gezeichnet von tiefer Trauer empfinden wir dabei zum Teil regelrecht Schmerzen am Herzen. Bei psychischer Belastung, Luftnot und Brustschmerzen muss nicht immer ein akuter Herzinfarkt hinter solchen Schmerzen stecken. Allerdings können sich die Symptome verdächtig ähneln, sodass hier im Einzelfall auch ein akuter Infarkt in der Klinik ausgeschlossen werden muss. Ist das der Fall, nennen das die Kardiologen »Syndrom des gebrochenen Herzens« oder »Broken-Heart-Syndrom«. Definiert ist dieses Syndrom als eine durch emotionalen oder physischen Stress hervorgerufene Herzattacke. Ursache ist eine Bewegungsstörung der linken Herzkammer. Im Fachjargon wird daraus: »Tako-Tsubo-Kardiomyopathie«. »Tako-Tsubo« ist Japanisch und bedeutet »Tintenfischfalle«. Dabei handelt sich um ein rundliches, bauchiges Tongefäß mit kurzem Hals, das aufgrund seines Aussehens der erkrankten linken Herzkammer sehr ähnelt.

Die Symptome leiten in die Irre

Interessenterweise finden sich bei den betroffenen Patienten ähnliche Symptome wie bei einem akuten Herzinfarkt:

- Brustschmerzen (Angina pectoris)
- Luftnot
- Herzinfarkt-typische EKG-Veränderungen in Form von auffällig erhöht verlaufenden Abschnitten in der Herzstromkurve
- Erhöhung der Herzenzyme

Weil alles auf einen akuten Herzinfarkt hindeutet, ist eine Herzkatheteruntersuchung zum Ausschluss einer koronaren Herzkrankheit unumgänglich. Verengungen an den Herzkranzarterien, wie sie typisch für einen Herzinfarkt sind, findet man bei der

Tako-Tsubo-Kardiomyopathie aber nicht. Dennoch ist die Pumpkraft der linken Herzkammer erheblich reduziert. Das verursacht Luftnot bei den Patienten. Ein isolierter Test zum Beweis für ein gebrochenes Herz existiert (noch) nicht. Auf einem entsprechenden Röntgenbild des erkrankten Herzens sieht es so aus, als ob sich im oberen Bereich des Herzmuskels ein einschnürender breiter Gürtel ums Herz gelegt hätte.

Frauen sind häufiger betroffen

In über 80 Prozent der Fälle sind ältere Frauen im Alter von 65 bis 75 Jahren betroffen. Die Anfälligkeit in dieser Altersgruppe scheint mit den abgelaufenen Wechseljahren zusammen zu hängen. Vor den Wechseljahren sind Frauen durch die aktiv zirkulierenden weiblichen Hormone zumindest relativ geschützt. Und eben dieser relative Schutz geht nach Ablauf der Wechseljahre allmählich verloren.

Hauptursache Stress

Dem Akutereignis geht in der Regel eine ausgeprägte seelische Belastung voraus, wie ein unerwarteter Todesfall in der Familie, ein außergewöhnlicher Streit oder die Diagnose einer bösartigen Krebserkrankung. Aber auch eine körperliche Erschöpfung kann mit einem gebrochenen Herzen einhergehen. Weitere Auslöser können akute Lungenerkrankungen mit Luftnot, heftige Schmerzen, Operationen oder Unfälle sein.

Es ist ganz deutlich, dass Stress ein entscheidender Faktor in der Entstehung dieser akuten Störung der Herzpumpfunktion ist. Aus diesem Grunde wird die Taku-Tsubo-Kardiomyopathie auch als Stress-Kardiomyopathie bezeichnet. Die extreme Ausschüttung der Stresshormone Adrenalin, Noradrenalin und Cortisol scheint dabei direkt schädigende Auswirkungen auf unsere Herzmuskelzellen zu entwickeln. Dabei ergeben sich parallel Störungen im Blutfluss der kleinsten Gefäße, die das Herz bei seiner Arbeit mit sauerstoffreichem Blut versorgen. Es ist bekannt, dass Stresshormone auch negativen Einfluss auf die Blutgerinnungseigenschafften haben können, was den Blutfluss ebenfalls einschränken kann.

Gebrochene Herzen heilen wieder

Es existiert keine Standardtherapie für ein gebrochenes Herz, weil es eher selten auftritt. Aus diesem Grund gibt es hier keine groß angelegten Behandlungsstudien, wie im Vergleich dazu bei Herz-Kreislauf-Erkrankungen bei Herzinfarkt und Herzschwäche allgemein. Wegen der möglichen Komplikationen in der Akutphase werden betroffene Patientinnen in der Regel innerhalb der ersten 48 Stunden auf der Intensivstation überwacht, nachdem ein akuter Herzinfarkt mittels einer Herzkatheteruntersuchung ausgeschlossen worden ist. Bei Auftreten entsprechender Beschwerden sollte »Frau« also keinesfalls zögern, den Notruf zu wählen.

Mögliche Komplikationen sind: Herzrhythmusstörungen, und dabei vor allem das sogenannte Vorhofflimmern mit sehr schnellem Herzschlag, können die Herzleistung zusätzlich empfindlich schwächen. Weitere, lebensbedrohliche Herzrhythmusstörungen mit Ursprung in den Herzkammern können zum plötzlichen Herztod führen. Das akute Ausmaß der Pumpschwäche kann so groß sein, dass es dabei zu einem allgemeinen Kreislaufzusammenbruch kommt, der tödlich enden kann.

Das führende Symptom – die Herzschwäche – wird entsprechend behandelt. Der wohldosierte Einsatz von ß-Blockern schützt das Herz einerseits vor der schädigenden Wirkung der erhöht ausgeschütteten Stresshormone, die als Ursache für die Situation angesehen werden. Andererseits können dadurch auch relevante Herzrhythmusstörungen reduziert oder sogar vermieden werden. Es kann durchaus auch erforderlich werden, harntreibende Medikamente zu verabreichen. Sie entlasten vorübergehend das geschwächte Herz, indem sie durch die vermehrte Harnabgabe das Blutvolumen reduzieren und so dem Herzen die Arbeit erleichtern.

Sofern die Akutphase, die in etwa den Zeitraum von einer Woche umfasst, überstanden ist, gilt die Prognose des Patienten als gut. Das heißt, in der Regel kommt es danach zu einer Normalisierung der Herzsituation. Die Sterblichkeit liegt insgesamt bei unter drei Prozent. Das Risiko, dass es noch mal zu einem Herzinfarkt kommt, liegt bei etwa 10 Prozent.

Judith Klaßen, 69 Jahre

Können Herzen brechen?

» *Judith Klaßen aus Köln, 69 Jahre alt, erlebte in der Nacht zum 9. Oktober 2013 eine außergewöhnliche psychische Belastung. Ihr Ehemann wurde in dieser Nacht mit akuter Luftnot wach. Er war kaltschweißig nass, unruhig und rang nach Luft. Er konnte seine Beschwerden kaum in Worte fassen, so sehr blieb ihm die Luft weg. Seine Lippen hatten sich bläulich verfärbt und sein Atem brodelte regelrecht, sodass sich schon etwas Schaum vor seinem Mund gebildet hatte. Er saß auf der Bettkante, die Arme auf die Knie aufgestützt, um die Atmung zu unterstützen. Frau Klaßen suchte seinen Puls. Sie tastete einen rasenden und völlig unregelmäßigen Pulsschlag an seinem linken Handgelenk. Mit einem leichten Unwohlsein war er etwas früher als sonst zu Bett gegangen, nachdem er seine Blutdruckmedikamente gewissenhaft eingenommen hatte. An den Tagen zuvor war ihm lediglich aufgefallen, dass er nachts gehäuft zum Wasserlassen auf die Toilette musste und dass er leicht an Gewicht zugenommen hatte, ohne mehr gegessen zu haben. Darüber hinaus hatte er in den letzten Nächten unbewusst ein zweites Kopfkissen benutzt, um besser atmen zu können.*

Frau Klaßen entschied sich, ihren Mann persönlich ins Krankenhaus zu fahren. Unmittelbar auf der Zufahrt zur Notfallambulanz des Klinikums verlor ihr Mann das Bewusstsein. Hilferufend lief sie in die Ambulanz und eine Nachtschwester eilte mit einer Trage zum Auto. Im Schockraum diagnostizierten die Notärzte einen Bluthochdrucknotfall mit Werten von 245/115 mmHg und eine dadurch entstandene Herzschwäche mit akuter Stauung von Flüssigkeit in den Lungen (Lungenödem). Trotz sofortiger künstlicher Beatmung mit reinem Sauerstoff versagte anschließend das Herz und es kam zum Kammerflimmern. Die Ärzte reanimier-

ten insgesamt 45 Minuten erfolglos. Es ließ sich kein ausreichender Puls mehr herstellen. Herr Klaßen verstarb um 3.25 Uhr.

Schockiert und völlig fassungslos fuhr Frau Klaßen allein mit dem Taxi nach Hause. Die Trauer und der Schmerz schnürten ihr regelrecht die Kehle zu. In der darauffolgenden Nacht wurde sie mit brennenden Schmerzen im Brustkorb wach, war sehr unruhig und verspürte ebenfalls Luftnot. Zunächst bezog sie all das auf das Akutereignis bei ihrem Gatten in der Nacht zuvor. Doch die Beschwerden ließen nicht nach. Sie wusste sich keinen Rat und alarmierte den Notarzt. In der Notfallambulanz, die sie leider schon vom Tod ihres Mannes her kannte, wurde sie mit Verdacht auf Herzinfarkt stationär aufgenommen. Die Herzstromkurve (Elektrokardiogramm, EKG) sowie die Blutergebnisse mit erhöhten Herzenzymen sprachen für die Diagnose. Zeitnah erfolgte eine Herzkatheteruntersuchung. Der Kardiologe punktierte dazu die Beckenarterie in der rechten Leiste von Frau Klaßen und führte darüber das Kathetermaterial in die Schlagader ein. Unter Röntgenkontrolle sondierte er die einzelnen Koronararterien und machte diese über eine Kontrastmittelgabe sichtbar. Genauso wurde auch die Pumpleistung der Herzkammern untersucht. Dabei wurde eine ausgeprägte Pumpschwäche der Herzspitze festgestellt. Wider Erwarten fanden sich jedoch keinerlei Engstellen (Stenosen) oder gar komplette Gefäßverschlüsse in den Herzkranzarterien, wie man sie anfänglich vermutet hatte.

Zwei Wochen später hatte sich die Herzpumpfunktion bei der Kontrolle beim Herzultraschall (Echokardiographie) komplett erholt. Die EKG-Veränderungen brauchten insgesamt 12 Wochen, um sich wieder zu normalisieren. In der Gesamtzusammenschau der Ereignisse und der Untersuchungsergebnissen stellten die behandelnden Kardiologen ein Syndrom des gebrochenen Herzens als Diagnose. «

Die Folgen III: Schlaganfall und pAVK

Eine Ursache – viele Wirkungen: Die Arteriosklerose kann auch zu Durchblutungsstörungen des Gehirns und der Beine führen. Eine echte Systemerkrankung des Gefäßsystems mit schwerwiegenden Folgen.

Der Schlaganfall – ein Kollege des Herzinfarkts

Bei einem Schlaganfall kommt es zu einer Störung der Hirndurchblutung, die unterschiedliche Gefäßebenen betreffen kann. Diese können sich auf Gefäße außerhalb bzw. innerhalb des Kopfes beziehen und natürlich dabei auch unterschiedliche Versorgungsbereiche betreffen. Je nachdem, wo die Störung im ZNS auftritt, lassen sich die unterschiedlichen neurologischen Störungen wie Lähmungserscheinungen, Seh- und oder Sprachstörungen erklären.

Manchmal ist es hilfreich, sich das Risiko für eine Erkrankung anhand von Zahlen vor Augen zu führen. Dabei sollte man sich die Zahlen aber genau anschauen:

Inzidenz. Mit der Inzidenz wird in der Medizin die Anzahl der Neuerkrankungen über einen bestimmten Zeitraum beschrieben, in der Regel auf ein Jahr bezogen. Die Inzidenz für einen Schlaganfall steigt in den Industrieländern mit dem Lebensalter an. In der Gruppe der 55- bis 64-Jährigen liegt sie bei 300 Fällen pro 100 000 Einwohner pro Jahr, bei den 65- bis 74-Jährigen bei 800/100 000 pro Jahr.

Prävalenz. Mit der Prävalenz wird in der Medizin der Bestand bzw. die Häufigkeit einer bestimmten Erkrankung zu einem bestimmten Zeitpunkt oder innerhalb einer bestimmten Zeitperiode beschrieben. Die Lebenszeitprävalenz, anders ausgedrückt die Lebenszeitwahrscheinlichkeit, für einen Schlaganfall liegt bei etwa 15 Prozent. Er ist ein Hauptrisikofaktor für drohende Invalidität. Der Schlaganfall liegt auf Platz 2 der weltweiten Todesfallstatistik nach KHK und Herzinfarkt.

Ursachen des Schlaganfalls

Der Schlaganfall hat ganz ähnliche Auslöser wie der Herzinfarkt:

- In 80 Prozent der Fälle ist eine Durchblutungsstörung der Auslöser.

- In 20 Prozent der Fälle erleidet der Patient eine Einblutung in das Hirngewebe aufgrund von Bluthochdruck mit Gefäßzerreißung oder bestehenden Gefäßanomalien, die bis dato für den Patienten unbekannt geblieben sind, Blutgerinnungsstörungen oder Gefäßentzündungen sind die Folge.

Die Arteriosklerose ist als Systemerkrankung – Gefäßsystemerkrankung – nicht zwangsläufig auf einen Organbereich beschränkt. Zeitgleich kann es an anderer Stelle ebenso zu langsam voranschreitenden Gefäßschäden kommen. Als Konsequenz wird die Blutstrombahn zunehmend eingeengt. Eine instabile Ablagerung kann aufreißen, woraufhin Blutplättchen reaktiv verklumpen und damit das Gefäß verschließen. In diesem Fall kommt es zum Hirninfarkt. Teilweise können aber auch Bestandteile der Ablagerung fortgeschwemmt werden und im feineren Gefäßnetz für einen Verschluss kleinerer Blutgefäße sorgen. Für das vom permanenten Blutfluss abhängige Hirngewebe bedeutet das einen plötzlichen Sauerstoffmangel. Die Nervenzellen der betroffenen Hirnregion drohen abzusterben.

Sowohl für eine Hirnblutung als auch für eine Hirn-Durchblutungsstörung ist die arterielle Hypertonie der Hauptrisikofaktor. Der erhöhte Blutdruck belastet die Hirngefäße und kann so bei krisenhaft erhöhten Werten, aber auch ohne Blutdruckkrise bei Gefäßvorschäden (angeboren oder erworben) zu einer akuten Gefäßzerreißung führen. Studien zeigten, dass eine Blutdrucksteigerung um 10 mmHg das Risiko für einen Schlaganfall um bis zu 30 Prozent steigen lässt. Bis zu drei Viertel aller Patienten, die einen Schlaganfall erlitten haben, weisen eine arterielle Hypertonie in ihrer medizinischen Vorgeschichte auf. Hochgerechnet haben Bluthochdruckpatienten ein ca. 4-fach erhöhtes Schlaganfallrisiko im Vergleich zu nicht erkrankten Personen.

Allein diese Zahlen sollten Patienten schon motivieren, ihren erhöhten, bislang wohl nicht spürbaren Bluthochdruck zu therapieren. Die konsequente Normalisierung des Bluthochdruckes kann das Risiko für einen Schlaganfall um 40 Prozent reduzieren.

Ein Gefäßverschluss kann aber auch durch einen Blutpfropf ausgelöst werden, der aus dem Herzen in die Hirnarterien gepumpt wurde. Dies kommt gar nicht so selten vor und ist eine überaus gefürchtete Komplikation beim Vorhofflimmern. Man schätzt, dass ca. 20 Prozent aller Schlaganfälle durch eine sogenannte Embolie bei Vorhofflimmern verursacht werden. Ist diese Herzrhythmusstörung chronisch, so liegt das Risiko dieser Komplikation immerhin bei etwa 6 Prozent pro Jahr, sofern keine Blutgerinnungshemmung vorgenommen wird.

Symptome des Schlaganfalls

Der Schlaganfall tut nicht weh und ereilt die Betroffenen oft ohne Vorwarnung wie aus heiterem Himmel. Nur selten gibt es echte Vorboten. Zu den häufigsten Symptomen zählen

- Bewusstseinsstörungen,
- halbseitige Lähmungen (im Gesicht erkennbar an einem herunterhängenden Mundwinkel oder einer gekrümmten Zunge),
- Taubheitsgefühle,
- Gangunsicherheit (das Gefühl, auf eine Seite gezogen zu werden),
- Schwindel,
- Ausfallerscheinungen des Sprech- oder Sehvermögens (Doppelbilder) und
- Schluckstörungen.

Bei einem oder mehreren Anzeichen für einen Schlaganfall sollten Sie nicht zögern, direkt den Rettungsdienst mit Notarzt zu alarmieren.

Schneller Einsatz rettet Leben

Der Patient sollte auf schnellstem Weg unter notärztlicher Begleitung in eine Klinik mit einer »Stroke Unit« gebracht werden. Das ist eine spezialisierte Schlaganfallstation, wo vom Pförtner bis zu den Chefärzten jeder weiß, dass das enge Zeitfenster bis zum Therapiebeginn der limitierende Faktor ist. Im Optimalfall sollten maximal 4,5 Stunden zwischen Auftreten der ersten Symptome und dem Therapiestart stehen. Auf einer Stroke Unit sind alle personellen und apparativen Diagnostik- und Therapievoraussetzungen vorhanden, um schnellstmöglich den Verdacht auf einen Schlaganfall zu entkräften oder zu bestätigen. Dazu wird eine bildgebende Untersuchung (Computertomographie bzw. Kernspintomographie) eingeleitet. Bei dieser gilt es zu klären, ob eine akute Durchblutungsstörung im Sinne einer Mangelversorgung des Gehirns oder eine Einblutung ins Hirngewebe stattgefunden hat. Daran richtet sich die Therapie aus.

Beim Verdacht auf einen Schlaganfall

Wählen Sie als Erstes die 112 und alarmieren so einen Notarzt.
Bis dieser eintrifft, können Sie einige einfache, auch für einen medizinischen Laien geeignete Tests durchführen. So können Sie die Zeit überbrücken und dem eintreffenden Arzt vielleicht schon wichtige Hinweise geben:

- Lassen Sie den Patienten bei geschlossenen Augen beide Arme ausgestreckt nach vorne halten. Senkt sich ein Arm ungewollt ab, spricht dies für eine Lähmung.
- Lassen Sie den Patienten einfache Sätze nachsprechen. Bei Sprachstörungen spricht dies für eine Störung im ZNS. Fragen Sie ihn u. a. nach dem Ort, Datum, Tag und Angaben zur eigenen Person (Namen etc.), um abschätzen zu können, ob die Qualitäten zur Orientierung in Bezug auf Zeit, Ort und Person auffällig sind.
- Lassen Sie den Patienten Grimassen schneiden. Dabei können Lähmungen im Gesichtsbereich entdeckt werden. Er darf Ihnen durchaus auch mal die Zunge herausstrecken. Weicht sie dabei nach rechts oder links ab, spricht die ebenfalls für eine zentrale Lähmung (XII. Hirnnerv, N. hypoglossus).

Bei einer Durchblutungsstörung wird man versuchen, diese medikamentös zu beheben, sofern es keine ausschließenden Gründe dafür gibt. In Einzelfällen wird invasiv über Kathetertechnik mechanisch versucht, wieder einen ausreichenden Blutfluss herzustellen. Bei Einblutungen in das Hirngewebe sind die therapeutischen Möglichkeiten erheblich begrenzt. Abhängig von der Lokalisation der Einblutung ist eventuell eine neurochirurgische Entlastung erforderlich.

Alle therapeutischen Maßnahmen haben das Ziel, so viel Hirngewebe wie möglich vor dem Untergang zu retten, um in der Konsequenz relevante Behinderungen durch Lähmungen und natürlich auch Todesfälle zu vermeiden. Erfolgt die Hilfe schnell, können Folgeschäden reduziert werden. Das haben neueste Erhebungen der Deutschen Schlaganfallgesellschaft ergeben. Leider gibt es bislang in Deutschland nur 163 regionale und überregionale Stroke Units mit insgesamt 950 Betten. Das Ausmaß der Hirnschädigung ist mit entscheidend für den Genesungsverlauf. Immerhin ca. 80 Prozent der Betroffenen überleben den ersten Schlaganfall. Von ihnen genest etwa ein Drittel ohne relevante neurologische Probleme, also zum Beispiel ohne erkennbare Lähmungen. Ein Drittel der Patienten weist bei den Verrichtungen des Alltags Einbußen auf und ein weiteres Drittel wird abhängig von Pflege unterschiedlicher Intensität.

pAVK – periphere arterielle Verschlusskrankheit

Sie können die periphere arterielle Verschlusskrankheit (pAVK) als die Manifestation der Arteriosklerose an den Blutgefäßen der Beine verstehen. Lediglich in ca. fünf Prozent der Fälle sind Entzündung, genetische Veranlagung oder vorangegangene traumatische Gefäßverletzungen Ursache für eine Verschlusskrankheit der Gefäße. In der ganz überwiegenden Mehrzahl der Fälle (95 Prozent!) ist die bereits beschriebene Arteriosklerose die klare Ursache für dieses Leiden. Die Gefäßsystemerkrankung hat hier also klinisch primär nicht das Herz oder das Gehirn erfasst, sondern sie behindert die Durchblutung der Extremitäten. Diese Aussage gilt mit gewissen Einschränkungen. Denn zeitgleich können sehr wohl auch Herzkranz- und Hirngefäße betroffen sein. Nur eben aktuell (noch) nicht in der Art, dass hier bereits eindeutige klinische Symptome auftreten. Je höher das Stadium der diagnostizierten Durchblutungsstörung an den Extremitäten, desto höher ist die Wahrscheinlichkeit für das zeitgliche Auftreten einer koronaren Herzkrankheit.

Das klassische Symptom der pAVK ist der belastungsabhängige Schmerz in der Beinregion, die von der Durchblutungsstörung betroffen ist:

- Liegt die Gefäßverengung in Beckenhöhe, treten die Schmerzen im Gesäß oder im Oberschenkel auf.
- Sind die Oberschenkelarterien erkrankt, schmerzen die Waden.
- Liegt die Störung auf Unterschenkelniveau, schmerzt die Fußsohle.

Nach eine bestimmten Gehstrecke kann der Patient schmerzbedingt nicht anders, er muss stehenbleiben und eine Erholungspause einlegen. Auf einer Einkaufsstraße fällt das in der Regel nicht weiter auf. Man kann sich ja die Auslagen in den Geschäften in der Zwischenzeit anschauen. Dies prägte den im Volksmund bekannten Ausdruck »Schaufensterkrankheit«.

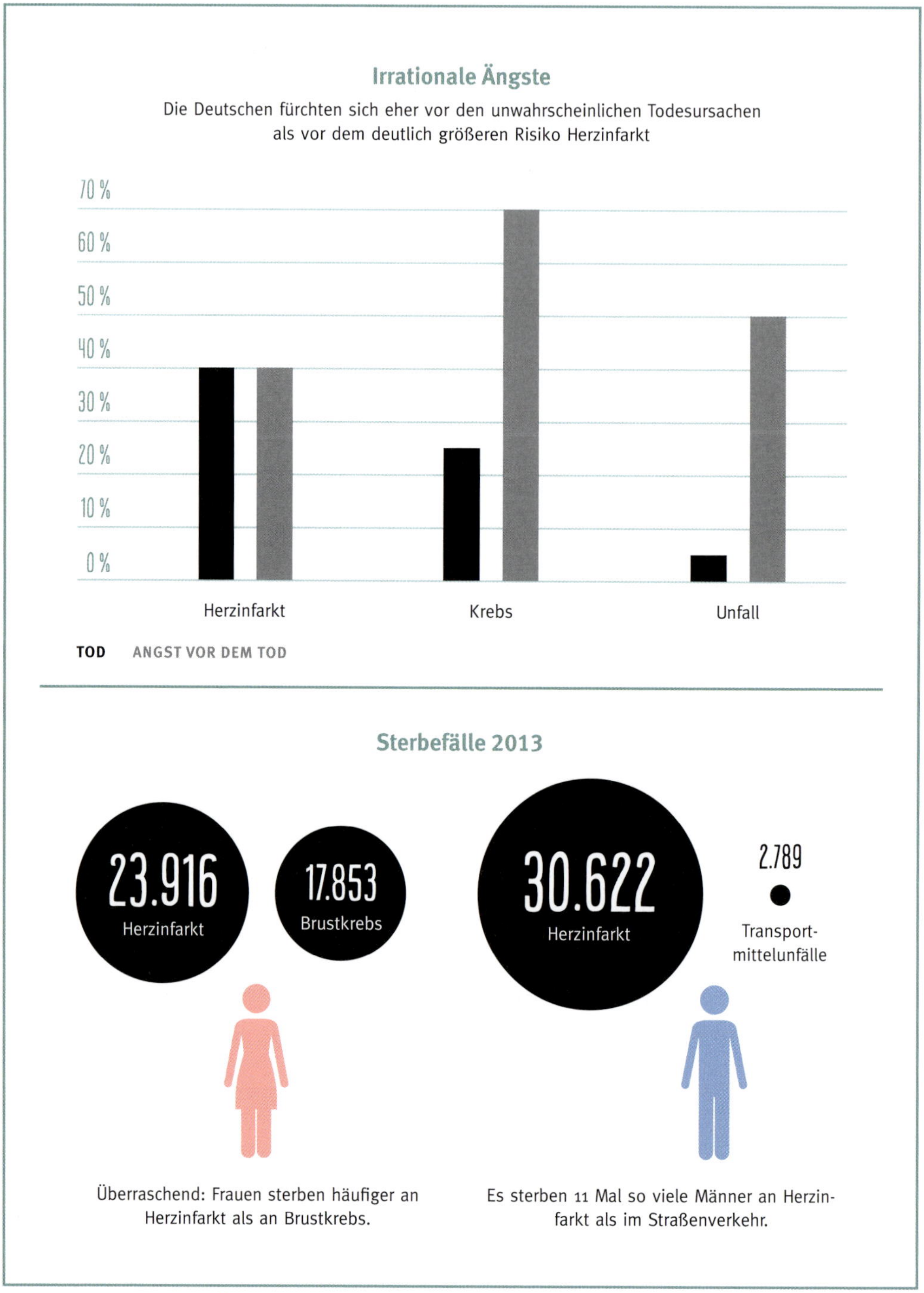

Die Ängste der Deutschen kreisen viel stärker darum, an einer Krebserkrankung zu sterben oder bei einem Unfall ums Leben zu kommen. Dabei ist der »Herztod« viel wahrscheinlicher.

Die klinische Stadieneinteilung erfolgt hierzulande nach der schmerzfrei möglichen Gehstrecke:

- **Stadium I:** keine Beschwerden, Diagnose wurde zufällig gestellt. 75 Prozent aller pAVK Patienten zeigen keine Symptome.
- **Stadium II:** belastungsabhängige Beinschmerzen (IIa: Gehstrecke > 200 Meter; IIb Gehstrecke < 200 Meter).
- **Stadium III:** Schmerzen treten bereits im Ruhezustand auf.
- **Stadium IV:** Zusätzlich sind abgestorbene Gewebeanteile und nicht heilende Geschwüre vorhanden.

Über zehn Prozent der Patienten mit pAVK weisen auch Gefäßveränderungen an den Hirnarterien auf und über 30 Prozent sind an einer KHK erkrankt. Schon im Stadium II der pAVK findet sich bei der Hälfte der Patienten auch eine KHK. Im Stadium III und IV weisen 90 Prozent der Patienten eine KHK und 50 Prozent eine Arteriosklerose der Hirngefäße auf. Die meisten pAVK-Patienten versterben folglich nicht direkt an den Durchblutungsstörungen der peripheren Gefäße, sondern an Herzinfarkt, plötzlichem Herztod und Schlaganfall. Damit sind diese kardiovaskulären Komplikationen die große Gefahr der pAVK. Das ist den meisten Patienten nicht bewusst. Der Anschluss einer KHK und einer Arteriosklerose der Halsschlagadern ist immens wichtig.

Bei Verdacht auf eine pAVK kann über den Hausarzt die weitere Abklärung erfolgen. Hierbei wird zunächst der Knöchel-Arm-Index bestimmt. Nach 10 bis 15 Minuten in Ruhelage wird der Blutdruck an beiden Armen gemessen. Anschließend erfolgt mit einem medizinischen Gerät die Druckmessung am Innenknöchel und am Fußrücken. Normalerweise sind die Blutdruckwerte an den Armen und Beinen gleich, d. h., der Quotient Knöchel/Arm liegt bei 1. Ist der Quotient aber < 0,9, gilt eine pAVK prinzipiell bereits als bewiesen. Je niedriger der Index ausfällt, desto gravierender ist die Durchblutungsstörung. Ein pathologischer Wert des Knöchel-Arm-Index ist ein unabhängiger Indikator für eine Krankheitshäufigkeit aus dem Bereich der Herz-Kreislauf-Erkrankungen. Das gilt ebenso in Bezug auf die kardiovaskuläre Sterblichkeit. Einfach gesagt: Je niedriger dieser Index ausfällt, desto höher die Häufigkeit von Herz-Kreislauf-Erkrankungen und desto höher auch die Patientensterblichkeit. Über einen Gefäßspezialisten erfolgen weitere Untersuchungen. Er kann die Durchblutungsstörungen genauer lokalisieren und deren Ausmaß exakter beurteilen. Zu diesem Zweck wird heute in aller Regel die sogenannte Farbkodierte Duplexsonographie (FKDS) eingesetzt. Es handelt sich hierbei um eine spezielle Ultraschallmethode. Der Grad einer Engstelle sowie die Längenausdehnung eines betroffenen Gefäßsegmentes sind so messbar.

Die essentielle Basis der Behandlung besteht in der konsequenten Ausschaltung der bedeutsamen Risikofaktoren: Rauchstopp, optimale Einstellung eines Diabetes mellitus, Behandlung der arteriellen Hypertonie, Normalisierung einer Blutfettstoffwechselstörung, Gewichtsnormalisierung und Bewegung. Im Stadium I und II ist ein strukturiertes Bewegungsprogramm die entscheidende Therapiesäule. Im Stadium II bis IV sind Maßnahmen zur Wiederherstellung der Durchblutung angezeigt. Ähnlich wie beim Herzen werden Kathetertechniken und Stentimplantationen eingesetzt oder operative Gefäßrekonstruktionen und Bypässe gelegt. Zuweilen sind Amputationen unvermeidlich.

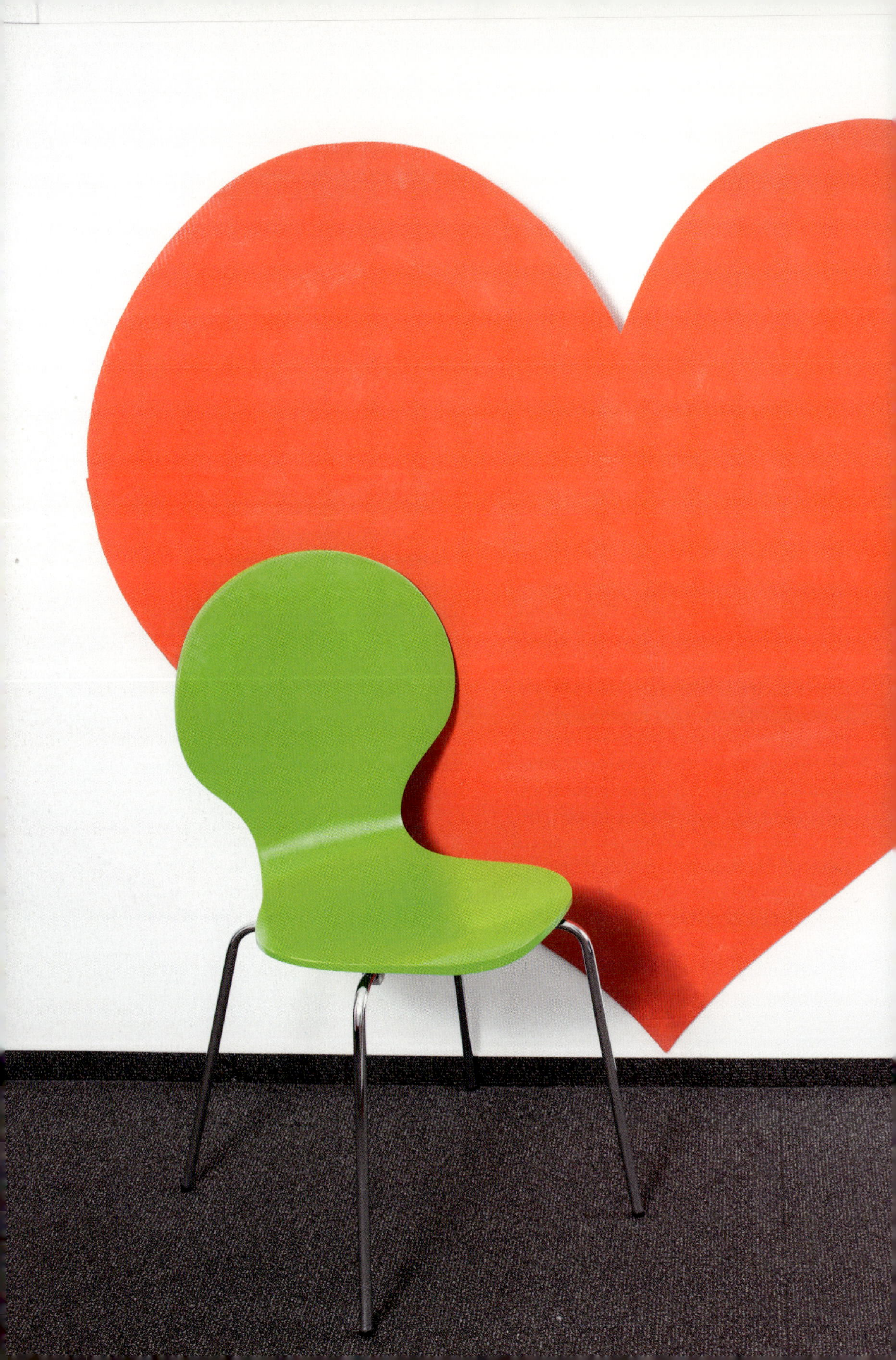

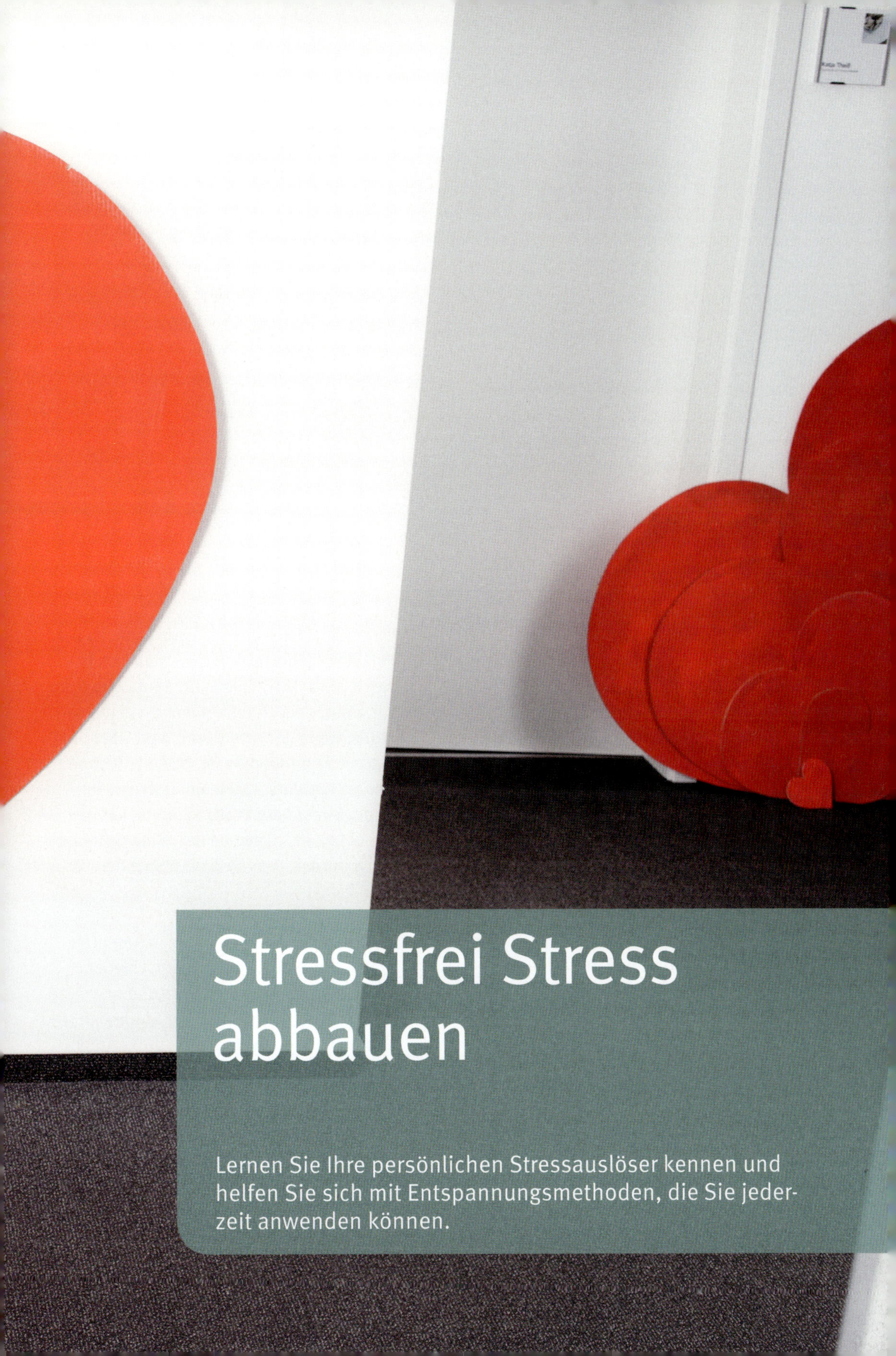

Stressfrei Stress abbauen

Lernen Sie Ihre persönlichen Stressauslöser kennen und helfen Sie sich mit Entspannungsmethoden, die Sie jederzeit anwenden können.

Jeder Jeck ist anders

Stress abbauen – entspannen. Leichter gesagt als getan. Doch was stresst uns eigentlich? Und was können wir dagegen tun? Vor allem, wie überzeugen wir unseren inneren Schweinehund davon?

Ursprünglich stammt der Ausdruck »Stress« aus der technischen Materialforschung. Man untersuchte, welchen Einfluss Druck (Stress) auf das untersuchte Material hat. Heute ist Stress in aller Munde und noch keiner hat ein Geheimrezept dagegen gefunden.

Sich selber kennenlernen

Zunächst muss man feststellen, wie man worauf reagiert und ob nicht vielleicht neben dem Zeitdruck und der Arbeitsbelastung auch die eigene Wut, Ehrgeiz, Verbissenheit oder Konkurrenzdenken den Stress erzeugen. Manche finden nicht einmal nach einem Erfolgserlebnis »Frieden«, sondern streben immer nach neuer Bestätigung, sodass sogar Freizeit zur Belastung werden kann. Um ein Gefühl für den Stresslevel zu vermitteln, wurde am Karlsruher Institut für Technologie (KIT) ein Brustgurt entwickelt, der ähnlich wie eine Pulsuhr funktioniert, aber zusätzlich auch Herzratenvariabilität und körperliche Bewegung messen kann. Ist der Puls ständig hoch, ohne dass man sich bewegt, ist das ein Zeichen für Stress. Auch die Variabilität der Herzfrequenz gilt als Messgröße, wenn der gemessene Wert über den Tagesverlauf monoton ist. Man kann diese Uhr auch nachts tragen, um festzustellen, ob der Stress bereits auch Einfluss auf den Schlaf hat. Bei manchen hat man regelrecht den Eindruck, dass sie das Entspannen verlernt haben.

Bei hohem Stressaufkommen ist »mentale Kraft« gefragt. Dafür gibt es verschiedene Methoden, die helfen, gezielte und bewusste Entspannung zu finden. Diese Methoden lernt und übt man am besten unter Anleitung. Die meisten Krankenkassen vermitteln Kurse, die teilweise auch von ihnen finanziert werden. Jeder Arbeitnehmer hat zudem Anspruch auf jährlich fünf Tage Bildungsurlaub. Bundesweit gibt es Angebote, von Yoga und Qigong über autogenes Training bis hin zur Muskelentspannung nach Jacobsen, alles Techniken, die den Stresslevel runterfahren.

Work-Life-Balance

Negativer Stress macht uns krank! Stress im Berufsleben zu vermeiden, ist für viele oft unmöglich. Umso wichtiger ist es, die eigenen Interessen im Blick zu behalten. Wer zum Beispiel im Chor singt oder Fußball oder Volleyball als Ausgleichsport spielt, ist auf dem besten Weg, angespannte Situationen zu meistern.

Manch einem mögen auch schon Spazierengehen, Lesen oder Atemübungen für einen stressfreien Alltag genügen. Langsame und tiefe Atmung beeinflusst jedenfalls den Herzrhythmus. Tiefes Einatmen erhöht den Puls, Ausatmen senkt ihn. Beides zusammen trainiert die Entspannungsfähigkeit des Körpers. Die atemabhängige Pulsveränderung kann man problemlos selbst am Handgelenk ertasten bzw. ausprobieren.

Hilfreich kann auch sein, in aufregenden Situationen mal die Perspektive zu wechseln. Also, wenn der Kollege mal wieder ein Chaos veranstaltet oder nicht das tut, was abgesprochen ist, lassen Sie sich dadurch nicht stressen sondern blicken Sie von außen auf die Situation. Sie werden feststellen, dass es das Beste ist, die Situation zu akzeptieren. Das funktioniert im Berufsleben genauso wie auch in der Schlange an der Supermarktkasse – nicht ungehalten werden, sondern versuchen, die Situation anzunehmen und aus der Distanz zu betrachten. Versuchen Sie, die gegebene Situation als »geschenkte Zugabe« zu verstehen, in der Sie z. B. gerade jetzt die Zeit haben – zugegeben, gezwungenermaßen –, die Menschen vor Ihnen in der Schlange zu beobachten. Betrachten Sie die Einkäufe, die Ihr »Leidensgenosse« auf das Kassenband legt, und überlegen sich wertfrei, was er daraus wohl daheim so zaubern wird. Ja, das ist schwer, aber wenn man die Sache von außen betrachtet, senkt man den eigenen Stresslevel und verschafft sich so Distanz zum Geschehen. Wer das übt, kann langfristig sogar seinen Blutdruck senken, wodurch das Risiko für Herzattacken aller Art reduziert wird.

Achtsamkeit

Unter Achtsamkeit versteht man eine Art der Selbstbeobachtung. In jedem Moment soll man sich seine Gedanken, Gefühle und Körperempfindungen bewusst machen. Das schult die Wahrnehmung und hilft zum Beispiel auch mal, eine andere Perspektive einzunehmen, um entspannter mit Stress und belastenden Einflüssen umzugehen. Man lernt, zu akzeptieren, alles so anzunehmen, wie es ist. Auf diese Weise behält man die Kontrolle in stressigen Situationen. Die Idee ist es, sich auf den gegenwärtigen Moment zu konzentrieren.

Zu den gängigsten Methoden des Achtsamkeitstraining (Seite 117) zählt MBSR

(Mindfulness-Based Stress Reduction), die achtsamkeitsbasierte Stressreduktion. Diese Methode richtet sich an Menschen, die unter Konzentrationsmangel, chronischen Krankheiten, Schlafstörungen oder Erschöpfung leiden, um Burnout vorzubeugen, oder einfach an Menschen, die durch Achtsamkeitstraining lernen wollen, mit privatem oder beruflichen Stress besser umzugehen.

Ändern Sie Ihre Lebensweise

Auf der Couch vor dem Fernseher entspannen, das ist für viele eine verlockende Aussicht. Aber Kriegsnachrichten, Krimis oder auch Herz-Schmerz-Geschichten dienen nicht wirklich nachhaltig einer Stressreduktion, sinnvoller wäre es, die Flimmerkiste abzuschalten und vielleicht lieber Musik zu hören, oder gar mitzusingen. Das macht den Kopf frei und hilft vielleicht, eine andere Sicht auf den Stress des Tages einzunehmen. Auch können Sie einen »Gegenentwurf« zum bisherigen Leben starten. Überlegen Sie sich dafür, was sie gerne unternehmen würden und wen sie vielleicht gerne regelmäßig treffen würden.

Ebenso hilft Bewegung, Stress zu reduzieren. Ausdauersport baut Stresshormone ab und macht, regelmäßig betrieben, stressresistent. Außerdem kann der Körper so die negative Stressenergie in positive Bewegungsenergie umwandeln. Wer sich bewegt, kann aufgestaute Stressenergie in den Muskeln verbrennen. Stress, Wut, Anspannung und Ärger verrauchen. So kann man dem Stress davonlaufen, was am Arbeitsplatz nicht geht. Die Stresshormone Adrenalin, Noradrenalin und Cortisol können dadurch die Arterien nicht verengen. Außerdem sieht nach einem entspannten Lauf so manches Problem ganz anders aus.

Die, die in stressigen Lebensphasen zu Gesundheitsmuffeln werden und rauchen, fett und süß essen und sich so gut wie gar nicht mehr bewegen, brauchen vielleicht eher medizinische Prävention, also eine Maßnahme, die zu den Entspannungsmethoden und -übungen noch Tipps zur Lebensführung gibt. Die Verbesserung des Gesundheitszustands beugt dann auch neuem Stress vor. Ein fitter Körper steckt Stress zudem besser weg. Wichtig ist auch, Kontakte zu Freunden zu pflegen. Gespräche und zwischenmenschliche Beziehungen können vor einem Ausbrennen schützen.

Angenehme entspannende Musik wirkt sich nachweislich positiv auf den Organismus aus. Herzspezialisten untersuchten den Zusammenhang von Musik und Herzgesundheit. Dabei stellten sie fest, dass vor allem klassische Musik das Herz-Kreislauf-System positiv beeinflusst, Stressgefühle reduzieren hilft und Schlafstörungen vorbeugt. Wer kann, sollte sich hin und wieder einfach einen Ruhetag von allem mit Pipi Langstrumpf als Vorbild nehmen. »Faulsein ist wunderschön« – probieren Sie es doch mal aus.

Glück schützt das Herz

Positive Gefühle schützen das Herz, wie eine langjährige Studie des Instituts für Klinische Physiologie in Pisa (Italien) ergeben hat: Fantasie, Mitgefühl und spirituelle Interessen senken den Blutdruck und bewirken bessere Untersuchungsergebnisse. Zudem wurde bei Patienten mit einem hohen Niveau von Ärger und Wut ein höheres Risiko für Herzprobleme als bei Patienten, die sich wenig ärgerten, beobachtet. Es zeigte sich, dass Beschäftigte, deren Arbeit psychisch belastend ist und wenig Gestaltungsspielräume zulässt, ein 23 Prozent höheres

Risiko für einen Herzinfarkt haben als Personen, die keinen solchen Arbeitsstress erleben. Während unter den Patienten, die sich wenig ärgerten, 78,5 Prozent in zehn Jahren keinen weiteren Herzinfarkt erlitten, waren es unter denjenigen mit einem hohen Wut- und Ärger-Niveau nur 57,4 Prozent.

Die Zigarette danach

Nikotin ist ein starkes Körpergift. Wenn ein Kind eine Zigarette verschlucken würde, könnte das schon zum Tod führen, ein Erwachsener müsste etwa drei vertilgen. Das Nikotin würde das gesamte Steuerungs- und Regulationssystem lähmen. Das Inhalieren des Rauches ist nicht direkt lebensbedrohlich. Dies liegt daran, dass beim Lungenzug nur geringe Mengen des Nikotins in die Blutbahn gelangen und dort auch schnell wieder abgebaut werden.

Die Zigarette danach, egal ob nach dem Essen, dem Sex oder einer stressigen Situation, gilt als entspannend. Doch das ist nur ein subjektives Gefühl. Medizinisch betrachtet wirkt sie sich negativ auf den Blutdruck aus. Fünf Minuten nach dem Rauchen einer Zigarette kommt es zur Erhöhung der Pulsfrequenz und des Blutdrucks. Zudem schädigt Nikotin die Gefäße und fördert die Entstehung von Arteriosklerose. Wenn schon Bluthochdruck besteht, erhöht Rauchen erheblich das Risiko für einen Schlaganfall oder einen Herzinfarkt. Rauchen ist einer der größten Risikofaktoren bei der Entstehung von Herz-Kreislauf-Erkrankungen, zu dem auch das Raucherbein zu zählen ist. Das Nikotin in der Zigarette verändert die Zusammensetzung des Blutes, sodass es leichter gerinnt. Deshalb bilden sich leichter Blutgerinnsel (Thromben), die zu einer Thrombose führen können. Frauen, die die Pille einnehmen, spielen doppelt mit dem Feuer, denn die Blutgerinnsel können sich auch in gesunden Gefäßen bilden und Beinthrombosen verursachen. Bei Männern kann das Rauchen zu Impotenz führen.

Wer das Rauchen aufgibt, lebt gesünder. Erst fünf Jahre nachdem man mit dem Rauchen aufgehört hat, ist das Risiko, einen Herzinfarkt oder einen Schlaganfall zu erleiden, dem von Nichtrauchern vergleichbar. Raucher haben einen erhöhten Grundumsatz, das heißt, sie verbrennen mehr Kalorien und dadurch, dass sie weniger Hunger haben, ist der Appetit gehemmt. Leider nehmen die, die mit dem Rauchen aufhören, erst mal zu. Bis zu 10 Kilogramm landen auf den Hüften. Nur Bewegung kann das verhindern.

Finger weg vom Stressabbau mit Pillen

Immer wieder fragen Patienten nach Medikamenten, die ihren Stress abbauen sollen. Das lehne ich ganz klar ab, denn die Medikamente lösen das Problem nicht, sondern verschleiern es nur. Präparate, die beruhigen und das Stressgefühl mindern, gibt es natürlich zu Hauf. Sie sollten aber nur eingenommen werden, wenn das ärztlich überwacht wird. Denn Beruhigungsmittel wie zum Beispiel Benzodiazepine führen relativ schnell zur Abhängigkeit. Wenn überhaupt, sollten solche Präparate nur in Extremsituationen genommen und verordnet werden. Auch die Nebenwirkungen sind erheblich: Mattigkeit und Konzentrationsverlust gehören dazu.

Entspannung für jedermann

Das Angebot an Entspannungstechniken ist groß. Probieren Sie aus, was für Sie passt und nehmen Sie sich regelmäßig Zeit dafür. Sie investieren damit überaus sinnvoll in Ihre Gesundheit.

Qigong

Das Wort »Qigong« setzt sich aus zwei Wörtern zusammen, »qi« für die Lebenskraft und »gong« für »ausdauerndes Üben«. Bei Qigong handelt es sich um ein Selbstübungssystem auf Basis von Körperhaltungen, Atmung und Trainieren der Vorstellungskraft. Es ist ein jahrtausendealtes Bewegungs- und Meditationssystem, das aber erst seit etwa 50 Jahren als Qigong bezeichnet wird. In China und seinen Provinzen ist es weit verbreitet und dient sehr vielen Chinesen als tägliches Fitnessprogramm. Dort werden zur Vorbeugung und Verbesserung des Wohlbefindens 20 Minuten täglich empfohlen. Außerdem ist Qigong auch Bestandteil der traditionellen Chinesischen Medizin. Auffallend sind die langsamen manchmal fast statischen Übungen. Der Übergang zwischen Bewegung und Meditation ist fast fließend.

Man geht davon aus, dass durch Qigong körperliche, geistige und seelische Funktionen reguliert und gestärkt werden. Es geht darum, dass das Yin und Yang eines jeden in Harmonie bleiben. Die Idee, die die Grundlage für die klassischen Chinesische Heilkunst bildet, meint, dass, »wenn alles (im Körper) frei fließt« und im regelmäßigen Rhythmus ist, keine Krankheit entstehen kann. Nur wer gesund ist, bei dem ist alles im freien Fluss. Krankheit stört das System, vor allem den übergeordneten Energiefluss. Um das abzuwenden, gilt es sicherzustellen, dass der »freie Fluss« gewährleistet bleibt. Ist der gestört, helfen die Qigong-Figuren, die den jeweiligen Beschwerdebildern zugeordnet sind. Allerdings geht es dabei nicht nur um Arme und Beine, sondern auch um innere Prozesse, die durch die Vorstellungskraft angeregt werden. Um all das richtig zu lernen und einen Einblick zu bekommen, was damit gemeint ist, bietet es sich an, einen Kurs zu besuchen oder einige Einzelstunden zu nehmen. Natürlich kann man sich auf YouTube Filme suchen und sich die Bewegungsabläufe anschauen und nachmachen. Da es sich bei Qigong aber auch um eine Lebenshaltung handelt, denke ich, dass man sich einführen lassen sollte. Es gibt nicht viele Studien über die Wirksamkeit von Qigong, gesichert ist aber, dass der Cortisolspiegel sinkt und sich das Abwehrsystem verbessert. Teilnehmer beschreiben eine innere Ausgeglichenheit und allgemeines Wohlbefinden während und nach den Übungen.

Yoga

Yoga hilft Risikofaktoren von Herz-Kreislauf-Erkrankungen zu mildern. Es senkt den Cholesterinspiegel und den Blutdruck und wer täglich trainiert, kann auch noch Pfunde verlieren. Da Yogaübungen mit Kraft und Koordination ausgeführt werden müssen, sind sie ähnlich effektiv wie Ausdauer- und Kraftsportarten. Studien belegen, dass Herzpatienten, für die Ausdauersport zu anstrengend ist, Yoga üben können. Allerdings sollte das Training angeleitet sein, da es im Yoga auch Übungen gibt, die zum Beispiel bei Bluthochdruck nicht durchgeführt werden sollten. Dazu gehören vor allem Übungen, bei denen der Kopf nach unten gebeugt werden muss. Yoga ist ähnlich wie Qigong eine Kombination aus Atem-, Dehn- und Visualisierungsübungen. Hinzu kommen Körperhaltungen, die auf all das vorbereiten sollen. Yoga ist aber mehr als das, es ist eine Lebenshaltung. Zurückzuführen ist Yoga auf den Gelehrten Pantanjali, der diese Übungen zusammenstellte, um, vereinfacht gesagt, die Gedanken aus dem Kopf zu vertreiben und den Geist zu beruhigen. Alle Übungen werden langsam und bewusst ausgeführt. Sie sollten aber »absichtslos« und ohne »Ehrgeiz«, nur um ihrer selbst willen durchgeführt werden. Wem das gelingt, der hat auf jeden Fall in Sachen Stressreduzierung schon einen großen Fortschritt hin zur Entspannung getan. Ursprüngliches Ziel des Yoga ist es, einen Zustand des Gleichgewichtes und des inneren Friedens zu erreichen. Bei uns stellt Yoga den Oberbegriff für körperliche Übungen (Asanas) und (Atem-)Meditationen zur Verbesserung des Körpergefühls und der eigenen Wahrnehmung dar. Dabei werden den verschiedenen Asanas unterschiedliche Wirkungen zugeordnet:

- **Asanas im Stehen:** Sie stärken Bein- und Rückenmuskulatur, das Herz-Kreislauf-System und die Durchblutung der unteren Gliedmaßen, was Thrombosen vorbeugt.
- **Asanas im Sitzen**: Sie dehnen die Muskeln und helfen den Atem zu beruhigen, was Stress und Wut beruhigen kann.
- **Vorwärtsbeugen:** Dabei werden die Unterleibsorgane entlastet, der Pulsschlag und der Blutdruck gesenkt, das Blut zirkuliert leichter durch den Körper.
- **Umkehrhaltungen:** Herz, Hirn und Lunge werden besser durchblutet, deshalb ist bei bestehendem Bluthochdruck Vorsicht geboten.

- **Rückbeugen:** Sie stimulieren das zentrale Nervensystem und machen es resistenter gegen Stress, Spannungszustände und Erschöpfung. Rückbeugen regen den Organismus an und erfrischen den ganzen Körper mit neuer Energie.
- **Asanas im Liegen:** Regenerieren den Körper und helfen, Stress zu reduzieren.

In den vergangenen 30 Jahren hat Yoga einen enormen Boom erfahren. In jedem Fitness-Studio wird es angeboten und aus der ursprünglichen Geisteshaltung wurde eine Massensportbewegung gemacht. Es gibt unterschiedliche Yogarichtungen wie Hatha, Iyengar oder Asthanga, die alle ihren Ursprung in den Lehren des Pantanjali haben, aber unterschiedliche Bewegungsintensitäten erfordern. Da Yoga auch eine Lebenshaltung ist, sollte man darauf achten, welchen Lehrer man sich aussucht. Denn zwischen den Yogalehrern, die eine langjährige Erfahrung und Ausbildung haben, und jenen, die ihre Ausbildung innerhalb von wenigen Wochen absolviert haben, besteht sicher ein großer Qualitätsunterschied.

Autogenes Training

Diese Entspannungsmethode wurde in der 1920er-Jahren von dem Nervenarzt J. H. Schultz entwickelt. Mithilfe von Konzentration auf Atem oder Körperteile soll man sich entspannen und seinen Körper wahrnehmen. Ähnlich wie beim Achtsamkeitstraining wird die Aufmerksamkeit auf das »Hier und Jetzt« gerichtet. Körperwahrnehmungen, Sinneseindrücke und Gedanken stehen wie auch im Yoga und Qigong im Zentrum. All diese Praktiken üben das »fokussierte Beobachten« und sollen helfen, sich aus dem Geschehen herauszunehmen und, vereinfacht gesagt, den Dingen ihren Lauf zu lassen. Die Übungen können im Liegen oder Sitzen, möglichst in einer entspannten und ruhigen Atmosphäre stattfinden. Man sollte sich mindestens 10 bis 15 Minuten Zeit für eine Übungseinheit nehmen. Zunächst konzentriert man sich nur auf das Ein- und Ausatmen und in Folge auf die Schwere der Extremitäten. Danach kann man sich auch auf das Herz konzentrieren und versuchen, seinen Schlag zu spüren.

Progressive Muskelentspannung nach Jacobsen

Der amerikanische Arzt Edmund Jacobson ist der Begründer dieser Methode. Als er sich vor etwa 100 Jahren mit der Funktion der Muskeln beschäftigte, fand er heraus, dass durch gezieltes kräftiges Anspannen und anschließendes Lösen der Kraft die daraufhin folgende Entspannung von Muskelgruppen tiefer und intensiver erreicht werden kann. Hintergrund war die Beobachtung, dass wenn wir in Angstsituationen oder unter starker Anspannung stehen, sich unsere Muskulatur automatisch verkrampft. Je größer diese Anspannung ist, desto ausgeprägter sind auch die Muskelanspannungen, die zu Blockaden, Schmerzen und psychosomatische Störungen führen können. Trainiert man das An- und Entspannen, beugt man dem vor und hilft, Stress von vornherein zu vermeiden. Empfohlen wird diese Technik bei Bluthochdruck, Stress, Lampenfieber, Angst, Schlafstörungen oder Spannungskopfschmerzen.

Im Prinzip werden bei der progressiven Muskelentspannung nach Jacobsen verschiedene Muskelgruppen angespannt und nach kurzer Zeit wieder entspannt. Fast überall kann man diese Übungen machen, im Büro, im Flugzeug, im Auto und an jeder roten Ampel.

Progressive Muskelentspannung nach Jacobsen wird ebenfalls in Kursen angeboten. Es gibt aber auch zahlreiche Audiodateien oder CDs, die im Internet oder Handel angeboten werden.

Pilates

Der Erfinder Josef Hubert Pilates, geboren 1883 in Mönchengladbach, hat im vergangenen Jahrhundert diese Bewegungsform erfunden, um mehr Beweglichkeit in die Wirbelsäule zu bringen. Seine Idee: die Muskeln mithilfe des Geistes zu steuern. Kraftübungen, Stretching und bewusste Atmung sind die Grundlage des Trainings. Wichtig ist dabei auch, dass die Bewegungen fließend sind und präzise und kontrolliert durchgeführt werden. Da Pilates sich in New York in der Nähe des New York City Balletts niedergelassen hatte, zählte er ursprünglich vor allem Balletttänzer und -tänzerinnen zu seinen Kunden. Diese nutzten Pilates zum Ausgleich ihrer oft einseitigen Belastungen. Inzwischen ist Pilates Volkssport. Fast jedes Fitness-Studio bietet Kurse an. Pilates dient dabei nicht nur der Rückengesundheit, sondern es hilft auch, Stress zu reduzieren. Viele Übungen ähneln im Übrigen Yogahaltungen, allerdings wird bei Pilates der Atem oft anders gelenkt als bei Yogaübungen. Geübt wird im Stehen oder Liegen oft mit speziellen Pilatesgeräten, wie zum Beispiel einer Rolle. Die Bewegungen sind fließend, lösen Verspannungen und helfen sogar, Muskeln aufzubauen. Mitmachen kann jeder, auch wer keinerlei sportliche Erfahrung und Ambitionen hat. Wichtig ist, dass man einen Kurs findet, in dem man sich wohlfühlt.

Achtsamkeitstraining

Achtsamkeitstraining oder Mindfulness-Based Stress Reduction, kurz MBSR, hilft, Stress zu reduzieren. Entwickelt wurde es 1979 an der Universitätsklinik von Massachusetts von Jon Kabat Zinn und es ist das wissenschaftlich sicher am besten ausgewertete Stressbewältigungsprogramm. Die Übungen sind eine Mischung aus Yoga, Body Scan, Atemlenkungen und Meditation. Allerdings macht ein MBSR-Training nur Sinn, wenn man sich nicht in einer akuten »Krise« befindet. In den MBSR-Kursen lernt man, wie man sich zum Beispiel durch einige bewusste Atemzüge aus einer stressigen Situation befreien kann. Das funktioniert natürlich nur, wenn man das Training in den Alltag einbaut und täglich übt. Es gibt MBSR-Kurse, deren Kosten ggf. von den Krankenkassen erstattet werden. Vereinzelt werden fünftägige MBSR-Seminare als Bildungsurlaub angeboten.

Tai-Chi

Korrekt heißt es »Taijiquan«: In China ein Volkssport, den nahezu jeder praktiziert. Ursprünglich sind diese etwa 400 Jahre alten »Bewegungsabfolgen« eine Kampfkunst gewesen. Tai-Chi sind harmonische Bewegungsabfolgen, die die innere Kampfkunst stärken sollen. Wichtig ist bei allen Übungen die aufgerichtete Haltung in Kombination mit Atem und fließenden Bewegungen. Damit diese harmonisch ablaufen, muss man darauf achten, dass alles aufeinander abgestimmt ist. Die Übungen sollte man sich von einem ausgebildeten Lehrer zeigen lassen. Dabei wird man zehn Grundübungen lernen, die man zuhause dann leicht alleine durchführen kann.

So entspannt sich Dr. Mo

Ich denke, es ergeht mir nicht anders als Ihnen. Herausforderungen in allen vorstellbaren Formen prasseln auf mich ein. So schaffe ich mir Momente der Entspannung.

Die zunehmende Arbeitsverdichtung belastet uns alle. Dabei sind die regulären Termine mit den Patienten im Rahmen der täglichen Sprechstunde der mit Abstand angenehmste Teil des Tages. Aber die gewaltige Informationsflut durch Fax, E-Mail, normale Post, Versicherungsanfragen, diverse Anträge auf Rehabilitationen, (Mutter-Kind-)Kuren, Gutachten, Attestwünsche, Pflichtfortbildungen, Abrechnungen mit einer überbordenden Bürokratie, diffusen Anfragen der Krankenkassen, Praxisführung mit regelmäßiger Teambesprechung, Personal-, Bewerbungs-, Kritik- und Zielvereinbarungsgesprächen und auch Anfragen anderer TV-Sender und Radiostationen zu gewünschten »kurzen« Statements zu aktuellen medizinischen Themen bereiten einen überaus gefüllten Arbeitstag.

Zwar gibt es nach der Morgensprechstunde eine verhältnismäßig ausgedehnte »Mittagspause«, die aber in den meisten Fällen auch prall gefüllt ist. Leider wird eigentlich zu oft von morgens 8 Uhr bis abends 19 Uhr durchgearbeitet, ohne dass die Patienten das direkt mitbekommen. Parallel gibt es noch die privaten Erwartungen von Familie mit Frau und Kindern, Freunden und Bekannten. Entspannung? Ja, wünschenswert, erforderlich und notwendig.

Laufen – für mich ein Gewinn

Einen Großteil meiner Entspannung verschaffe ich mir tatsächlich über Bewegung und Sport. Auf meiner Laufrunde mittwochnachmittags und am Wochenende für jeweils ca. eine Stunde lasse ich mir Ärgerliches, Aufregendes, Erfreuliches, Spannendes und Notwendiges nochmal sprichwörtlich durch den Kopf gehen. Das lenkt mich einerseits von den Anstrengungen des Sports ab und andererseits sehe ich manche Dinge danach tatsächlich auch klarer. Angestaute Wut oder Ärger sind verflogen oder aber wenigstens auf ein erträgliches Maß reduziert. Das hilft mir ungemein. Ich versuche an dieser Stelle zwei Fliegen mit einer Klappe zu schlagen: Training und Stressverarbeitung in Kombination. Für mich eine echte »Win-win-Situation«. Gelegentlich gelingt es mir, meinen Sohn davon zu überzeugen, mich bei meiner »Runde« zu begleiten. So hat auch meine Frau eine verdiente Atempause.

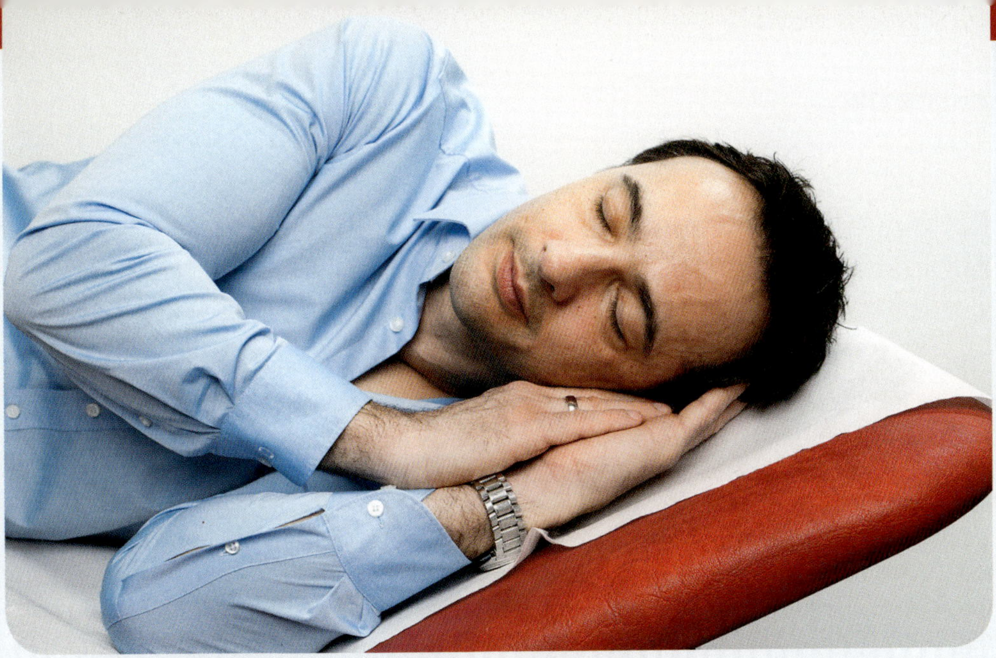

Grenzen setzen und Nein sagen!

Um der Alltagsbedingungen Herr zu werden, versuche ich, mich bewusst abzugrenzen. Ich verbitte mir, während meiner Sprechstunde von außen durch Anrufe oder Klopfen an der Tür mit ungewünschtem Eintreten ins Arztzimmer etc. gestört zu werden. Echte Notfälle selbstverständlich ausgenommen. Meine Patienten wissen das und akzeptieren, dass ich nicht allzeit ansprechbar bin. Sie profitieren im Umkehrschluss ja auch davon, wenn sie persönlich meinen Rat suchen und sie sich meiner ungeteilten Aufmerksamkeit sicher sein können. Dadurch versuche ich im Vorfeld erst keine unangebrachte Anspannung aufkommen zu lassen.

Es entspannt ungemein, mal deutlich Nein zu sagen. Mit dieser indirekten Entspannungsmaßnahme muss natürlich sensibel umgegangen werden und ich kann sie nicht inflationär einsetzen. Aber es baut für die Zukunft vor. Ein klares Nein lässt zuweilen auch zukünftig erst gar keine Anfragen für irgendeine unnötige Mehrarbeit aufkommen. Das Gleiche gilt für mich im Übrigen beim Thema Delegieren. Ich muss ja nicht alles selber machen. Auch das schafft Freiräume für Entspannung.

Sich selbst Gutes tun

Ist Entspannung dann möglich, so versuche ich es mit Selbsthypnose. Diese Technik habe ich in kurzer Zeit im Rahmen der Ausbildung zur medizinischen Hypnosetherapie erlernt. Das ist auch für medizinische Laien nach vorheriger qualifizierter Anleitung leicht erlernbar. In entspannter Sitzposition gehe ich atemunterstützt in die gewünschte, entspannende Trance und bringe mich dabei gedanklich an einen persönlichen »Wohlfühlort«, etwa einen schönen Strand oder eine Blumenwiese, und führe mir dabei die wesentlichen Sinneseindrücke vor Augen. Ich konzentriere mich darauf, was ich an diesem Ort alles sehe, höre, spüre, rieche und vielleicht sogar schmecke. Nach ca. 20 Minuten bin ich wohlig erfrischt wieder im Hier und Jetzt.

Alternativ gönne ich mir abhängig vom meinem jeweiligen Erschöpfungsgefühl auch mal ein kleines Nickerchen. Beim klassischen Powernapping auf der Liege oder bequem im Bürostuhl zurückgelehnt gehen dabei die Augen für 20 bis max. 30 Minuten zu. Den stimulierenden Espresso gibt es vorher. Nach einer so kurzen Auszeit geht die Arbeit wieder leichter von der Hand.

Ein paar Übungen zum Entspannen

Body Scan

Hierbei handelt es sich um eine Mischung aus Yoga und Achtsamkeitsübung und autogenem Training. Legen Sie sich bequem auf den Rücken. Atmen sie ruhig. Konzentrieren Sie sich auf Ihren linken kleinen Zeh. Lassen Sie Ihre Gedanken von der Außenkante des Zehs bis zur Innenkante wandern. Spüren Sie den kleinen Zeh. Dann richten Sie die Aufmerksamkeit auf die Außenseite des zweiten Zehs, bis Sie beim dritten ankommen usw. Lassen Sie Ihre Gedanken dann Schritt für Schritt über das linke Bein, durch die Organe zum Kopf wandern, bis Sie beim rechten kleinen Zeh ankommen. Das Ganze dauert bis zu 40 Minuten. Danach werden Sie sich sehr entspannt fühlen.

Atemübungen

Atemübungen benötigen wenig Zeit und können überall gemacht werden, da es egal ist, ob man steht sitzt oder liegt. Atmen Sie tief ein, beobachten Sie, wie der Atem durch die Nase in den Bauchraum strömt und wie er ihn wieder verlässt. Verfolgen Sie die Pausen, die zwischen den einzelnen Atemzügen entstehen. Beobachten Sie, wie die Atemzüge immer länger werden und wie Sie sich frisch fühlen mit jedem neuen Atemzug. Stellen Sie sich vor, wie Sie mit jedem Einatmen Entspannung in sich aufnehmen und

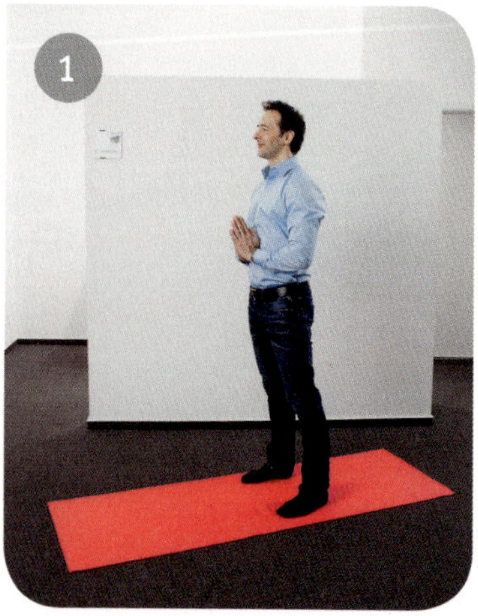

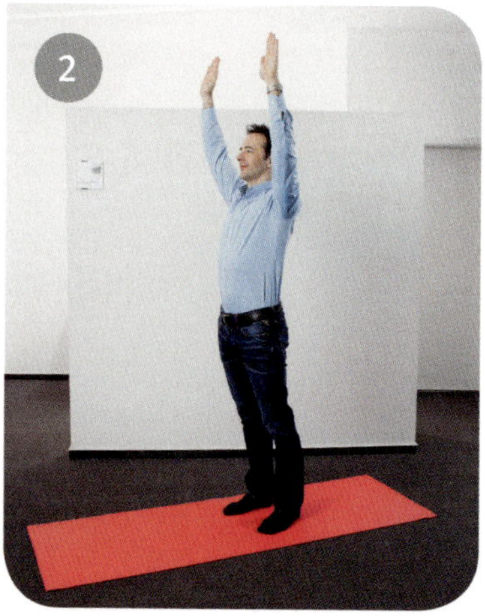

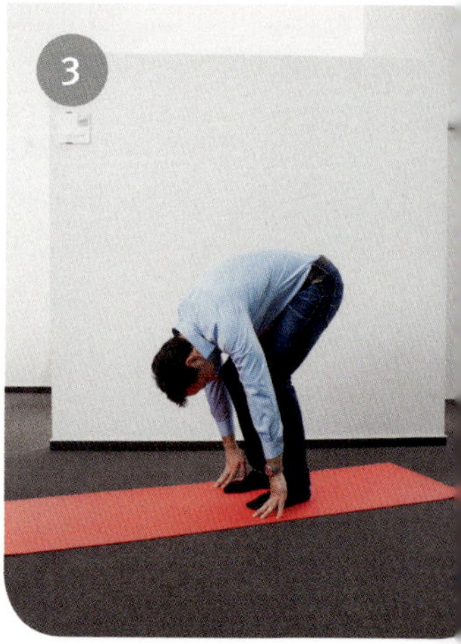

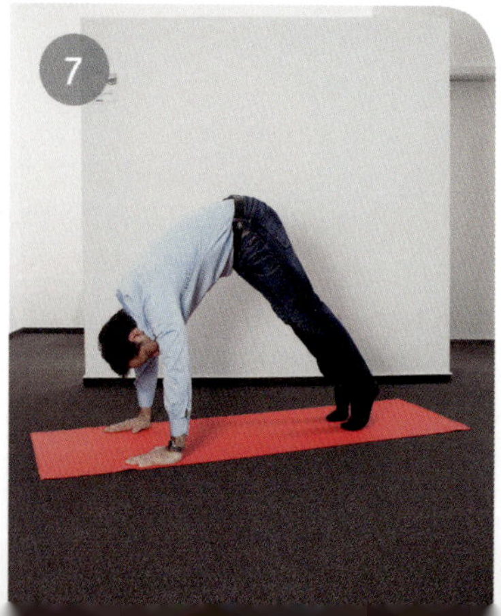

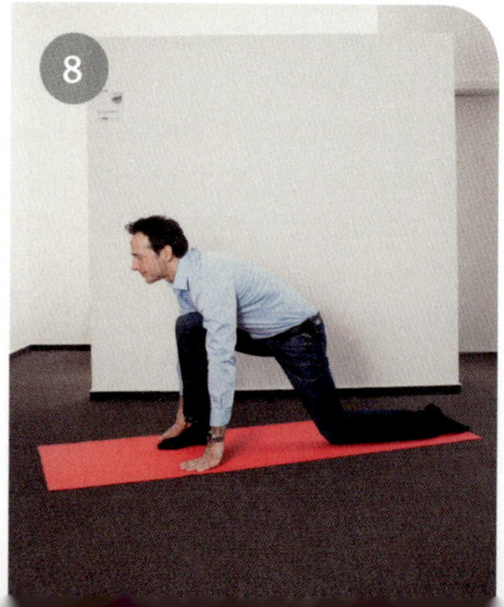

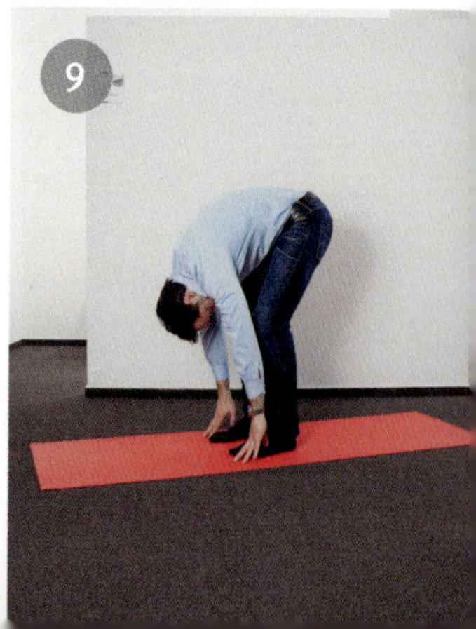

mit jedem Ausatmen Anspannung abfließen lassen, so wie eine frische Welle am Strand anbrandet und wieder beruhigt abfließt. Versuchen Sie Gedanken, die sich dazwischendrängen wollen, mit auszuatmen und sich allein Ihrer Atembetrachtung zu widmen. Versuchen Sie dabei zu lächeln. Mit der Zeit werden Sie merken, wie gut es tut und selbst entscheiden, wann Sie das wie lange machen wollen.

Sonnengruß

Diese bekannteste Yoga-Übungsfolge mit einer Mischung aus Rückbeugen, Vorbeugen und Bewegung wirkt blutdrucksenkend und stressreduzierend. Für Choleriker im Wutrausch bietet sich an, mindestens fünfmal hintereinander den Sonnengruß zu machen, und danach eine Atemmeditation anzuschließen. Das powert erst mal aus und hilft, zu entspannen.

1. Zunächst werden beim Ausatmen die Hände vor der Brust gegeneinander zusammengelegt.
2. Einatmen: Die Hände und Arme werden neben dem Körper, gerade nach oben gestreckt.
3. Ausatmen: Nach vorn beugen, die Knie werden gebeugt und die Hände neben den Füßen aufgestellt.
4. Einatmen: Das rechte Bein nach hinten strecken. Anfänger wie ich dürfen das Knie aufsetzen.
5. Atem anhalten: Das linke Bein daneben stellen. Einatmen: Mit geradem Rücken in

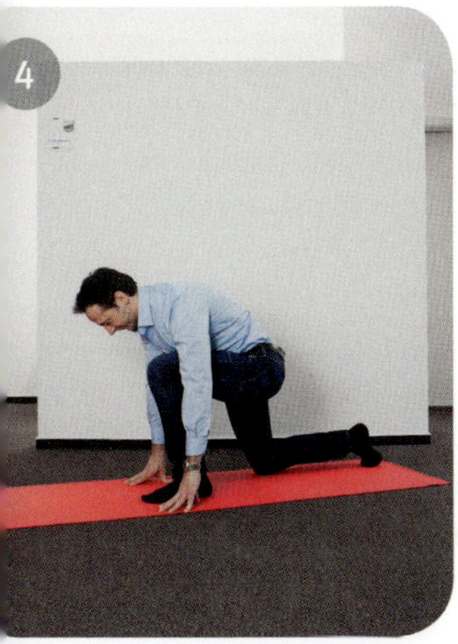

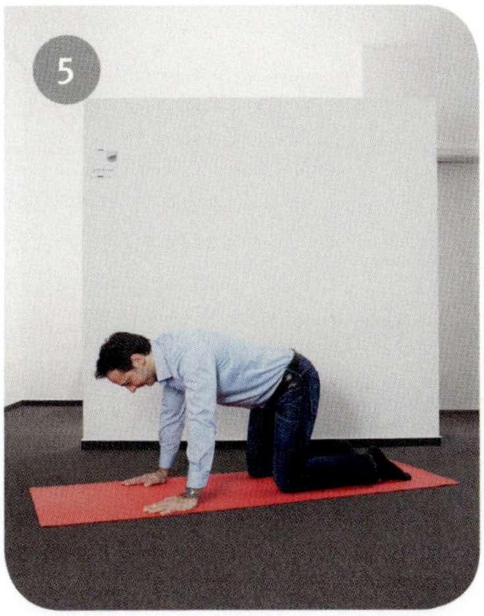

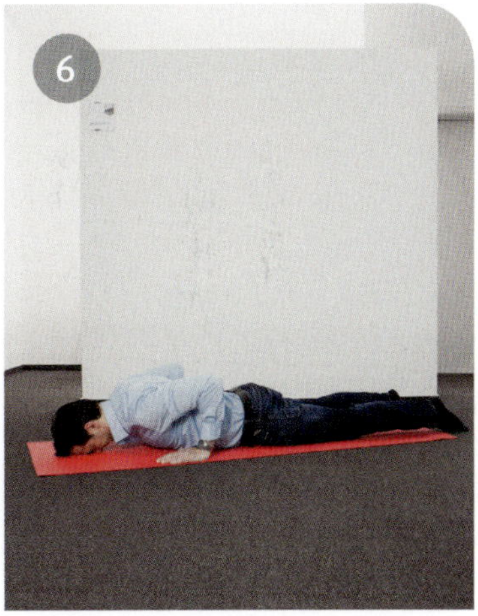

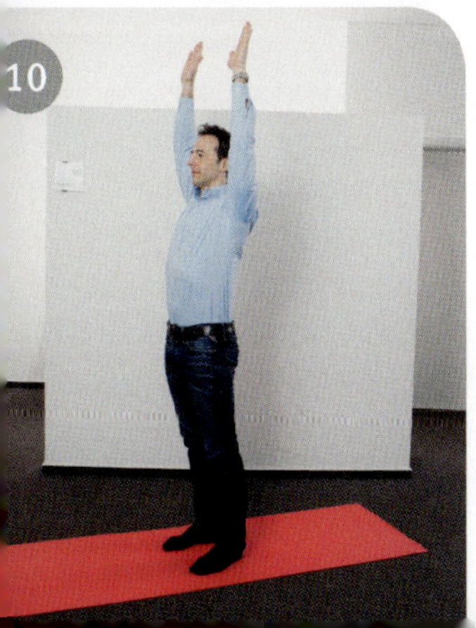

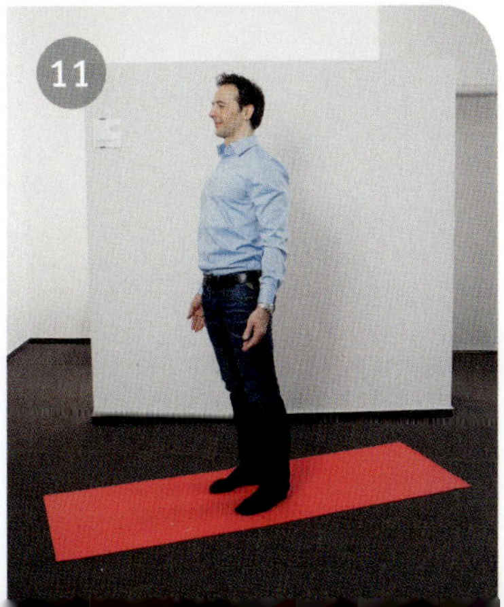

der knienden Position bleiben. Die Hände sind noch am gleichen Platz.

6. Ausatmen: Der Körper wird nach vorn geschoben, sodass die Beine gestreckt sind und die Stirn den Boden berührt. Einatmen: Brustkorb und Kopf heben.
7. Ausatmen: Becken heben, dabei Arme durchstrecken und Kopf in Richtung Knie bewegen, Beine möglichst durchdrücken, wenn das nicht geht, Fersen anheben. Wichtig ist, dass der Rücken gerade bleibt und das Brustbein Richtung Knie zieht.
8. Einatmen: Den rechten Fuß wieder zwischen die Hände stellen.
9. Ausatmen: Den zweiten Fuß danebenstellen, die Beine sind gebeugt.
10. Einatmen: Beine strecken und langsam mit dem Körper nach oben kommen, Arme sind wie am Anfang nach oben gestreckt.
11. Ausatmen: Arme senken. Anschließend beginnen Sie die Übungsfolge von vorne, jeweils mit dem anderen Bein.

Ihr Entspannungsaktionsplan

Entspannen Sie mal! Das hört sich leichter an, als es ist. Denn gerade gestresste Menschen versetzt schon die Idee, den Atem zu beobachten, also sich auf das Ein- und Ausatmen zu konzentrieren oder für längere Zeit still zu sitzen. Trotzdem können Sie einiges tun, um dem Ziel »Entspannung« näher zu kommen. Manchmal hilft es, einfach ein paarmal tief durchzuatmen. Das geht überall: beim Zähneputzen, an roten Ampeln, im Supermarkt oder bevor man eine neue E-Mail öffnet.

Am wichtigsten ist es, Rituale einzuführen, also etwas, das Spaß macht und das man regelmäßig wiederholen kann. Zum Beispiel den Tag mit gemütlichem Zeitunglesen, Frühstücken oder einfach nur Teetrinken zu beginnen. Das lässt sich erst mal leicht in den Tagesablauf integrieren. Das ist aber noch nicht ausreichend. Deshalb wäre es klug, wenn so eine »Pause« noch ein zweites Mal am Tag stattfände. Ritualisieren Sie Ihre Mittagspause und gehen Sie nach dem Essen noch eine Runde spazieren.

Handy- oder »Medienfasten« kann auch ein guter Ansatz sein. Legen Sie einen Tag fest, an dem Sie gänzlich auf alles verzichten, oder, wenn es der Beruf nicht zulässt, zumindest nur morgens oder abends aufs Handy oder Smartphone schauen. Dann sind Sie auf dem besten Weg, Entspannung in Ihren Alltag einzubauen.

Aber all das reicht auf Dauer nicht aus, deshalb liegt es nahe, Kurse zu besuchen oder wenigstens, wenn es Blutdruck und Co zulassen, regelmäßig in die Sauna zu gehen, was auch sonst dem Organismus gut tut. All das fördert auf Dauer ein Gefühl für die eigenen Ressourcen. Wer öfter mal Pause macht, der lernt besser einzuschätzen, was ihm Entspannung und mehr Energie bringt. Statt des Durchatmens können Sie auch eine einfache Atemübung einstudieren. Egal, ob man das gleich richtig macht oder sich nur vorstellt, es zu tun, danach fühlt man sich auf jeden Fall entspannt:

Einatmen durch das linke Nasenloch, ausatmen durch das rechte. Dann einatmen durch das rechte Nasenloch und ausatmen durch das linke. Das Ganze von vorn, etwa fünf Minuten durchhalten. Sie werden sehen, wie gut es Ihnen danach geht. Wenn Sie das regelmäßig machen, werden Sie ganz unbewusst irgendwann auch mal 10 Minuten durchhalten.

Tipps für ein entspannteres Leben

Suchen Sie Momente im Alltag, sich zu entspannen. Hier finden Sie ein paar Vorschläge:

- Führen Sie für sich ein tägliches Entspannungsritual ein, z. B. 15 Minuten Zeitunglesen bei einer Tasse Tee, ein geruhsamer Gartenrundgang, bei dem Sie sich an Ihren Blumen erfreuen, oder ein Bad. Versäumen Sie nicht, dieses Ritual wirklich jeden Tag zu genießen.
- Frühstücken Sie nicht mal schnell auf dem Weg zur Arbeit. Stehen Sie lieber 10 Minuten früher auf und genießen Sie einen entspannten Start in den Tag bei einem gesunden Frühstück.
- Verschaffen Sie sich einen Überblick: Machen Sie sich einen Tagesplan mit maximal sechs Aufgaben, die an diesem Tag zu erledigen sind. Sortieren Sie diese nach ihrer Wichtigkeit und arbeiten Sie sie der Reihe nach ab.
- Schalten Sie ab – indem sie wortwörtlich abschalten: Genießen Sie regelmäßig einen Abend bei Kerzenlicht ohne elektrisches Licht, ohne Fernseher, Radio, Handy und Telefon – vielleicht stattdessen in der Badewanne oder mit einen schönen Buch.
- Schaffen Sie Entspannung durch körperliche Anstrengung. Bei einer Laufrunde, vielleicht mit Freunden, kommen Sie ganz schnell auf andere Gedanken.
- Nehmen Sie sich die Zeit, in einem Kurs eine Entspannungsübung Ihrer Wahl zu erlernen. Wenn Sie diese beherrschen, können Sie sie jederzeit einsetzen.
- Suchen Sie sich neben Ihrer Arbeit eine Beschäftigung, die Sie fordert und zugleich ausfüllt. Werden Sie ehrenamtlich aktiv. Eine erfüllende und befriedigende Freizeitgestaltung wirkt entspannender als ein Abend vor dem Fernseher.
- Machen Sie einfach mal 15 Minuten nichts! Sie denken, nichts leichter als das? Versuchen Sie es und Sie werden merken, dass das zunächst ganz schön schwer fällt. Genießen Sie die Ruhe.

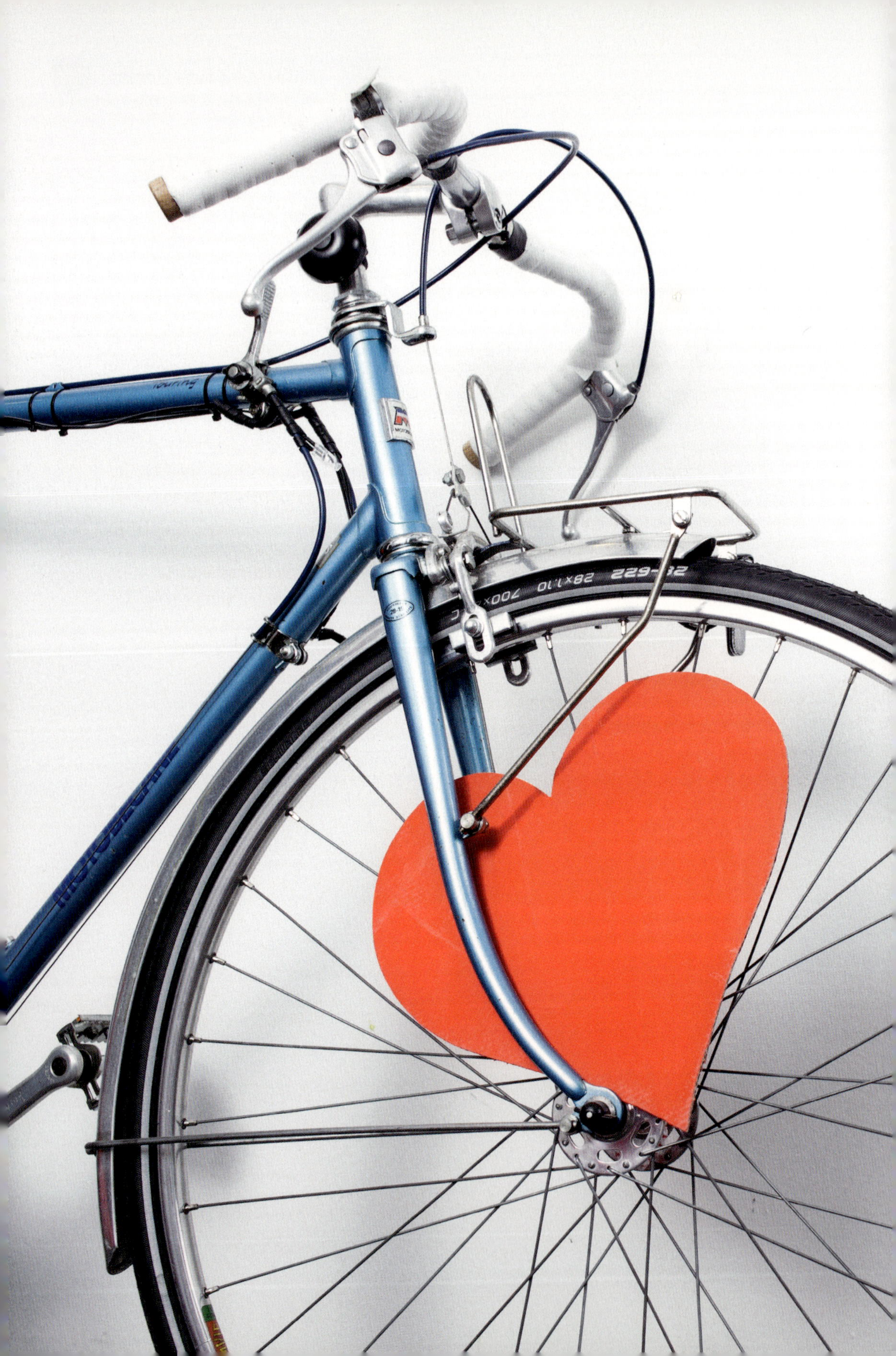

Herzbewegendes für jedermann

Ihr Herz braucht Bewegung. Bauen Sie Bewegung ganz selbstverständlich in Ihren Alltag ein. Ihr Herz wird es Ihnen danken!

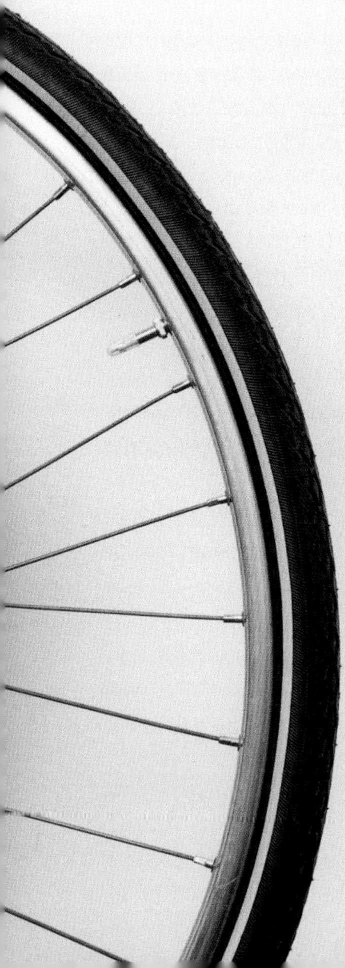

Bewegung für Ihr Herz

Keiner verlangt von Ihnen, dass Sie sich nun zum Hochleistungssportler entwickeln. Aber Sie werden schnell merken, wie gut ein Mehr an Bewegung tut.

Die Energiebilanz muss stimmen

Man könnte meinen, wir hätten das Laufen verlernt. Anfang 2015 wurden Ergebnisse einer bundesweiten Untersuchung zum Thema Bewegungsmangel veröffentlicht. Demzufolge sitzen wir Deutsche durchschnittlich 7,5 Stunden täglich. Die 18- bis 29-Jährigen nehmen die Führungsposition ein. Sie sitzen ganze 9 Stunden pro Tag. Wir sitzen im Auto, Bus oder Zug, im Büro und abends bequem auf dem Sofa. Außerdem benutzen wir auch gerne den Fahrstuhl oder die Rolltreppe. Gesellt sich zu dieser körperlichen Unterforderung noch eine Fehlernährung, also essen wir zu fett, zu süß und mit zu wenigen Ballaststoffen, dann ist ganz klar, dass der Zeiger auf der Waage nach oben klettert. Wir laufen Gefahr, einen Bluthochdruck zu entwickeln, die Cholesterinwerte steigen, die Gefäße »leiden« und wir entwickeln folgenschwere Herz-Kreislauf-Erkrankungen. Höchste Zeit, dass sich im Alltag etwas ändert.

Dabei könnte schon ein zusätzlicher Verbrauch von ca. 2000 Kalorien pro Woche vorbeugend wirken, weil sich so auf Dauer das Körperfett reduzieren lässt. Um Gewicht zu reduzieren, ist es notwendig, eine »negative Energiebilanz« zu erzeugen, also mehr Energie zu verbrauchen als man zu sich nimmt. Allerdings benötigt man, um nachhaltig ein Kilo Körperfett zu verlieren, einen Mehrverbrauch von 7500 Kcal in der Woche.

Da sich der tägliche Energieumsatz sowohl aus dem individuellen Leistungs- und Bewegungsumsatz als auch dem Ruheumsatz zusammensetzt, empfiehlt sich zur Gewichtsreduktion auch eine Anpassung der Ernährung. Ansonsten ist das langfristige Ziel kaum zu erreichen.

In Ruhe benötigt der Körper Energie für zwei Aufgaben: Er muss die Körpertemperatur erhalten und dafür sorgen, dass die Organe funktionieren. Diesen Energieverbrauch nennt man Grundumsatz. Er wird von der Größe der Muskelmasse und der

Körperorgane bestimmt und ist auch abhängig von Körperbau, Geschlecht und Alter.

- Grundumsatz Frauen (pro Tag) = Körpergewicht in Kilo × 0,9 × 24 h
- Grundumsatz Männer (pro Tag) = Körpergewicht in Kilo x 24 h

Der Grundumsatz beträgt etwa 1500 kcal. Männer haben aufgrund ihrer größeren Muskelmasse einen höheren Grundumsatz als Frauen. Wer langfristig abnehmen will, sollte bei einem regelmäßigen Bewegungspensum 1500 kcal zu sich nehmen.

Steigerung des Grundumsatzes

Aber wer seine Muskeln trainiert, der sorgt auch dafür, dass der Grundumsatz steigt, also der Körper mehr Energie benötigt. Damit steigt der Kalorienverbrauch und langfristig wird sich der Körperbau verändern. Fettzellen werden zu Muskelzellen umgebaut, man verliert auch Gewicht. Egal, ob Kraft- oder Ausdauertraining: Die Muskeln wachsen. Durch regelmäßiges Training wird der Körper allmählich umgebaut – aus Fettrollen werden Muskelpakete. Dieser Umbau findet Zelle für Zelle statt. Sobald man sich bewegt, schüttet der Körper »Aktivitätshormone« wie Adrenalin und Noradrenalin aus. Diese Botenstoffe mobilisieren Fett aus Fettzellen und aktivieren außerdem das fettabbauende Enzym Lipase. Wenn man Kraftsport betreibt – es muss aber kein Hanteltraining sein –, fließen muskelaufbauende Hormone wie Testosteron und Wachstumshormone durch die Adern. Das Ergebnis sind mehr Muskelzellen und weniger Fett in den Fettzellen.

Gegen den Jojo-Effekt

Normalerweise senkt der Körper während einer Diät seinen Verbrauch. Er passt sich der Mangelsituation an, der Grundumsatz sinkt. Dieser Effekt wird noch verstärkt, wenn neben der Diät kein Sport getrieben wird. Der Körper hungert sich dann zuerst die Muskeln weg, dann erst das Fettgewebe. Die Folge: Nach der Diät nimmt man viel schneller wieder zu, obwohl man nicht mehr isst als zuvor – der berüchtigte Jojo-Effekt setzt ein. Regelmäßige Bewegung und Muskelaufbau sind daher notwendig, damit der Körper – auch nach der Diät – weiterhin die Kalorien in ausreichendem Maße verbrennt. Da Muskelzellen auch im Ruhezustand mehr Kalorien verbrauchen als Fettzellen, ist der Grundumsatz des trainierten Körpers höher und die Pfunde kommen nicht so schnell wieder.

Übrigens verbraucht ein sportlicher Körper schon während des Trainings mehr Kalorien. Das liegt unter anderem daran, dass auch das Herz ein – nun gestärkter – Muskel ist und pro Schlag mehr Blut durch den Körper pumpt. Das wiederum kostet Energie. Ein trainierter Körper verbraucht aufgrund der höheren Muskelmasse auch im Schlaf mehr Kalorien. Dabei stellt sich der größte Nutzen für Herz, Kreislauf und Lebenserwartung ein, wenn ein paar schweißtreibende Minuten in den bis dahin trägen Alltag eingebaut werden. Deshalb ist der Muskelaufbau das A und O bei der Gewichtsreduzierung und somit für ein gesünderes Leben.

Das Alter arbeitet gegen uns

Bedenkt man, dass ab dem 30. Lebensjahr jährlich ein Prozent der Muskelmasse in Fett umgebaut wird und man dadurch mit zunehmendem Alter immer weniger Kalorien bei gleicher Nahrungsaufnahme verbrennt, wird die Waage kontinuierlich mehr Kilos anzeigen, wenn man nicht dagegenarbeitet. Leider scheint das Gegenteil der Fall: Wie Verzehrstudien zeigen, nimmt der Durchschnittsdeutsche 90 bis 110 g Fett pro Tag zu sich, ab dem 50. Lebensjahr sogar 110. Das führt bei eher trägen Personen langfristig zu einem Fettüberschuss und damit zu einem Gesundheitsproblem, während die körperlich arbeitenden oder sportlich aktiven Menschen ihre Fettverbrennung durch Muskelarbeit in Gang halten.

Je länger die Muskeln Ruhepausen haben und je weniger Fett sie verbrennen, desto größer wird der Bauchumfang, was zur Folge hat, dass entzündungsfördernde Botenstoffe daraus freigesetzt werden und Gefäßverkalkung, also Arteriosklerose, fördern. Besonders Männer mit Bauch sind gefährdet. Ihre bauchbetonte Fettleibigkeit, auch gerne »Bierbauch bzw. Bierspeicher« genannt, ist ein hoher Risikofaktor für einen Herzinfarkt oder Schlaganfall.

Auch der Blutdruck steigt mit dem Alter, aber auch hier hilft die Fitness. Bei den Männern mit einem niedrigen Fitnesslevel steigen die Werte bereits ab einem Alter von 42 bis 46 Jahren an. Bei fitten Personen steigt der obere Wert erst ab 54 an, der untere sogar erst mit etwa 90 Jahren.

Trainieren, aber richtig!

Man braucht zwar Muskeln, um möglichst viel Fett zu verbrennen, aber Couch-Potatos, die sich in Bewegung setzen wollen, sollten es zu Beginn langsam angehen lassen.

Bevor Sie loslegen, machen Sie einen Fitnesstest und fragen Sie Ihren Arzt. Mit gezielten Untersuchungen kann herausgefunden werden, wie Ihr optimaler Fettverbrennungspuls ist, wie viele Kalorien Sie verbrauchen und ob Sie sportgesund sind. Vor allem Männer neigen dazu, sich zu Beginn ihres neuen von Sport begleiteten Lebensabschnitts zu übernehmen. Dabei laufen sie Gefahr, den Puls zu sehr in die Höhe zu treiben und so die gewünschte Fettverbrennung zu blockieren. Bei der Überanstrengung geht der Körper eine Sauerstoffschuld ein. Wir trainieren dann nicht im eher günstigen aeroben, sondern im anaeroben Bereich. Statt Fettpolster zu verwerten, werden die schnell abrufbaren Energiespeicher aus Glykogen in der Muskulatur und in der Leber verbraucht.

Hier gilt das Motto »Laufen ohne zu schnaufen«. Wir sollten uns beim Sport unterhalten können, ohne nach Luft ringen zu müssen, also lieber langsamer und dafür länger. Andernfalls heißt es für den Breitensportler: Tempo rausnehmen und die Belastung drosseln. Als Richtwerte für den Kalorienverbrauch können gelten:

- Sitzen: ca. 1,3 kcal pro kg und Stunde
- Walken: ca. 6 kcal pro kg und Stunde
- Laufen: ca. 10 kcal pro kg und Stunde

Bewegung hilft

Unser Bewegungsapparat verfügt über mehr als 600 Muskeln. Jede Bewegung erfordert Kraft und die muss gezielt trainiert werden. Es wird zwischen drei verschiedenen Arten von Kraft unterschieden:

- Maximalkraft
- Schnellkraft
- Kraftausdauer

Wer im Hinblick auf seine Gesundheit trainieren will, muss sich nur um die Kraftausdauer kümmern. Wie das Wort schon vermuten lässt, setzt sich diese Muskelkraft aus Kraft und Ausdauer zusammen. Bei dieser Art des Trainings werden die Komponenten Kraft und Ausdauer miteinander verknüpft. Man trainiert mit leichtem bis mittlerem Gewicht und wiederholt die Übung mindestens 15-mal, nach oben ist keine Grenze gesetzt.

Das Ziel von Kraftausdauertraining ist es, eine Bewegung lange gegen den Ermüdungswiderstand aufrechtzuerhalten, egal ob statisch oder dynamisch. Bei lang andauernden Belastungen, wie sie bei stehenden oder sitzenden Tätigkeiten vorkommen, ist es wichtig, dass die Muskulatur eine gute Kraftausdauer besitzt. Bauch- und Rückenmuskulatur müssen den gesamten Arbeitstag die Wirbelsäule aufrecht halten und so den Druck von den Bandscheiben nehmen. Besitzt die Rumpfmuskulatur keine gute Kraftausdauer, entstehen Fehlhaltungen.

Bewegung im Alltag

Integrieren Sie das Bewegungsprogramm als festen Termin in Ihren Tages- bzw. Wochenablauf. Sportmediziner empfehlen Intervalltraining. Denkbar wäre folgender Trainingsablauf: Aufwärmen, Dehnen der beanspruchten Muskulatur, Ausdauerbelastung, aktive Erholungsphase mit reduziertem Tempo. Aber bitte powern Sie sich niemals bis zur Erschöpfung aus. Das erhebliche und lang andauernde Erschöpfungsgefühl kann einem sonst die Lust auf die nächste Trainingseinheit verleiden.

Dehnen kann man dabei je nach Gusto am Anfang und oder Ende integrieren. Unter Sportmedizinern ist es noch strittig, ob vorheriges Dehnen nicht eher schadet als nützt. Einige meinen, dass es ausreicht, wenn die Muskeln warm sind. Das bedeutet, dass Dehnen bei Kälte nützlich sein kann. Aus zahlreichen verschiedenen Kursen kenne ich unterschiedliche Vorgehensweisen. Bei Belastungssport in Fitnessstudios wird oft am Ende gedehnt. In Yogakursen durchaus auch am Anfang.

Geeignet sind Ausdauersportarten wie Joggen, Nordic-Walking, Radfahren oder Schwimmen. Wichtig ist, dass sich der Körper auf die neue Belastung einstellen kann: langsam anfangen und kontinuierlich steigern.

Am besten für das Herz-Kreislauf-System und die schlanke Linie ist es, wenn Sie pro Woche zusätzlich 3 sportliche »Highlights« einbauen: jeweils 30 Minuten Krafttraining und 40 Minuten Ausdauertraining. Geeignete Sportarten sind alle, die Spaß machen: Neben Jogging, Radfahren, Schwimmen oder Spazierengehen (Wandern oder Walken) eignen sich Skilanglauf, Gymnastik, Aerobic, begrenzt auch Volleyball.

Interessant ist auch, zu wissen, dass jeder Muskel einen Gegenspieler hat und beide trainiert werden müssen. Wer also den Bauch trainiert, muss auch die Rückenmus-

So treibt's Dr. Mo

Ich möchte hier nicht als Moral- oder Gesundheitsapostel auftreten. Ich möchte Ihnen einfach erzählen, wie ich versuche, mein Herz gesund zu halten.

Ich bin (glücklicherweise) Nichtraucher

Ich sehe genug Kollegen, die ihre Herz-Kreislauf-Patienten wohlwollend hinsichtlich der allseits bekannten Risikofaktoren beraten und sich dann zwischendurch eine Zigarette einverleiben. Man könnte denken, diese Ärzte hätten ein besonderes Verständnis für die Leiden ihrer Patienten, weil sie es teilen.

Ich hatte das Glück, nie die wirkliche Neugier oder den Drang zu verspüren, das Rauchen auszuprobieren. Während der Pubertät – die meisten meiner Schulfreunde hatte mit dem Rauchen angefangen – war ich wahrscheinlich durch den Judosport und die Wettkämpfe nicht so gefährdet. Nikotin wäre hier absolut kontraproduktiv. Mein Vater, als ehemaliger Intensivraucher mit bis zu drei Packungen pro Tag, hatte daheim ohnehin für entsprechende Geruchsbelästigung gesorgt, was vermutlich zusätzlich zu meiner Abneigung gegen Nikotin und damit zu meiner Rauchfreiheit beigetragen hatte. Sei es drum. Heute bin ich dankbar, dass ich nie in die Verlegenheit kam, einen Rauchstopp umsetzen zu müssen. Lange Rede – kurzer Sinn: Ich war, bin und bleibe höchstwahrscheinlich Nichtraucher.

Und ich treibe regelmäßig Sport

Eigentlich bin ich seit meinem sechsten Lebensjahr sportlich aktiv. Im Klassenverband war ich als Sternzeichen Steinbock leider immer mit der Jüngste, kleiner, körperlich wohl auch schwächer und damit bei Raufereien ein gern gesehenes Opfer. Ich wollte mir aber auch als Jüngster keine Ungerechtigkeiten gefallen lassen. Das mit dem Opfer sollte sich aber nachhaltig ändern. Meiner Mutter waren irgendwann die ständig zerrissenen Hosen zu dumm und sie brachte mich zum Schnuppertraining eines Judoclubs. »Judo« heißt übersetzt übrigens »der sanfte Weg«. Es blieb nicht beim Schnuppern und es dauerte auch nicht lange, bis sich auf dem Schulhof herumgesprochen hatte, dass ich nun kein willkommenes Opfer mehr abgab. Das Angenehme für mich war, dass die Raufbolde jegliche körperliche Auseinandersetzung mit mir vermieden. Sie hatten das eine oder andere Mal von mir den sanften Weg gezeigt bekommen. Ich blieb dem Judo treu und verdanke dieser Sportart

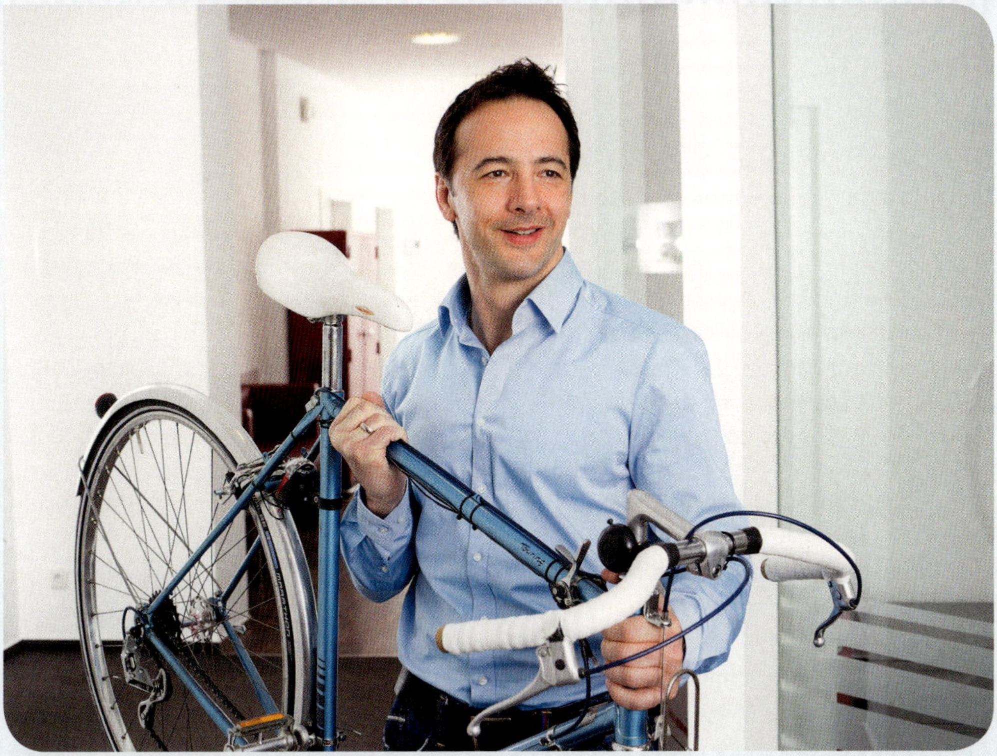

ausgesprochen viel. Sie vermittelt neben der Fähigkeit, sich effektiv zu verteidigen, vor allem Durchhaltevermögen, Teamgeist, Disziplin, aber auch Respekt vor dem Trainer, dem Trainingspartner und dem sportlichen Gegner.

Es fällt mir also nicht besonders schwer, mich zu Bewegung und zum Sport aufzuraffen. Im Gegenteil, ich werde zuweilen sogar zunehmend unleidlich, wenn ich nicht zum Sporttreiben komme. Das fordert durchaus die Toleranz meiner Mitmenschen. Meine Frau könnte Ihnen sicher mehr darüber erzählen.

Ich versuche, regelmäßig zwei- bis dreimal pro Woche laufen zu gehen. Dabei drehe ich meine Runde, die ca. 60 Minuten dauert und 10 bis 12 km Distanz beträgt. Für Einsteiger kann eine Pulsuhr zum Schutz vor Überlastung sinnvoll sein. Mit der Zeit entwickelt sich aber ein gutes Selbstwahrnehmungsgefühl für Ihren Belastungsgrad auch ohne Gerätschaften. Parallel dazu mache ich ein- bis zweimal pro Woche ein Fitnesstraining bestehend aus einem Mix aus Kraftübungen. Sie umfassen einige wenige statische Elemente und sonst überwiegend dynamische Übungen. Zwar nutze ich dafür Trainingsgeräte und Gewichte, ein Drittel des Trainings besteht aber aus Übungen, die rein mit dem eigenen Körpergewicht und gegen die so leidige Schwerkraft zu erbringen sind. Als Beispiel für eine statische Übung erkläre ich Ihnen hier den Unterarmliegestütz. Das heißt: meine Unterarme liegen auf dem Boden auf, die Füße sind aufgestellt. Nun halte ich diese Position einfach zwei Minuten und wiederhole die Übung drei Mal. Dabei werden die Muskelbereiche von Schultern, Rücken, Gesäß und Brust angesprochen. Sie können dabei die Übung ganz simpel intensivieren, indem Sie aus der Ausgangsposition versuchen, diagonal den rechten Arm und das linke Bein auszustrecken bzw. anzuheben. Und das halten Sie auch wieder eine Minute. Sie werden auch ohne teure Geräte Schweißperlen auf der Stirn haben. Über meine Ernährungsgewohnheiten erzähle ich Ihnen später etwas.

keln quälen, um insgesamt die erforderliche Stabilität aufrechtzuerhalten. Eine Vielzahl der Übungen lassen sich mit eigener Körperkraft ausführen. Das sind solche Übungen, an die wir uns noch aus dem Gymnastikunterricht erinnern mögen. Für die Armmuskulatur kann man statt Hanteln erst mal Wasserflaschen benutzen. Ein Liter entspricht einem Kilogramm Gewicht.

Natürlich können Sie sich auch bewegen, ohne gleich eine Sportlermontur überzuziehen: Wagen Sie doch öfter mal, das Tanzbein zu schwingen. Denn Tanzen entspannt, trainiert die Ausdauer und kann ein positives Stressgefühl erzeugen, allerdings nur, wenn Ihnen Tanzen Freude macht.

Bewegung senkt den Blutdruck

Es gibt verschiedene Maßnahmen, mit denen man den Blutdruck positiv beeinflussen kann: Gewichtsreduktion steht ganz weit oben auf der Liste der Maßnahmen, die besonders wirkungsvoll sind. Bei einer Gewichtsabnahme von 10 kg können Sie mit einer Blutdrucksenkung von 15 mmHg systolisch und 10 mmHg diastolisch rechnen. Bewegung ist ein wirksames Mittel, um den Kreislauf und den Stoffwechsel in Schwung zu bringen und Körperfett und Stress abzubauen – Balsam für Körper und Seele. Besonders geeignet sind Ausdauersportarten wie Gymnastik, Radfahren oder Wandern. Intensives Krafttraining mit hohen Gewichten ist für den Blutdruck weniger geeignet. Wer Bluthochdruck hat, sollte unbedingt seine Trainingspläne mit dem Arzt besprechen. Aber: Schon ein flotter Spaziergang tut dem Blutdruck gut. Es wird empfohlen, für den Blutdruck jeden Tag 7000 bis 10 000 Schritte zu machen, zur Einschätzung hilft ein simpler Schrittzähler.

Ist Sex gut für das Herz?

Ja, warum denn nicht? Herzerkrankungen und gelebte Sexualität schließen sich nicht aus. Sexualität gehört unweigerlich zur Lebensqualität und die gilt es auch bei kranken Herzen zu erhalten. Rolf Eden, bekannt als Playboy der 70er-Jahre, äußerte einst in einem Interview, dass er gern beim Sex mit einer schönen Frau sterben wolle. Bislang wurde sein Wunsch nicht erfüllt, denn er erfreut sich noch bester Gesundheit. Für viele Herzkranke scheint Sex gestrichen zu sein. Aus Angst üben sie lieber Verzicht. Dabei ist das statistisch betrachtet nur selten notwendig: Das Risiko, einen Herzinfarkt beim Geschlechtsverkehr zu erleiden ist vergleichsweise gering. Nur in etwa 0,9 Prozent aller Fälle ist sexuelle Aktivität mit an einem Infarkt beteiligt. Nachdem amerikanische Wissenschaftler das festgestellt haben, kreierten sie eine Broschüre, in der konkrete Tipps zu finden sind, wann Patienten nach einer Herz-OP wieder Sex haben können und sollten. Zum Beispiel, erst langsam mit Küssen und Streicheln zu beginnen und – wenn das keine Probleme bereitet – sich gegenseitig mit der Hand oder oral zu befriedigen. Sei all das beschwerdefrei möglich und der Herzkranke auch am nächsten Tag noch gesund, könne man Geschlechtsverkehr ausprobieren. Wer Nitrospray als Notfallmedikament nutzt, sollte es dabei griffbereit lagern. Bei stabil eingestellten Patienten kann dieses Präparat ggf. sogar vor der sexuellen Aktivität niedrig dosiert genommen werden.

Für Patienten mit einer gut eingestellten Bluthochdruckerkrankung sehe ich keine nennenswerten Einschränkungen. Auch bei Patienten mit einer stabilen Herzinsuffizienz im Stadium I und II gilt diese Aussage.

Sexuelle Aktivität entspricht in etwa dem Leistungsniveau eines schnellen Spaziergangs. Damit hätte Sex sogar einen gewissen Trainingseffekt. Unter Umständen kann dieser Level aber durchaus auch einen Puls- und Blutdruckanstieg wie bei erhöhter körperlicher Belastung (z. B. Treppensteigen) erreichen. Das ist natürlich individuell unterschiedlich und richtet sich verständlicherweise nach dem Grad der jeweiligen sexuellen und körperlichen Erregtheit. Im Allgemeinen kann man aber sagen, wer beim Treppensteigen über zwei Etagen nicht schon aus der Puste kommt, kann eine normale Sexualität ohne weitere Einschränkungen leben.

Patienten, die an einer Herzschwäche im Stadium III oder IV leiden, sollten es langsamer angehen lassen. Das Vorspiel sollte zeitlich entsprechend ausgedehnt werden, damit sich auch der Körper allmählich an die etwas höhere Belastung anpassen kann. Eine bequeme Position – auf dem Rücken oder in Seitenlage – ist weniger belastend.

Herzschwäche kann auch Potenzstörungen verursachen, wenn eine Gefäßerkrankung (Bluthochdruck und koronare Herzkrankheit) zur Herzschwäche geführt hat. Infolgedessen kann also auch die Blutversorgung des Schwellkörpers im Penis davon in Mitleidenschaft gezogen werden. Die bei Herzerkrankung eingesetzten Medikamente, wie z. B. ß-Blocker, sind nicht für die Impotenz verantwortlich.

Die Einnahme von Medikamenten gegen Potenzschwäche (Wirkstoff Sildenafil und andere Vertreter dieser Arzneimittelgruppe) ist für Patienten mit ausreichender Belastbarkeit nach Rücksprache mit dem Hausarzt bzw. dem Kardiologen durchaus möglich. Gegenanzeigen (Kontraindikationen), wie die Einnahme von Nitropräparaten, verbieten allerdings den Einsatz, anderenfalls drohen lebensgefährlich niedrige Blutdrücke. Patienten, die kürzlich eine Komplikation bei bestehender Gefäßerkrankung, wie z. B. einen Herzinfarkt und oder einen Schlaganfall, erlitten haben, sollten ebenfalls auf die Potenzmittel verzichten.

Patienten, die einen Defibrillator (ICD) tragen, müssen nicht auf Sexualität verzichten. Selbst wenn es im Rahmen evtl. akut zu behandelnder Herzrhythmusstörungen zu einer Schockabgabe des Defibrillators kommen sollte, besteht keine Gefahr, dass der Partner oder die Partnerin dabei ebenfalls einen Elektroschock erhält. Dafür ist die vom Defibrillator abgegebene Energie zu schwach.

Also, gegen Sex bestehen grundsätzlich keine Bedenken. Generell gilt: Potenzmittel nur nach Rücksprache mit dem Arzt einnehmen. Denn zu viel Viagra® und Co kann tödlich enden. So erging es im Herbst 2014 einem Kölner, der angeblich zu viel Potenzmittel geschluckt hatte und beim Sex im Swinger Club einem Herzstillstand erlag.

Extreme Herzleistungen im Sport

Um die Leistung des Herzens zu beurteilen hier einige Fakten:

- Das Herz eines Neugeborenen wiegt etwa 20 g, das eine Untrainierten etwa 300 g, ein Sportlerherz bis zu 500 g.
- Ein »unsportliches« Herz pumpt in Ruhe ca. 70 bis 120 ml Blut pro Herzaktion. Ein Sportlerherz kann bis zu 250 ml pro Schlag fördern. Bei Herzfrequenzen von bis zu 200 pro Minute pumpt ein Sport-

lerherz damit sage und schreibe 50 Liter pro Minute. Eine gigantische Leistung. Ich kenne jedenfalls keinen haushaltüblichen Wasserhahn mit einer derartigen Durchflussleistung, die es schaffen könnte, fünf 10-Liter-Eimer in einer Minute zu füllen. Da braucht es schon einen Feuerwehrschlauch und einen Hydranten.

Ein Herz ist also trainierbar. Um sich an eine Anforderung anzupassen, braucht das Herz eine intensive fortwährende Ausdauerbelastung wie Radsport, Langstreckenlauf oder Skilanglauf.

Wie wächst das Herz?

Nach heutiger Kenntnis kann sich eine Herzmuskelzelle nach ihrer vollständigen Differenzierung nicht mehr teilen und dadurch vermehren. Ein Größerwerden bzw. eine Gewichtszunahme ist nur im Rahmen von Ausdauersport möglich und sie ist nur durch ein Wachstum der einzelnen Herzmuskelzelle (Hypertrophie) erreichbar. In der Summe der Einzelvorgänge wächst das Herz aber. Dabei sind die Organveränderungen harmonisch und sie betreffen alle Herzabschnitte. Das funktioniert aber nicht grenzenlos. Ein Sportlerherz kann etwa 500 g schwer werden. Darüber hinaus wäre die Sauerstoffversorgung der Herzmuskelzellen durch die Haargefäße des Blutgefäßsystems nicht mehr gewährleistet. Bei weiterem Zuwachs würden die unterversorgten Herzmuskelfasern absterben, denn die Strecke zwischen dem Blutgefäß und den Zellen der verdickten Herzmuskelfaser wäre zu groß.

Ein Sportherz ist keine krankhafte Veränderung der Herzens, sondern eine physiologische, das heißt normale Anpassung und Veränderung aufgrund der Anforderungen, in diesem Fall des regelmäßigen Ausdauersports. Eine Sportart mit geringen, seltenen Belastungsspitzen hätte keine so ausgeprägte Veränderung zur Folge. Bei gewöhnlichem Breitensport oder beruflicher Belastungen mit körperlicher Aktivität wird sich kein Sportlerherz entwickeln.

Ein Sportlerherz schlägt langsamer

Eine häufig zu beobachtende Besonderheit ist, dass Sportlerherzen in Ruhe deutlich langsamer schlagen. So kann die Herzfrequenz im Extremfall auf 30 bis 40 Schläge pro Minute reduziert sein und das, ohne dass der Betreffende über irgendwelche Beschwerden klagt. Hier kann ein unkundiger Arzt schon mal aufs Glatteis geführt werden und dahinter eine Herzschrittmacher-pflichtige Rhythmusstörung vermuten. Dagegen würde die Frage, ob der Betreffende regelmäßig intensiv Ausdauersport betreibt, rasch für Klarheit sorgen.

Für den langsamen Sportlerpuls gibt es Gründe. Das vegetative Nervensystem setzt sich, vereinfacht ausgedrückt, aus zwei sich ergänzenden Gegenspielern zusammen. Auf der einen Seite steht der Sympathikus, der für Aktivität, Erregung im ursprünglichen Sinne für Flucht oder Kampf mit Pulsbeschleunigung und Blutdruckanstieg, verantwortlich ist. Auf der anderen Seite steht der Parasympathikus. Er steht für Ruhe, Entspannung und Förderung von Verdauungsprozessen. Dieser Zustand geht mit Pulsverlangsamung, Blutdrucksenkung usw. einher. Bei Trägern eines Sportlerherzens geht man davon aus, dass zusätzlich eine ausgeprägte Aktivität dieses Parasympathikus vorherrscht. Zumindest finden sich im abgeleiteten Elektrokardiogramm (EKG) dafür typische Veränderungen. Zur Klärung ist die Frage nach der sportlichen Aktivität angebracht.

Und nach der Karriere?

Immer wieder hört man, dass ein Sportlerherz nach Beendigung »seiner Karriere« wieder abtrainiert werden müsse. Hier ist aber das Herz gar nicht das Problem. Es kann sich genauso wie ein Muskel, der kein Krafttraining mehr unterhält, zurückbilden, ohne dass ernsthafte körperliche Schäden zu befürchten wären. Es kann allenfalls zu vorübergehenden harmlosen Symptomen, wie nicht bedeutsamen, nicht therapiepflichtigen Herzrhythmusstörungen kommen, bis sich eine neue Balance eingestellt hat.

Hingegen braucht der Sportler mental eine Anpassungszeit. Früher war ein Großteil des Tages mit Trainingseinheiten und entsprechenden Belastungsphasen ausgefüllt. Die regelmäßige Ausschüttung der körpereigenen Endorphine, die zu einem mentalen Wohlbefinden beitrugen, fallen jetzt nicht mehr regelmäßig an. Das kann gewisse mentale Entzugserscheinungen mit sich bringen. Die Betreffenden sind gereizt, unausgeglichen und zum Teil übellaunig. Eine Laufrunde bringt Linderung.

Die bemerkenswerte Pulsverlangsamung des Sportlers ohne Symptome wie Schwindel, Ohnmacht etc. zeigt, dass der Körper keinen Mangel leidet. Dann reicht die niedrige Pulsfrequenz vollends aus, um den Sauerstoff- und Nährstoffbedarf befriedigend zu decken. Denn unter geringerer Herzfrequenz verbraucht das Herz selbst weniger Sauerstoff, weil es schlichtweg weniger Arbeit leisten muss. Parallel dazu ist die Dauer der Diastole verlängert. Das ist die Phase, in der sich die Herzmuskelfasern entspannen und die Herzkammern mit Blut gefüllt werden. Es wird also mehr Blut transportiert als bei einem Untrainierten.

Krankhafte Herzvergrößerung

Auch krankhafte Herzveränderungen, wie z.B. die dilatative Kardiomyopathie (funktionelle Pumpstörung mit zum Teil stark reduzierter Herzleistung), können das Herz vergrößern. Hierbei können sogar Eigengewichte von 500 g überschritten werden. Allerdings kommt es daraufhin zur Problematik der herzeigenen Sauerstoffversorgung. Das schädigt das Herz zusätzlich. Ein weiterer Unterschied ist, dass krankheitsbedingte Herzvergrößerungen in der Regel nicht symmetrisch und harmonisch ablaufen, sondern auf besonders belastete Zonen konzentriert sind. Diese Herzen sind zwar vergrößert, aber funktionell geschwächt. Die arterielle Hypertonie zum Beispiel kann nach Jahren mit einer Verdickung der linken Herzkammermuskulatur einhergehen. Sie wird als linksventrikuläre Hypertrophie bezeichnet und kann zu typischen EKG-Veränderungen führen. Die sichere Diagnose kann aber nur mit Herzultraschall gestellt werden. Aufgrund des permanent erhöhten Blutdruckes passt sich die Muskulatur der linken Herzkammer an und verdickt sich, um gegen den erhöhten Gefäßwiderstand anpumpen zu können. Damit soll der kontinuierliche Blutfluss aufrechterhalten werden. Allerdings ist das nicht als eine normale Reaktion wie beim Krafttraining der Arme zu verstehen. Sie kann Ursache für Komplikationen wie Herzrhythmusstörungen. z. B. Vorhofflimmern, sein.

Leben Leistungssportler gefährlich?

Leider passiert es immer wieder: Ein Sportler stirbt während des Trainings oder eines Wettkampfs. Hier nur einige Beispiele:

April 2012: Der italienische Fußballprofi Piermario Morosini erleidet in der 30. Minute eines Spiels auf dem Fußballplatz einen Herzinfarkt. Der 25-Jährige stirbt auf dem Weg ins Krankenhaus.

August 2014: Im österreichischen Steyr fällt ein 25-Jähriger beim Marathontraining auf dem Laufband tot um. Unklar ist, ob sich der junge Sportler überanstrengt oder ob er auch leistungssteigernde Mittel genommen hat. Zwei typische Fälle von Herztod bei Sportlern.

Schalke-Profi und Nationalspieler Gerald Asamoah leidet unter einem angeborenen Herzfehler, einer Verdickung der Herzscheidewand. Als das in seiner Jugend beim EKG festgestellt wurde, schien seine Karriere vor dem Aus. Doch er wollte sich nicht beugen und spielt seitdem auf eigene Gefahr. Bei jedem Spiel ist zudem ein Arzt in der Nähe. Hannover 96 (wo er damals spielte) schaffte wie später auch Schalke einen Defibrillator an. Inzwischen muss jede Mannschaft so ein Gerät besitzen. Asamoah hat es noch nie gebraucht. Natürlich unterliegt er einer regelmäßigen kardiologischen Kontrolle mit EKG, Belastungs-EKG und Herzultraschalluntersuchungen.

Mit einem implantierten Defibrillator spielt der Kölner Fußballprofi Daniel Engelbrecht (24). Auf dem Platz wurde er mit einem Defibrillator »wiederbelebt«, weil er wegen einer Herzmuskelentzündung bewusstlos zusammenbrach. Das Gerät, ein sogenannter Kardioverter-Defibrillator, wurde später implantiert, um in Zukunft einen weiteren Zwischenfall wegen lebensgefährlicher Herzrhythmusstörungen zu verhindern. Es handelt sich um einen kleinen Computer im Titangehäuse, etwa streichholzschachtelgroß, der unter dem Schlüsselbein in der Höhe des Brustmuskels eingesetzt wird. Tritt eine lebensgefährliche Störung auf, wird ein Stromimpuls abgegeben, um die Herzrhythmusstörungen des Patienten zu beseitigen.

Obwohl auf einem Fußballplatz immer Ärzte in der Nähe und auch Defibrillatoren vorhanden sind, sind weltweit in den vergangenen 15 Jahren mindestens 20 Profifußballer auf dem Platz gestorben. Zum Vergleich: Von den unter 30-Jährigen in der Gesamtbevölkerung stirbt jedes Jahr etwa einer von 100 000 an Herzversagen.

Auch bei Marathonläufen kommt es immer wieder zu Todesfällen. Im Jahr 2010 starben insgesamt 10 Menschen auf der Laufstrecke von fast 42,2 Kilometern. Laufen rangiert damit auf Platz 5 auf der Liste der Sportarten mit häufigen plötzlicher Herztodfällen. Auf Platz eins landete Triathlon, Fußball belegt Platz 4.

Ist Sport dann vielleicht sogar gefährlich?
Wenn man die Überschriften der einschlägigen Presse liest, in denen ein fitter Leistungssportler einen plötzlichen Herztod erlitten hat, kommt immer wieder die Frage auf, ob Sport vielleicht sogar gefährlich sein kann. Meistens sind gefährliche Herzrhythmusstörungen für den akuten Kreislaufzusammenbruch verantwortlich, der ohne effektive Wiederbelebung tödlich verläuft.
Bei jüngeren Sportlern unter 35 Jahren liegt dem in der Regel eine bislang nicht bekannte oder nicht ausreichend beachtete Vorerkrankung des Herzens zu Grunde. In die-

sem Fällen schätzt man im Leistungssportbereich ein um den Faktor 2,8 gesteigertes Risiko für den plötzlichen Herztod. In Ruhe spüren Betroffene keine relevanten Symptome, aber unter körperlicher Belastung drohen fatale Rhythmusereignisse. Unabhängig davon steigt ab dem 35. Lebensjahr das Risiko grundsätzlich, wobei in dieser Altersgruppe die uns schon bekannte koronare Herzkrankheit die häufigste Ursache darstellt. Um diese aber erst gar nicht entstehen zu lassen, ist Sport eine der besten Möglichkeiten der Prävention. Es gibt aber in der Tat ein leicht gesteigertes Risiko für einen plötzlichen Herztod zu Beginn und während einer körperlichen Belastung, aber der dauerhafte Nutzen im Sinne der Vorsorge überwiegt bei weitem.

So gelingt der (Wieder)Einstieg in den Sport

Es gilt hier ein paar Empfehlungen zu berücksichtigen:

Checkup. Wenn Sie planen, (wieder) sportlich aktiv zu werden, und wenn Sie älter sind als 35 Jahre, dann sollten Sie sich vor dem Beginn Ihres Bewegungsprogrammes ärztlich durchchecken lassen. Das gilt ganz besonders, wenn bei Ihnen jüngere (unter 35-Jährige) Familienmitglieder einen plötzlichen Herztod hatten.

Fitness. Sport sollten Sie nur bei Wohlbefinden betreiben. Mit einer fiebrigen Erkältung gehören Sie nicht auf die Laufrunde, sondern auf das Sofa oder ins Bett. Kurieren Sie den Infekt aus. Lassen Sie es grundsätzlich gemächlich angehen.

Nicht übertreiben. Gerade Männer neigen leider dazu, sich beim Einstieg ins Training körperlich zu übernehmen. Eine Pulsuhr kann Ihnen dabei helfen, Ihre individuelle Trainingsherzfrequenz einzuhalten. Ihr Hausarzt oder ein Sportmediziner kann diese mit Ihnen festlegen. Auch ohne Pulsuhr können Sie sich merken, dass Sie sich beim Training nur so weit anstrengen, dass Sie sich noch einigermaßen unterhalten können. Also nach dem Motto: Laufen, ohne zu schnaufen.

Anzeichen wahrnehmen. Wenn Sie aber beim Sport Schmerzen oder ein deutliches Druck- oder Engegefühl hinter dem Brustbein bemerken, stoppen Sie die Belastung und lassen Sie das Unwohlsein ärztlich abklären. Halten die Beschwerden im Ruhezustand über ca. fünf Minuten an, sollten Sie den Rettungsruf 112 wählen. Am Institut für Sport- und Präventivmedizin der Universität des Saarlandes wird ein Register zur Untersuchung und Information des plötzlichen Herztodes beim Sport geführt. Nähere Informationen unter www.scd-deutschland.de.

Auch beim Zuschauen aufpassen. Für Herzpatienten mit einer KHK und arterieller Hypertonie kann aber auch der geliebte Fernsehsport Gefahren mit sich bringen. Aus spannenden Situationen resultieren Puls- und Blutdruckanstieg, die durchaus das Niveau von echtem Sport erreichen. Bei Vorerkrankungen am Herzen droht Überlastung. Die Folge können Herzrhythmusstörungen, Herzinfarkt oder sogar der plötzliche Herztod sein. Eine Studie während der Fußball-WM 2006 im eigenen Land verzeichnete über dreimal so viele Herz-bedingte Notfälle im Vergleich zu Zeiten ohne WM. Für Herzgesunde bestehen aber keine Bedenken. Sie müssen beim dramatischen Elfmeterschießen nicht das Weite suchen, um diesem Stress zu entgehen.

So kommen Sie in Bewegung

Die Möglichkeiten, Sport zu treiben, sind vielfältig. Für Herzpatienten sind etliche Ausdauersportarten sinnvoll, denn sie trainieren unser Herz.

Der Herzmuskel passt sich mit der Zeit der wachsenden Belastung an. Marathonläufer oder Radrennfahrer haben ein fast doppelt so großes Herz wie ein Durchschnittsmensch. Ein normales Männerherz wiegt ca. 300 g, ein Sportlerherz kann 500 g erreichen. Zudem schlägt ein echtes Sportlerherz auch langsamer als das Herz eines Untrainierten und kann dabei sogar mehr Volumen pumpen.

Am besten ist Ausdauertraining

Weil Ausdauertraining den Herzmuskel stärkt, verordnen viele Mediziner bei koronarer Herzkrankheit und chronischer Herzmuskelschwäche sportliche Betätigung, am besten in einer Herzsportgruppe. Die Übungsinhalte sind an die Grundkrankheit angepasst und speziell ausgebildete Therapeuten leiten die Einheiten. So kann bei Bedarf unmittelbar gehandelt werden. Abhängig von Belastungsgrad und Trainingsdauer kann man so eine Steigerung der Leistungsfähigkeit um 10 bis 25 Prozent erreichen. Die Zahl wiederholter Einweisungen ins Krankenhaus wegen einer Dekompensation der Herzschwäche und auch die Zahl der Todesfälle lässt sich dadurch reduzieren.

Ausdauersport

- stärkt den Herzmuskel,
- erhöht dessen Pumpleistung,
- fördert die Durchblutung des Herzens und
- senkt Blutdruck und Puls.

Die Herz-Kreislauf-Arbeit wird insgesamt ökonomischer. All das beugt dem wiederholten Herzinfarkt und einem Voranschreiten der Herzinsuffizienz vor.

Wie fit sind Sie?

Es gilt die klare medizinische Empfehlung, sich vor Beginn Ihres Sportprogrammes ärztlich dahingehend untersuchen zu lassen, wie es überhaupt um Ihren Fitness- und Ge-

sundheitszustand bestellt ist. Ein sportmedizinisch geschulter Arzt bzw. ein Kardiologe ist hier der richtige Ansprechpartner. Manche Krankenkassen unterstützen solche Untersuchungen auch finanziell und helfen bei der Suche nach einem Experten in Ihrer Nähe. In der alltäglichen Praxis werden verschiedene Tests durchgeführt.

Step-Test

Über eine Zeitspanne von drei Minuten wird eine 30 cm hohe Stufe auf- und abgestiegen, und zwar in folgender Weise:

- Erst mit dem rechten Fuß, dann mit dem linken Fuß aufsteigen,
- anschließend mit dem rechten Fuß, dann mit dem linken Fuß absteigen.

Es sollten möglichst 24 Steps pro Minute erzielt werden, nach drei Minuten wird der Puls gemessen. Abhängig von Alter und Geschlecht gibt der Pulswert Auskunft darüber, wie fit man ist. Die Normalwerte bei Männern im Alter zwischen 18 und 65 Jahren liegen bei etwa 100 bis 115 Schlägen pro Minute, bei Frauen bei 110 bis 120. Höhere Werte deuten auf eine schlechte Fitness hin.

Walking-Test

Nach einer Aufwärmphase wird eine Strecke von 2 km möglichst schnell walkend mit Armeinsatz zurückgelegt. Im Ziel wird die Zeit gestoppt und die Herzfrequenz gemessen. Aus den Werten kann man unter Berücksichtigung des Body-Mass-Index (Körpergewicht in kg durch Körpergröße in Metern im Quadrat) und des Geschlechts den sogenannten Walking-Index berechnen (mehr hierzu erfahren Sie unter www.e-walking.de):

Männer:
WI = 420 + 0,2 × Alter (Jahren) – 11,6 × Zeit (min) – 0,56 × Herzfrequenz – 2,6 × BMI

Frauen:
WI = 304 + 0,4 × Alter (Jahren) – 8,5 × Zeit (min) – 0,32 × Herzfrequenz – 1,1 × BMI

Werte über 130 sprechen für eine sehr gute Ausdauer, Werte zwischen 90 und 109 für eine mittelmäßige Ausdauer, Werte unter 89 sprechen für einen schlechten Fitnesszustand. Dann sollten Sie langsam anfangen und nach und nach ihr Pensum steigern.

Herzfrequenz

Um gesundheitlich sinnvoll zu trainieren, sollte Sie Ihre persönliche Trainings-Herzfrequenz kennen. Wie hoch diese sein kann oder sein sollte, muss im Vorfeld individuell bestimmt werden. Dazu wird die maximale Herzfrequenz (max. HF) ermittelt. Sie wird als die Anzahlt der Herzschläge pro Minute bezeichnet, die Sie bei größtmöglicher Anstrengung erreichen können.

In Deutschland wird dazu in der Regel das Belastungs-EKG eingesetzt. Die Ausbelastungsherzfrequenz wird bei 220, die submaximale Herzfrequenz bei 200 minus Lebensalter angesetzt. Bei diesen Grenzen hat das Belastungs-EKG für die kardiologische Interpretation eine ausreichende Genauigkeit. Ihre persönliche Belastbarkeit ist abhängig von Ihrem Geschlecht, Körpergewicht und Alter. Bei Frauen ist sie ca. 20 Prozent geringer als bei Männern. Unser Leistungsmaximum haben wir in der dritten Lebensdekade. Danach nimmt die Belastbarkeit leider kontinuierlich ab. Bei Frauen um ca. 0,8 Prozent pro Jahr, entsprechend 8 Prozent pro Dekade, und bei Männern um 1 Prozent pro Jahr und damit um 10 Prozent pro Dekade. Für Männer nimmt man eine Soll-Leistung von 3,0 Watt pro kg Körpergewicht und für Frauen von 2,5 Watt pro kg Körpergewicht an. Damit kann man also auch die erbrachte Wattleistung beurteilen.

Zur Berechnung Ihres geeigneten Trainingspulses gibt es verschiedene Empfehlungen: Als Gesunder können Sie sich an der Formel 220 – Lebensalter orientieren. Nun sollte Ihr Trainingspuls bei ca. 55 bis 75 Prozent der maximal erreichten Herzfrequenz liegen. Beispiel: Sie sind 20 Jahre jung, die max. Herzfrequenz läge demnach bei 200 pro Minute. Entsprechend kann der Trainingspuls abhängig von der Intensität des Trainings in der Spanne von 110 bis 150 pro Minute liegen.

Wenn Sie es genauer wissen wollen, bietet sich die Berechnung nach der Karvonen-Formel an:

Sie brauchen dazu Ihre maximale Herzfrequenz (max. HF), z. B. als Belastungs-EKG-Ergebnis beim Arzt, Ihren Ruhepuls (RP), den Sie am besten morgens nach dem spontanen Erwachen (also ohne schreckerzeugenden Weckalarm) messen, Ihren bisherigen Trainingszustand (Faktor 0,5 für Untrainierte, 0,6 für normal Trainierte und 0,75 bis 0,8 für gut Trainierte).

Max. HF – RP (× Faktor 0,5 bis 0,8 je nach Trainingszustand) + RP = Trainingspuls (TP)

Die weit verbreitete allgemeine Empfehlung 180 – Lebensalter = TP ist zu ungenau für eine Trainingssteuerung, zumal sie in keiner Weise den vorhandenen Trainingszustand berücksichtigt. Wenn es aber darum geht, Überlastung bzw. Überforderung zu vermeiden, kann man durchaus orientierend festhalten, dass Sie beim Sport noch ausreichend Atem haben sollten, um sich zu unterhalten.

Werden Sie aktiv

Um eine koronare Herzkrankheit zu vermeiden, empfehle ich Ihnen etwa 150 Minuten Bewegung mit mittlerer Intensität pro Woche. Dabei ist es ganz egal, ob Sie dreimal in der Woche 50 Minuten schwimmen gehen oder an 5 Tagen in der Woche 30 Minuten joggen, walken, Fahrrad fahren oder im Garten arbeiten. Wichtig ist es, im Ausdauerbereich zu trainieren. Es geht hier also nicht um Belastungsspitzen, sondern darum, die Aktivität ohne Erschöpfung durchhalten zu können. Der Körper sollte die erforderliche Energie aus dem Stoffwechsel und dem Sauerstoffangebot beziehen, man spricht hier vom aeroben Bereich. Er muss also keine Sauerstoffschuld eingehen, also nicht in den anaeroben Bereich geraten. Dennoch, Schwitzen ist durchaus erwünscht. Versuchen Sie auch zusätzlich Bewegungen für ihr

Aktivitätskonto zu nutzen, die sich leicht in den Alltag integrieren lassen:

- Steigen Sie die Treppen, statt den Fahrstuhl zu benutzen.
- Lassen Sie das Auto für kurze Wege stehen und gehen Sie zu Fuß.
- Steigen Sie eine U-Bahn- oder Busstation vor dem Ziel aus und gehen Sie den Rest zu Fuß.

Mehr als 65 Prozent der über 40 Jahre alten Männer und weit mehr als 70 Prozent der Frauen in dieser Altersgruppe gelten als inaktiv. Ebenso sind 65 Prozent der Frauen über 50 Jahre kaum mehr in der Lage drei Stockwerke zu Fuß zu bewältigen, ohne außer Atem zu kommen. Für solche Bewegungsmuffel ist es Zeit, aktiv zu werden. Ein Schrittzähler kann Ihnen dabei helfen, zu verdeutlichen wie wenig oder wie viel Sie sich im Alltag bewegen. Mindestens 7000 Schritte pro Tag sind das erklärte Ziel. 10 Minuten Aktivität am Stück sind wünschenswert für Ihre jeweilige »Geheinheit«. Gemütliches Flanieren reicht aber leider nicht aus. Sie sollten ein flottes Tempo an den Tag legen, um den erforderlichen gesundheitlichen Nutzen zu haben. Aber auch dieses Niveau müssen Sie nicht von jetzt auf gleich erreichen. Denn jede Form von Bewegung reduziert das Risiko für Herz-Kreislauf-Erkrankungen und das bereits schon bevor sich ein spürbarer Trainingseffekt eingestellt hat.

Der richtige Sport für Sie

Um eine gesundheitsfördernde Wirkung zu erzielen, ist es wichtig, dass Sie die sportliche Aktivität richtig dosieren und Über- wie Unterforderung vermeiden. Dazu ist ein gesundheitsorientierter Trainingsplan wichtig, der Ihre Leistungsfähigkeit und Ihren Fitness-Stand berücksichtigt. Um jegliche Überforderung zu unterlassen, sollten Sie dazu Ihren »Fitness-Ist-Zustand« ermitteln. Viele Fitnessstudios bieten dazu eine Ausdauerleistungsdiagnostik an. Sportneueinsteiger oder Menschen mit einer bestehenden Erkrankung oder Risikofaktoren sollten eine Belastungsuntersuchung beim Arzt vorschalten. Ist all das geschehen und Ihr Arzt konnte Ihnen Sporttauglichkeit attestieren, schließt sich die wichtige Frage an:

Was ist die geeignete Sportart für mich?

Sie können unter so vielen Sportarten auswählen, wie z. B. Nordic-Walking, Schwimmen, Radfahren, Rudern, Wandern oder Joggen. Wählen Sie nach Ihrer persönlichen Neigung, wobei Übergewichtige oder orthopädisch Vorgeschädigte gewichtsentlastende Sportarten wie Radfahren, Schwimmen, Aquafitness oder Nordic-Walking wählen sollten. Da es wichtig ist, nachhaltig zu trainieren, und zwar lebenslang und regelmäßig, muss die Motivation gewährleistet sein. Nur so können Sie die erworbene Leistungsfähigkeit langfristig erhalten.

Machen Sie das Training an Ihren individuellen Ressourcen fest. Das heißt, berücksichtigen Sie Beruf und Familie in der Gesamtbelastung, damit das Training Erfolgserlebnisse vermitteln kann und nicht in Stress ausartet. Wichtig ist, dass der erarbeitete Leistungsstandard erhalten bleiben kann, wenn nicht mehr Zeit zur Verfügung steht. Nicht selten werden Jogging und Co zu intensiv betrieben, sodass der als positiv wahrgenommene Aspekt des Auspowerns sich ins Gegenteil verkehrt und das Herz-Kreislauf-System überfordert wird. Also, lassen Sie es langsam angehen. Erwarten Sie keine Leistungssprünge in kurze Zeit von sich. Das wäre kontraproduktiv und kann demotivieren.

Laufen in verschiedenen Formen tut einfach gut

Starten Sie mit einem einfachen Lauftraining, wenn Sie nicht unter Knie- oder Hüftproblemen leiden. Beginnen Sie mit einem Intervalltraining (im Wechsel 1 Minute Gehen und 1 Minute Laufen) und steigern Sie dies von Woche zu Woche. Wichtig ist es, beim Lauftraining darauf zu achten, dass die Füße richtig abgerollt werden. Natürlich kann auch so mit einem Nordic-Walking-Training begonnen werden. Die korrekte Technik dabei ist recht anspruchsvoll. Schließen Sie sich zur Anleitung einer Gruppe mit einem qualifizierten Trainer an. Es geht beim Nordic-Walking nämlich nicht darum, einfach nur Stöcke im Wald spazieren zu tragen. Wird die Technik richtig umgesetzt, so hat diese Sportart eine hohe Effektivität und kann bis zu 90 Prozent der Muskulatur ansprechen und zeitgleich gelenkschonend betrieben werden. Aber auch ohne professionelle Einstiegshilfe: Die erbrachte Bewegungseinheit hat definitiv gesundheitsfördernde Wirkung.

Auch wenig hilft!

Neueste Studien belegen, dass auch schon wenig Bewegung das Leben verlängern kann. Vorausgesetzt, man gehörte bisher zu den Bewegungsmuffeln. Demnach sollen bisher inaktive Menschen schon von fünf Minuten täglicher Bewegung profitieren. Der größte Nutzen für Herz, Kreislauf und Lebenserwartung stellt sich schon ein, wenn ein paar schweißtreibende Minuten in den Alltag eingebaut werden. Auch Spazierengehen hilft schon!

Sicher ist es motivierend, wenn man als Couch-Potato weiß, dass man schon mit fünf Minuten etwas Sinnvolles für seine Gesundheit tun kann. Vermutlich ist es leichter, täglich 5 Minuten aktiv Sport zu treiben, als einen Bewegungsplan mit dreimal wöchentlich 45 Minuten einhalten zu müssen. Und mit der Zeit machen das Laufen oder Radfahren vielleicht auch Spaß und es wird mehr daraus. Jeder Schritt und jede Minute Bewegung helfen!

Zehn Minuten Bewegung am Tag senken das Sterberisiko schon um fast zehn Prozent, bei 30 Minuten sind es sogar rund 20 Prozent. Das lohnt sich doch!

Ihr Bewegungsaktionsplan

Es wäre gut, wenn sie mit Ihrem Bewegungsprogramm langfristig auf optimal 2,5 Stunden Bewegung oder Sport pro Woche kommen, 30 Minuten pro Tag sind das Ziel. Das muss nicht von jetzt auf gleich sein. Starten Sie moderat. Intensivieren Sie Ihre tägliche Bewegung, indem Sie zunächst bewusst mehr gehen. Sie werden merken: In der Summe wird sich das in der Woche, im Monat und im Jahr sehr positiv auswirken. Mit der Zeit können Sie auf Nordic-Walking und später auf eine Laufeinheit umsteigen. Untersuchungen haben bewiesen, dass ein zusätzlicher Kalorienverbrauch von 2000 bis 4000 kcal pro Woche durch Bewegung einen günstigen Effekt auf die Prävention und auch für die Therapie von Erkrankungen hat. Das gilt im besonderen Maße für die sogenannten Zivilisationskrankheiten Übergewicht, Diabetes mellitus, Bluthochdruck, erhöhte Blutfette, KHK, Herzinfarkt, Schlaganfall und pAVK, aber auch für Krebs und Depressionen. Wichtiger als die Dauer der einzelnen Sporteinheit ist die Regelmäßigkeit der Aktivität. Täglich 20 Minuten haben also einen größeren Stellenwert als zwei Stunden Waldlauf jedes zweite Wochenende. Betroffene werden das bestätigen können.

Mein Tipp: Suchen Sie sich einen Sportpartner oder schließen Sie sich einer Gruppe an. Das verbindet, motiviert und bewahrt Sie eher vor faulen Ausreden, nicht zum Sport zu gehen. So lässt sich der »innere Schweinehund« erheblich wirkungsvoller überwinden. Sich selbst gewährt man ja schneller bei leichtem Nieselregen eine Auszeit. Den wartenden Sportskameraden lässt man aber nicht im Regen stehen. Wichtig auch: Versuchen Sie Ihre Sporteinheiten fest einzuplanen, um es möglichst nicht einfach dem Zufall oder dem Wetterbericht zu überlassen, ob Sie starten oder nicht. Sie werden sehen: Mit der Zeit wird es zu einem festen Bestandteil Ihrer Woche werden und es wird Ihnen sogar fehlen, wenn Sie daran gehindert werden.

Führende medizinische Gesellschaften empfehlen:

- 2,5 Stunden pro Woche Bewegung im moderaten Ausdauerbereich,
- Ernährung nach der traditionellen Mittelmeerküche,
- BMI < 25,
- Taillle < 88 cm bei Frauen bzw. < 102 cm bei Männern,
- normwertige Blutzucker- und Fettwerte,
- Rauchstopp.

Der 12-Punkteplan für mehr Bewegung im Alltag

Nutzen Sie jede Gelegenheit im Alltag, sich zu bewegen. Sie werden schnell merken, wie Ihre Fitness steigt. Hier finden Sie ein paar Vorschläge:

Morgens

- Räkeln und strecken Sie sich im Bett und nach dem Aufstehen.
- Stellen Sie sich beim Zähneputzen regelmäßig auf die Zehenspitzen, steigern Sie sich im Verlauf auf Kniebeugen während des Zähneputzens.

Rund um die Arbeit

- Steigen Sie bei Busfahrten eine Haltestelle vor dem Ziel aus und laufen Sie ein Stück.
- Parken Sie Ihr Auto nicht direkt vor der Tür Ihres Arbeitsplatzes sondern etwas entfernt und laufen Sie ein paar Schritte.
- Nehmen Sie öfter die Treppe statt des Aufzugs oder der Rolltreppe.
- Telefonieren Sie im Stehen.
- Schreiben Sie Ihrem Kollegen keine Mail, sondern bringen Sie ihm eine Nachricht direkt vorbei.

In der Freizeit

- Verabreden Sie sich mit Freunden regelmäßig zum Walken oder Joggen.
- Erledigen Sie Einkäufe zu Fuß oder mit dem Fahrrad.
- Gehen Sie lieber shoppen, anstatt im Internet zu bestellen.

Am Abend

- Treiben Sie Sport in einem Sportverein.
- Gehen Sie an sportfreien Tagen nach dem Abendessen noch 30 Minuten spazieren.
- Ergänzen Sie Ihre Übungen vom Morgen mit den Zehenspitzen und den Kniebeugen.
- Verabreden Sie sich. Das verhindert, dass Sie blaumachen.

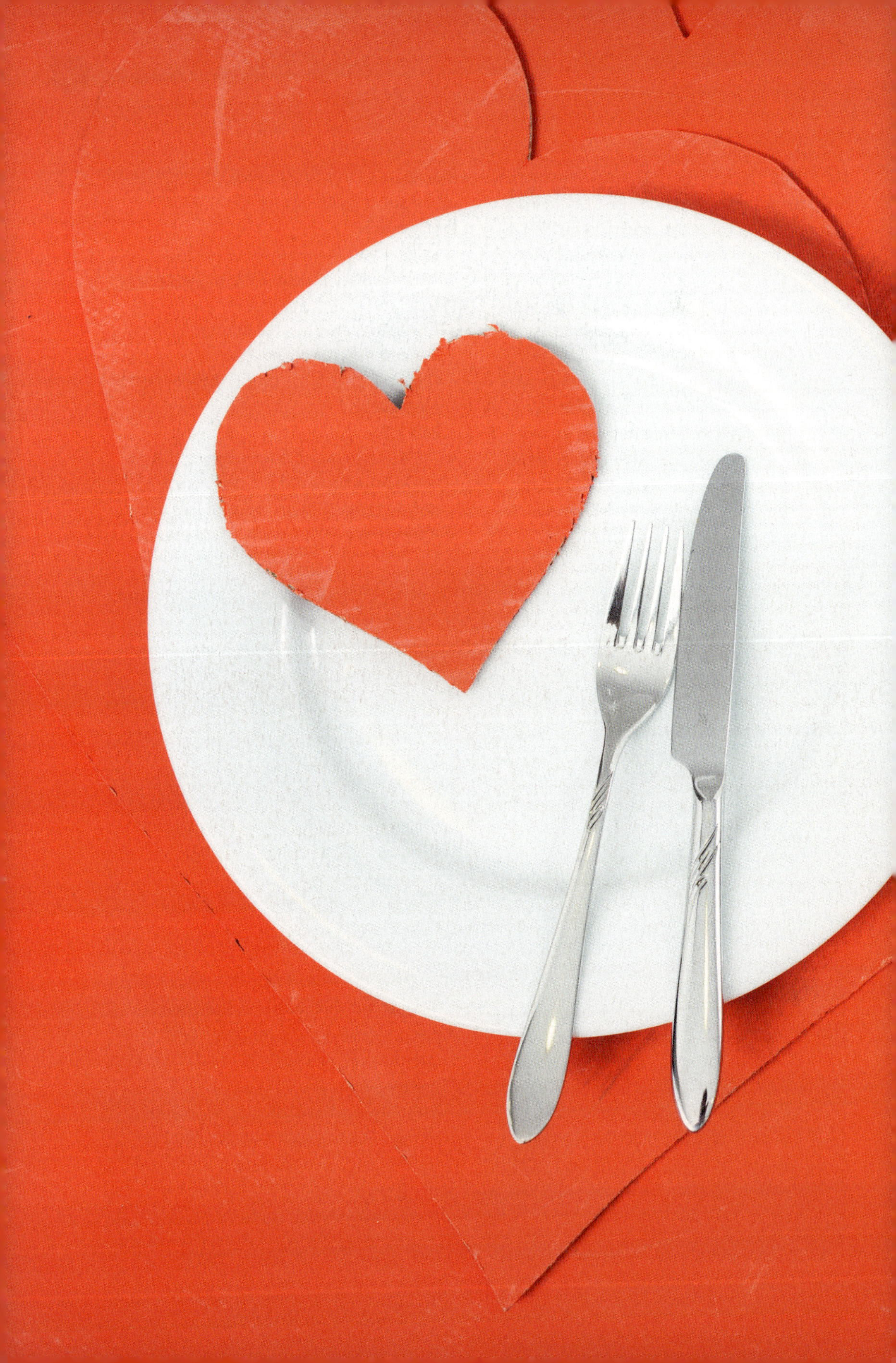

Herzhaft zubeißen für Genießer

»Herzgesund ernähren« heißt nicht, auf alles verzichten zu müssen, sondern das Richtige im vernünftigen Mengen zu genießen. Guten Appetit!

Gibt es eine herzfreundliche Ernährung?

Besser weniger Salz? Gibt es gesunde Fette? Wie ist das mit dem Cholesterin? – Ich erkläre Ihnen gerne die Geheimnisse der herzgesunden Ernährung.

Was schmeckt dem Herzen?

Einer der größten Risikofaktoren für Herzinfarkt ist falsche Ernährung mit zu viel tierischen Fetten, vor allem Fleisch und Milchprodukten. Das Übermaß an Energie wird in Fettzellen als Speicher angelegt. Cholesterin und vor allem gesättigte Fettsäuren werden für die Entstehung und das Voranschreiten der Arteriosklerose verantwortlich gemacht. Unsere Gefäße altern über Gebühr und vorschnell. Wichtig ist die gesunde Mischung von allem. Das gewährleistet auch, dass, wenn mal ein eher »ungesundes Lebensmittel« vertilgt wird, ein gewisser Ausgleich durch all die anderen gesunden Sachen geschaffen wird. Das gelingt natürlich nur in bestimmten Grenzen.

Risiko Muntermacher?

Fangen wir doch mal bei dem Frühstück an. Kaffee oder Tee? Was spricht dagegen? Nichts, wenn man der Forschung glaubt. Regelmäßiger Kaffee- oder Teekonsum hat einer französischen Studie zur Folge keinen Einfluss auf die Herzsterblichkeit. 131 000 Menschen zwischen 18 und 95 Jahren wurden im Rahmen einer Vorsorgeuntersuchung befragt. Wer angab, täglich mehr als 4 Tassen Tee zu trinken, hatte im Durchschnitt einen niedrigeren Blutdruck, niedrigere Cholesterin- und Blutzuckerwerte, einen niedrigen BMI, konsumierte weniger Nikotin und bewegte sich mehr – das könnte aber auch damit zusammen hängen, dass Teetrinker einen gesünderen Lebensstil pflegen. Aber auch regelmäßiger Kaffeegenuss wirkt nach der Studie nicht schädigend auf die Herzgesundheit.

Gesunde und ungesunde Fette

Ungesättigte Fettsäuren, wie sie im Olivenöl zu finden sind, haben eine positive Wirkung auf den Fettstoffwechsel. Sie kommen auch in Soja-, Raps- oder Weizenkeimöl vor. Eine besondere Gruppe stellen noch die essentiellen Fettsäuren dar, die vom Körper nicht selbst hergestellt werden können und deshalb mit der Nahrung aufgenommen werden müssen. Ohne diese Nahrungsfette käme es zu Mangelerscheinungen, weil fettlösliche Vitamine vom Körper nicht resorbiert werden können. Herzgesund wäre es, wenn im Ernährungsplan möglichst viele tierische gegen pflanzliche Fette ausgetauscht und nicht mehr als 60 g Fett täglich gegessen würden. In Deutschland liegt die durchschnittliche Aufnahme von Fett bei Erwachsenen bei rund 100 g täglich.

Walnüsse und Mandeln sind ebenfalls reich an mehrfach ungesättigten Fettsäuren und bekannt dafür, die Blutgefäße gesund und elastisch zu halten. Achtung: Zu viele Nüsse machen dick, denn sie sind sehr kalorienreich. In der Regel soll man nicht mehr als eine kleine Handvoll zu sich nehmen, mehr könnte genauso zu Übergewicht führen. Und so würde sich das Risiko für eine Herzerkrankung erhöhen.

Das Reduzieren tierischer Fette verspricht auch eine Senkung der Cholesterinwerte, da Cholesterin vor allem in Wurst- und Fleischwaren zu finden ist. Muskelfleisch von Rind, Schwein oder Geflügel enthält pro 100 g etwa 70 bis 80 mg Cholesterin. Käse, Sahne und fettreiche Milchprodukte haben je nach Fettstufe unterschiedliche Werte. Herzinfarkte und Gefäßkrankheiten haben nachweislich durch einen hohen Fleischverzehr rasant zugenommen.

Pflanzliches tut gut

Sinnvoll ist es, vor allem Haferkleie, aber auch andere Getreideprodukte zum Beispiel als nicht industriell gesüßtes Müsli zu essen. Sie können das körpereigene Cholesterin um 20 Prozent senken. Ähnlich wirkungsvoll sind zum Beispiel Linsen, die man gut als Beilage oder auch als Hauptgericht verwenden kann. Sie sollten Bestandteil des täglichen Speiseplans werden, denn sie gelten nachweislich als Cholesterinsenker. Dass Obst und Gemüse gesunder Bestandteil der Ernährung sind, muss nicht betont werden. Wohl aber, dass Menschen, die viel davon essen, seltener an Herzleiden sterben. Das vermeldet eine britische Studie, bei der über 83 000 Teilnehmer über 5 bis 26 Jahre beobachtet und untersucht wurden. Jene, die regelmäßig Pflanzliches auf dem Teller hatten, hatten seltener Herzinfarkte, hohen Blutdruck oder Arteriosklerose.

Ballaststoffe

Auch Ballaststoffe fördern die Herzgesundheit. Das sind jene Nahrungsbestandteile, die weitgehend nicht mit verdaut werden. Sie kommen vor allem in pflanzlichen Lebensmitteln vor. Sie stecken in den Randschichten von Getreidekörnern und sind darum in sämtlichen Vollkornprodukten enthalten. Aber auch viele Obst- und Gemüsearten sowie Hülsenfrüchte enthalten Ballaststoffe. Neben den wasserunlöslichen, wie etwa Zellulose, gibt es verschiedene wasserlösliche Ballaststoffe. Dazu zählen zum Beispiel Pektine in Äpfeln. Sie regen unter anderem die Verdauung an, wobei auch Gallensäuren vermehrt über den Stuhlgang entsorgt werden. So kommt es zur Senkung des Cholesterinspiegels, da die Leber Cholesterin für die Neubildung von Gallensäuren verbraucht. Ernährungswissenschaftler empfehlen allgemein mindestens 30 g Ballaststoffe pro Tag. Wer das beherzigt, nimmt auch Magnesium zu sich. Magnesium und Kalium sind wichtig für die elektrische Stabilität der Herzmuskelzellen. Sie können Herzrhythmusstörungen vorbeugen. Walnüsse, Bananen und Haferflocken sind besonders reich an Magnesium.

Die Vorteile der mediterranen Kost

Die mediterrane Kost schmeckt dem Herzen besonders gut. Ihre Herzgesundheit fördernde Wirkung ist allgemein anerkannt. Mehrere Studien belegen: Je eher wir uns wie unsere südeuropäischen Nachbarn ernähren, desto geringer ist das Risiko sowohl für die Entstehung als auch für das Voranschreiten von Herz-Kreislauf-Erkrankungen. Die Inhaltsstoffe dieser Kost beziehen sich jedoch auf die typisch traditionelle Mittelmeerküche aus den 1960er-Jahren. Damals bildeten pflanzliche Produkte in großer Menge die Grundpfeiler dieser Ernährung. Gemüse, eierfreie Teigwaren, Vollkorn, Kartoffeln, Naturreis und Hülsenfrüchte wurden täglich gereicht. Daneben gab es frisches Obst oder Nüsse und Olivenöl war das am häufigsten genutzte Fett. Gewürzt wurde mit frischen Kräutern wie Rosmarin, Thymian, Basilikum, Petersilie und natürlich auch Knoblauch. Käse und Joghurt, die fettreicher waren, wurden nur in kleinen Mengen verzehrt. Mehrmals in der Woche kam Fisch auf den Tisch. Rotes Fleisch hingegen fand sich nur selten auf dem Speiseplan. Wein wurde in Maßen zu den Mahlzeiten eingenommen.

Unter dieser ausgewogenen Ernährungsweise beobachten Wissenschaftler bemerkenswert hohe Lebensalter und ein geringeres Auftreten von Herz-Kreislauf-Erkrankungen wie Herzinfarkt und Schlaganfall. Leider hat sich die traditionell mediterrane Küche gewandelt. Heute findet man reichlich gesättigte Fette in Form von tierischen Lebensmitteln, wie Fleisch, Käse und Milchprodukte in größeren Mengen. Die Obst- und Gemüseportionen sind in den Hintergrund gedrängt worden und bilden bei weitem nicht mehr die ursprüngliche Basis der Ernährungspyramide von damals. Das »mediterran« von heute in Form von Pizza und Pasta ist nicht die Küche, die uns herzgesund hält. Da reicht die kleine Tomaten-Mozzarella-Basilikum-Vorspeise beim Italiener um die Ecke gewiss nicht aus.

Meine Empfehlung: salzarme Ernährung

Im Rahmen einer gesunden Ernährung wird die Zufuhr von täglich maximal 5 bis 6 g Kochsalz (Natriumchlorid, NaCl) empfohlen. Aber bis zu 10 g Kochsalz nehmen wir Deutschen täglich zu uns. Wissenschaftler sind sich darüber einig, dass ein hoher Konsum von NaCl zu hohem Blutdruck führen kann. Damit steigt das Risiko für Herzinfarkt und Schlaganfall. Es gilt also uneingeschränkt die Empfehlung, den überhöhten Salzkonsum zu

Salzarme Ernährung – ein Mythos?

Fast 100 Prozent der Bevölkerung konsumiert doppelt so viel Salz bzw. Natrium, wie laut WHO gesund wäre. Der hohe Salzkonsum soll mit Ursache für die vielen Bluthochdruckerkrankungen sein. Salz beeinträchtigt die Nierenfunktion, was den Blutdruck hochtreiben kann und wer seinen Salzverzehr einschränkt, kann seinen Blutdruck senken.
Die erreichbare Blutdrucksenkung hält sich aber in Grenzen. Systolisch kann er um 5 mmHg und diastolisch ca. um 3 mmHg reduziert werden. Das genügt sicher nicht immer, um gewünschte Zielwerte zu erreichen. Wissenschaftlich gibt es bislang noch keine eindeutigen Beweise, dass salzarme Kost auch auf lange Sicht einen positiven Nutzen für die Herz-Kreislauf-Gesundheit hat. Und dennoch wird eine Reduktion unseres Salzkonsums auf 5 bis 6 g täglich von führenden medizinischen Fachgesellschaften (Deutsche Herzstiftung, Deutsche Gesellschaft für Kardiologie) angeraten.
Mein Fazit: Auch wenn überzeugende Beweise für einen positiven Langzeiteffekt ausstehen, so richtet ein gewollt reduzierter Salzverzehr definitiv keinen Schaden an. Bitte verstehen Sie diese Empfehlung im Rahmen weitere Maßnahmen, wie Gewichtsreduktion, Bewegung und moderatem Ausdauersport, um z. B. Bluthochdruck in den therapeutischen Zielbereich zu bekommen. Wenn auch nicht immer auf Tabletten verzichtet werden kann, so besteht dennoch die Möglichkeit, die Dosis auf ein Minimum zu reduzieren, sofern die Basismaßnahmen greifen.

reduzieren. Weniger Salz im Essen könnte also schon das Risiko senken.

Wer seine tägliche Salzaufnahme um 3 g auf die Hälfte vermindert, könnte damit langfristig seinen systolischen Blutdruckwert um durchschnittlich 5 mmHg senken. Diese Salzreduktion erreichen Sie leicht:

- Verzichten Sie auf Fertigprodukte, die sehr viel Salz enthalten.
- Ersetzen Sie beim Kochen Salz durch Gewürze und frische Kräuter.
- Verzichten Sie aufs Nachsalzen, verbannen Sie also den Salzstreuer vom Tisch.
- Essen Sie weniger Wurstwaren, denn diese sind stark salzhaltig.
- Essen Sie mehr Vollkornprodukte, denn diese enthalten im Vergleich zu Weißmehlprodukten weniger Salz.

Auf Verpackungen von Fertiggerichten und anderen Lebensmitteln war bislang immer der Natriumwert angegeben. Da 1 g Natrium etwa 2,5 g Salz entspricht, musste man viel umrechnen, um den wahren Salzgehalt herauszufinden. Seit Dezember 2014 soll auf den Verpackungen der Salzgehalt – statt des Natriumgehaltes – angegeben werden. Aber erst Ende 2016 müssen sich EU-weit alle Hersteller zwingend daran halten.

Gute Fette – schlechte Fette

In den Industriestaaten sind erhöhte Blutfette mittlerweile fast ein »Normalzustand«. Das sollte aber definitiv nicht die Regel sein. Ein erhöhter Blutspiegel von Cholesterin und anderen Blutfetten wie Triglyzeriden bereitet keine direkten Schmerzen, steigert aber das Risiko für die Entstehung von gefährlichen Herz-Kreislauf-Erkrankungen.

Fette nehmen wir über pflanzliche und tierische Lebensmittel zu uns:

- Tierische Nahrungsfette sind zum einen Cholesterin und Triglyzeride, die überwiegend gesättigte Fettsäuren enthalten. In bestimmten Fischsorten sind die gesundheitsfördernden Omega-3-Fettsäuren enthalten.
- Pflanzliche Fette kommen in Ölen und Nüssen vor und bestehen überwiegend aus ungesättigten Fettsäuren.

Fette sollten rund ein Drittel des täglichen Kalorienverzehrs ausmachen, aber nur zu einem Drittel aus gesättigten Fettsäuren bestehen. Es wird empfohlen die tägliche Menge an Fett auf 60 bis 70 g zu reduzieren. In Deutschlang verzehren wir ca. 100 g jeden Tag. Die steigende Anzahl von Menschen mit krankhafter Fettleibigkeit spricht für sich.

Tierische Fette

Sparen Sie an Fleisch und Wurst

Tierische Fette nehmen wir über Fleisch und Wurst, aber auch eher versteckt über Schokolade, Eier, Milch und Milchprodukte zu uns. Im Übermaß genossen, gefährden sie unsere Gesundheit.

Triglyzeride. Verbindungen aus Glycerol und drei Fettsäuremolekülen, sind vielfach in Fleisch und Wurstwaren zu finden. Sind Ihre Werte erhöht, kann das Anzeichen einer Fettstoffwechselstörung sein. Triglyzeride fördern die Entstehung einer Arteriosklerose, vor allem, wenn der Cholesterinspiegel ebenfalls erhöht ist.

Cholesterin wird zum Großteil im Körper selbst produziert und befindet sich als Bausubstanz in den Körperzellen. Über tierische Produkte kommt es ebenfalls in unseren Körper. Die Bedeutung des Cholesterin ist so hoch, dass ich diesem ein eigenes Kapitel »Cholesterin – für die Herzgesundheit besonders wichtig« (Seite 151) gewidmet haben.

Fisch dafür umso mehr

Viele der bei uns gebräuchlichen Fischsorten, wie Kabeljau oder auch Schellfisch, haben einen eher geringen Fettangehalt und sind darum sehr gesund. Es gibt aber auch sogenannte Fettfische mit einem erhöhten Fettanteil. Vor allem in Salzwasserfischen wie Makrele, Hering und Lachs ist eine besondere Gruppe der Fettsäuren enthalten, die sogenannten Omega-3-Fettsäuren. Diese Fische nehmen die gesunden Fettsäuren über ihre Algennahrung auf, können sie aber auch selber synthetisieren. Zuchtfische, die mit Fischmehl gefüttert werden, enthalten eher weniger davon, weil sie über ihre nicht natürliche Haltung und Ernährung kaum noch Omega-3-Fettsäuren bilden.

Omega-3-Fettsäuren verbessern die Fließeigenschaft des Blutes, wirken antientzündlich, haben positive Effekte auf die Gefäßfunktion und beugen so Herzinfarkt und Schlaganfall vor. Als Beweis dafür werden immer Untersuchungen mit Bewohnern der holländischen Küste und den Inuit angeführt. Alle haben wegen des hohen Fischverzehrs weniger Infarkte. Omega-3-Fettsäuren weisen auch eine entzündungshemmende Wirkung auf, sodass sie vor Arteriosklerose schützen. Omega-6-Fettsäuren gehören auch zu den mehrfach ungesättigten Fetten. Wir finden sie in Distel-, Sonnenblumen-, Sesam-, Soja- und Kürbiskernöl. Da sie aber die günstigeren Omega-3-Fettsäuren im Stoffwechsel verdrängen, sollten sie nicht im Übermaß genossen werden.

Pflanzliche Fette

Jetzt kommt die gute Nachricht: Pflanzliche Fette sind reich an ungesättigten Fettsäuren und damit deutlich gesünder. Sie wirken sogar einem zu hohen Cholesterinspiegel entgegen. Einige dieser Fettsäuren sind für uns lebensnotwendig, da wir sie nicht selber produzieren können. Besonders wertvoll für unsere Ernährung sind Oliven-, Raps-, Lein- und Walnussöl sowie Nüsse an sich. Verwenden Sie kaltgepresste Öle, die besonders viele dieser essentiellen, also lebensnotwendigen Fettsäuren enthalten.

Alternative zum Fisch

Da die Meere stark überfischt sind, werden auch hier Alternativen unter den pflanzlichen Ölen gesucht. Vor allem Leinöl liefert eine hohe Konzentration pflanzlicher Omega-3-Fettsäuren. Auch Walnuss-, Raps- und Hanföl sind wertvolle Omega-3-Fettsäure-Lieferanten. Aktuelle Studien an der Universität Jena belegen, dass diese Pflanzenöle die Blutfettwerte und auch das LDL-HDL-Verhältnis verbessern. Solche Öle sind also durchaus empfehlenswert, wenn es darum geht, Omega-3-Fettsäuren zu sich zu nehmen.

Allerdings gibt es auch hier eine Einschränkung: In vielen industriellen Produkten, wie Margarinen, Palmfett, Fertiggerichten, frittierten Lebensmitteln, Keksen, Kuchen, Süßwaren und Schokoladen sind gehärtete Fette enthalten. Sie werden als Transfettsäuren bezeichnet und entstehen beim starken Erhitzen von Ölen im Rahmen des Fertigungsprozesses. Diese industriell hergestellten Produkte stammen zwar ursprünglich aus pflanzlichen Quellen, enthalten aber kaum noch ungesättigte Fettsäuren. Bei übermäßigem Verzehr erhöhen sie das Gesamt- und vor allem das sogenannte LDL-Cholesterin. Es gilt als hauptverantwortlich für die Entstehung der Arteriosklerose.

Essen Sie mehr pflanzliche Produkte

Tierische Fette enthalten also meist nur wenige ungesättigte Fettsäuren, die der Körper benötigt. Tierische gesättigte Fettsäuren haben eine eher negative Wirkung auf den Fettstoffwechsel und werden oft in Fettgewebe eingelagert. Diese führen daher bei mangelnder Bewegung zu Übergewicht, einem Risikofaktor für Herz-Kreislauf-Erkrankungen. Sie sollten daher durch pflanzliche Fette ersetzt werden. Reichern Sie Ihren Speiseplan durch mehr Gemüse, Obst und Hülsenfrüchte als Sättigungsbeilage an. Genießen Sie zweimal in der Wochen Seefisch. Verwenden Sie Vollkorn- und fettarme Milchprodukte. Naschen Sie geringe Mengen Nüsse. Eine fettreduzierte Ernährung verbessert nicht nur den Stoffwechsel Ihres Körpers, sie führt auch zu einem Gewichtsverlust und senkt somit direkt und indirekt einen zu hohen Blutdruck und auch die Cholesterinwerte gehen runter.

Cholesterin – für die Herzgesundheit besonders wichtig

Cholesterin ist ein wichtiger Bestandteil unserer Gewebe- und Blutproteine. Wir brauchen es als Baustoff für den Aufbau unserer Zellwände und es ist eine Vorstufe bei der Synthese von Gallensäuren und Hormonen. Diese wiederum sind wichtig für unsere Verdauung und für die Steuerung des Zellstoffwechsels.

Unsere Leber kann Cholesterin selber bilden und wir nehmen Cholesterin über unsere Nahrung auf. Für gewöhnlich senkt unser Körper die Eigenproduktion bei vermehrter Zufuhr von außen. Bemerkenswerterweise können die allermeisten Menschen etwas mit dem Begriff Cholesterin und seinen Auswirkungen anfangen. Bei der Laborbesprechung fällt das Augenmerk der Patienten regelmäßig prompt auf das berühmte Cholesterin. Neben dem Gesamtcholesterin werden das HDL-, das LDL-Cholesterin und weitere Blutfette unterschieden:

- Zunächst dienen kleine Partikel, die sogenannten VLDL (very low densitiy lipoproteins), als Transportvehikel für Trigylzeride, Cholesterin und andere Fette von der Leber zu Geweben.
- Nach Abgabe der Triglyzeride entsteht aus VLDL das LDL (low density lipoprotein), ein weiteres Lipoprotein. Es hat eine niedrige Dichte und besteht aus ca. 75 Prozent Fett und 25 Prozent Protein. LDL arbeitet als Transporteiweiß für Fette im Blutkreislauf.
- Das HDL (high density lipoprotein) ist ein Lipoprotein (Fetteiweiß) mit hoher Dichte und relativ geringem Fettanteil (ca. 50 Prozent Protein, 50 Prozent Fett). Es wird in der Leber gebildet und kann Cholesterin (HDL-Cholesterin) aufnehmen und zur Verarbeitung zur Leber transportieren und so aus dem Blut entfernen.

Es gilt als wissenschaftlich gesichert, dass ein erhöhter Cholesterinspiegel, und dabei insbesondere das LDL-Cholesterin, ein Risikofaktor für vorzeitige Gefäßalterung bzw. für Arteriosklerose ist. In der Folge können eine koronare Herzkrankheit, Herzinfarkt, Durchblutungsstörungen der Beine und der Halsschlagadern mit der Gefahr eines Schlaganfalls entstehen. Dem HDL-Cholesterin werden aufgrund seiner Hauptaufgabe (Entfernung von Fetten aus dem Blut) eher schützende Funktionen zugeschrieben. Ein Mangel an HDL-Cholesterin gilt als eigenständiger Risikofaktor für die Entstehung der Arteriosklerose.

Achten Sie auf Ihren Cholesterinspiegel

Es wäre zu einfach zu behaupten, dass ein normales HDL-Cholesterin ein erhöhtes LDL-Cholesterin kompensieren könne. Für ansonsten herzgesunde Menschen sollte der Quotient aus LDL/HDL unter 4 und für bereits herzkranke Patienten unter 2 liegen. Wer zu viele tierische Fette zu sich nimmt und sich dann auch noch wenig bewegt, der kann damit rechnen, dass seine LDL-Werte irgendwann den zulässigen Rahmen sprengen. Cortison, Nikotin, die Pille und andere Medikamente können sich ebenfalls negativ auf den Fettstoffwechsel auswirken.

Die Ernährung spielt sicher eine erhebliche Rolle. Bei Naturvölkern, die sich eben nicht nach westlichem Standard ernähren, ist erhöhtes Cholesterin eine völlig unbekannte Größe. In Deutschland liegt die tägliche Aufnahme von Cholesterin bei Männern bei 600 mg und bei Frauen immerhin bei 400 mg.

Es gibt auch einige Krankheiten, die die Blutfettwerte negativ beeinflussen. Schilddrüsenunterfunktion, Diabetes, Nieren- oder Lebererkrankungen gehören dazu. Familiäre Hypercholesterinämie nennt sich eine an-

Cholesterin – kontrovers diskutiert

Die Medizin darf nicht als exakte Wissenschaft wie die Physik oder die Chemie betrachtet werden. Man nimmt an, dass sich die Erkenntnisse in der Medizin ca. alle sieben Jahre verdoppeln. So müssen manche Kapitel tatsächlich neu geschrieben werden. Ein Beispiel: Als ich mit dem Studium begann, galten ß-Blocker zur Behandlung der Herzinsuffizienz noch als kontraindiziert. Noch vor meinem dritten Staatsexamen wurden sie fester Bestandteil der korrekten Therapie. Man hatte erkannt, dass sie bei Herzschwäche entscheidend zur Entlastung beitragen und sogar lebensverlängernde Effekte haben. Ganz so drastisch läuft es beim Thema Cholesterin allerdings nicht. Man hört regelmäßig, dass die wiederholte Senkung der Cholesteringrenzwerte durch pharmafreundliche Gremien mit bedingt sei. Ob und wie viel davon tatsächlich stimmt, kann ich nicht wirklich beurteilen. Es ist aber sicher so, dass die Pharmaindustrie nicht traurig darüber ist. Denn ein Medikament aus diesem Segment – ein sogenannter Cholesterinsenker – ist der bislang weltweit führende Verkaufsschlager mit jährlichen Milliardenumsätzen. Mittlerweile ist man aber überzeugt, dass zu viele Menschen unnötigerweise dieses Medikament einnehmen. Man rudert hier also deutlich zurück und diskutiert sogar über eine Aufhebung der Restriktion der Cholesterinaufnahme. Es bleibt abzuwarten, wie die Empfehlungen zukünftig ausfallen werden.

geborene Störung des Fettstoffwechsels, die ebenfalls hohe Werte verursacht.

Meine Empfehlung zum Eierkonsum

Es wird aktuell empfohlen, täglich nicht mehr als 250 bis 300 mg Cholesterin aufzunehmen. Ein mittelgroßes Ei enthält aber in seinem Eidotter 280 bis 300 mg Cholesterin, das Eiweiß ist frei von Cholesterin. Und was heißt das jetzt für unser geliebtes Frühstücksei? Es ist bislang immer noch nicht eindeutig geklärt, ob und wie viel Cholesterin aus dem Eidotter in unseren Blutstoffwechsel aufgenommen und verarbeitet wird. Es scheint aber weniger zu sein, als früher angenommen und publiziert wurde. Aktuell geht man davon aus, dass bis zu sieben Eier pro Woche für herzgesunde Menschen vertretbar sind. Bei Patienten mit bekannter Arteriosklerose reduziert sich die empfohlene Menge auf zwei Eier pro Woche. Das empfehle ich auch meinen Patienten mit bereits erhöhtem Cholesterin, die noch keine Arteriosklerose haben. Was oft vergessen wird: Auch in Back- und den üblichen Nudelwaren sind natürlich Eier enthalten, die mit eingerechnet werden müssen. Aber ein Frühstücksei am Wochenende ist allemal drin. Die in der Laienpresse veröffentlichten Forderungen nach korrigierten Werten für die Cholesterinaufnahme durch Nahrung haben bislang noch keinen Einzug in die hier gültigen medizinischen Leitlinien gehalten. Ich hätte aber kein Problem damit, meine aktuelle Empfehlung an meine Patienten zu korrigieren. Sind Sie allerdings an einer KHK erkrankt, so gehe ich davon aus, dass diese Therapieempfehlung auch zukünftig Bestand haben wird.

So isst Dr. Mo

Ich schaffe es seit Jahren, mein Gewicht zu halten, aber glauben Sie mir, das bedeutet auch für mich ein hohes Maß an Selbstdisziplin und sportlicher Aktivität.

Mittlerweile habe ich es mir angewöhnt, ein- bis zweimal pro Woche auf das Abendbrot zu verzichten. Dieses »Dinner-cancelling« braucht ca. drei bis vier Wochen Eingewöhnungszeit. Dann ist es mit ein wenig Disziplin ganz gut umsetzbar. Und glauben Sie mir, ich esse ausgesprochen gerne. Wenn ich esse, sind die Portionen auch als eher üppig zu bezeichnen. Aber ich versuche, mir die großen Mahlzeiten »zu verdienen«. Es wäre andererseits auch mit weniger zeitintensivem Sport möglich, meine gesundheitlichen Ziele zu erreichen. Dann fielen leider die Essensportionen kleiner aus. Das würde ich doch sehr bedauern.

Nach dem Frühstück, das bei mir mindestens drei Scheiben Brot oder zwei bis drei Körnerbrötchen umfasst, lasse ich für fünf Stunden die Finger vom Essen. Also keine unnötigen Naschereien zwischendurch, kein verlockendes Plätzchen oder kein mehrschichtiges italienisch angehauchtes Heißgetränk aus vielen Anteilen von Milch und wenig Kaffee. Ich begnüge mich in dieser Zeit tatsächlich mit Wasser. Ein sättigendes Frühstück aus komplexen Kohlenhydraten hält für diesen Zeitraum ausreichend vor. Dafür verkneife ich mir morgens aber keine Leckereien, wie meine ritualisierte erste Portion Brot oder Brötchen mit großzügig aufgetragener Nuss-Nougat-Creme zum dampfenden Kaffee. Herrlich.

Natürlich beschenken uns unsere Patienten zu allen Anlässen, sei es zu Ostern oder in der Vorweihnachtszeit, mit unglaublichen Mengen an verführerischen Kleinigkeiten. Und ehrlich gesagt, auch völlig Jahreszeiten-unabhängig werden wir gut verwöhnt. Schon steht da wieder der berühmte und heiß geliebte Käsekuchen von Frau H. aus Köln schmackhaft und kalorienreich in unserer Praxis.

Ich versuche offensiv damit umzugehen. Steht all das in unserer Praxisküche unübersehbar auf dem Tisch direkt gegenüber von der Kaffeemaschine, dann frage ich mich ehrlich: Brauchst du das Stück Kuchen oder die Krokant-Mandel-Nuss-Marzipan-Praline jetzt wirklich oder kannst du vielleicht auch darauf verzichten? Stellen Sie sich bitte vor: Eine einzige solche Praline enthält mindestens so viel Fett wie FÜNF Scheiben Graubrot. Die Vorstellung hilft ungemein. Das esse ich ja nicht

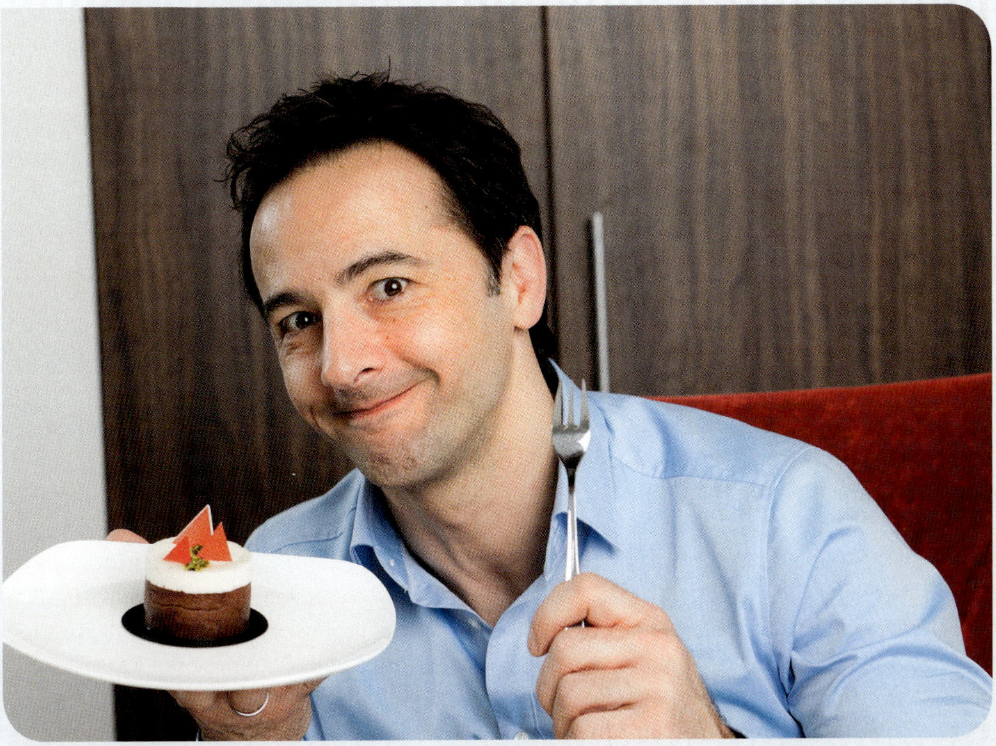

einmal zum Frühstück. Klar, ich bin nicht immer so standhaft und werde gelegentlich schwach. Unsere Patienten sind aber dankenswerterweise offen für Anregungen. Wenn sie also fragen, womit sie unserem Team das nächste Mal eine Freude machen können, gebe ich gerne einen Tipp. Der Obststand auf dem Wochenmarkt direkt vor unserer Praxis hat ausgezeichnete Ware. Dazu finden unsere Patienten regelmäßig Gelegenheit, denn dieser Markt ist der einzige in Köln, der an sechs Tagen pro Woche bestellt wird. Zudem gehören einige Marktbeschicker zur Patientenklientel der Praxis. Wir haben also viele Möglichkeiten, aus einem gesunden und leckeren Angebot an Obst zu naschen.

Na, jedenfalls schaffe ich es mit all meinen »Verhaltensmerkwürdigkeiten«, mein Gewicht seit Jahren recht konstant unter 80 kg und damit den bekannten BMI mit < 25 im Normbereich zu halten. Der Blutdruck und die Blutzuckerwerte stimmen und die Blutfette sind erträglich und durch mein regelmäßiges Bewegungspensum verschaffe ich mir nicht nur körperlich, sondern auch seelisch einen willkommenen Ausgleich. Bei der Stressverarbeitung gibt es bei mir persönlich sicher noch Raum für Verbesserungen. Dabei ist mir natürlich bewusst, dass – auch wenn ich die meisten Empfehlungen der medizinischen Gesellschaften für Herzgesundheit erfülle – dies kein Garant für ein längeres Leben ist.

So fühle ich mich aber ausgesprochen wohl. Das ist es, was ich unter anderem mit persönlicher Lebensqualität verbinde. Dadurch fühle ich mich jeden Tag aufs Neue motiviert.

Das gehört auf den Teller

Das Herz liebt eine ausgewogene Ernährung, die eher aus Fisch als aus Fleisch, vielen ungesättigten Fettsäuren, Vitaminen, Ballaststoffen und Proteinen bestehen sollte. Eine herzgesunde Ernährung muss nicht zwangsläufig fettarm sein. Hier nun ein paar konkrete Tipps:

Obst und Gemüse. Das Herz freut sich, wenn Sie täglich mindestens zwei, optimal wären fünf, Portionen frisches Obst und Gemüse essen, am besten jahreszeitenabhängig und auch gerne mehr. Bei der Auswahl können sie sich gerne an den Farben eines Regenbogens orientieren. Das soll heißen, dass Sie am besten farblich bunt gemischte Obst- und Gemüsevarianten wählen. Dadurch decken Sie das Spektrum der empfohlenen Inhaltsstoffe an Vitaminen, Spurenelemente und Ballaststoffen ab. Gemüse und alle Salatvariationen haben den Vorteil, dass sie mit wenigen Kalorien den Magen füllen und zum Beispiel in Kombination mit Vollkornbrot oder Hülsenfrüchten helfen, länger satt zu bleiben.

Fette und Öle. Der bilanzierte Einsatz von Fetten und Ölen gehört unweigerlich zu einer ausgewogenen Ernährung. Von den richtigen Fetten darf man sogar mehr essen, als man denkt. Die Rede ist von Oliven- und Rapsöl, die reich an mehrfach ungesättigten Fettsäuren sind. Davon zwei bis drei Esslöffel pro Tag dürfen durchaus in Salaten und Speisen landen. Diese Öle kann man auch zum Garen von Gemüsen nehmen oder als Vinaigrette. Vor allem Omega-3-Fettsäuren sind für das Herz wichtig, denn sie können LDL-Werte mindern und die HDL-Werte anheben, sie haben positive Wirkung auf die Gefäßfunktion und die Fließeigenschaften des Blutes und wirken antientzündlich. Diese Fettsäuren sind im Meeresfisch, siehe Abschnitt »Fisch dafür umso mehr« (Seite 150), enthalten. Wer sich vegetarisch oder gar vegan ernährt, kann sich diese gesunden Fettsäuren durch hochwertiges Oliven-, Raps- oder Leinöl zuführen. Algenöl oder Makroalgen helfen, die Omega-3-Werte auszugleichen, weil sie viel davon enthalten. Butter von »glücklichen Kühen« oder jenen, die mit Heu und Gras ernährt werden, enthält ebenfalls Omega-3- und ungesättigte Fettsäuren und kann bedenkenlos in den ausgewogenen Ernährungsplan aufgenommen werden.

Kartoffeln gehören nicht in die »Gemüsegruppe«. Sie sind aber ein wertvolles und gesundes Lebensmittel, das nur ungesund ist, wenn daraus Pommes oder Kroketten hergestellt werden oder wenn sie mit fetten Soßen gereicht werden. Frittierte Lebensmittel enthalten viele Transfettsäuren, die unseren LDL-Cholesterin-Spiegel in die Höhe treiben.

Fleisch. Das Herz ist kein Vegetarier. Mageres Fleisch gehört als wertvolles Lebensmittel durchaus dazu. Es sollte aber nicht jeden Tag gegessen werden. Artgerechte Fütterung beeinflusst die Fettzusammensetzung von Fleisch und Milch positiv. Wählen Sie also wenn möglich Biofleisch. Rotes Fleisch schneidet in allen Studien hinsichtlich seiner Nährwerte und gesundheitsschädigenden Substanzen eher schlecht ab. Wurst sollte man meiden, da sie einen hohen Salzgehalt hat und erhebliche Menge an Fett enthält.

Fisch sollte frisch, kann aber auch tiefgefroren sein. Magerer Fisch wie Köhler (der sog. Seelachs, nicht zu verwechseln mit echtem

Essen Vegetarier herzgesünder?

Schon Ende der 80er-Jahre des letzten Jahrhunderts hat der Gießener Ernährungswissenschaftler Claus Leitzmann den gesundheitsfördernden Effekt vegetarischer Ernährung belegt. Damals waren Vegetarier in Deutschland allerdings selten.

Inzwischen empfehlen die Verbände amerikanischer (ADA) und kanadischer (DC) Ernährungswissenschaftler eine vegetarische Kost, weil sie nachweislich gesundheitsförderlich ist, wenn der Speiseplan sinnvoll und ausgewogen zusammengestellt wird. Nur dann deckt die Nahrung den nötigen täglichen Nährstoffbedarf und wirkt gesundheitsfördernd bei der Behandlung verschiedener Krankheiten wie Diabetes und Co. Ebenso kann so das Entstehen dieser Krankheiten präventiv verhindert werden. Bislang ernähren sich allerdings nur 2,5 Prozent aller erwachsenen Amerikaner und etwa 4 Prozent der Kanadier vegetarisch, verzichten also auf Fleisch, Fisch und Geflügel. Die ernährungswissenschaftlichen Vorteile liegen klar auf der Hand:

- niedrige Gehalt an gesättigten Fettsäuren, Cholesterin und tierischem Eiweiß
- höherer Gehalt an Kohlehydraten, Ballaststoffen, Magnesium, Kalium, Folat und Antioxidantien, wie zum Beispiel die Vitamine C und E
- niedrigeres Körpergewicht als Fleischesser
- geringere Sterblichkeit aufgrund von Herz-Kreislauf-Erkrankungen
- niedrigere Blutdruckwerte

Ähnlich gesund wirkt sicher die vegane Ernährung, wenn sie ausgewogen und geplant praktiziert wird. Ob diese vegane Kost jedoch den Ernährungsstandards der Fachgesellschaften entspricht, muss erst noch weiter untersucht werden.

Lachs) und Kabeljau ist kalorienarm, liefert Jod und hochwertiges Eiweiß. Um mit Fisch Omega-3-Fettsäuren auf den Speiseplan zu bekommen, müssen die Fische jedoch fetter sein und dürfen trotz hohen Fettgehalts auch geräuchert sein, was bei Produkten wie Lachs, Forelle oder Makrele ebenfalls lecker schmeckt.

Getreide. Ein wichtiger Ernährungsbestandteil für die Herzgesundheit sind neben Obst und Gemüse auch Getreideprodukte wie Quinoa, Hirse, Naturreis und vollwertiges Brot und gesäuerte Milchprodukte. Grundsätzlich sind frische regionale Bioprodukte industriell hergestellten Produkten, die mit viel Zucker und Salz und Zusatzstoffen versehen sind, vorzuziehen. Wer täglich mehr als 5 bis 10 g mehr Ballaststoffe isst als gewöhnlich, kann seinen Gesamtcholesterinwert um 3 bis 5 Prozent senken, was sicher auch daran liegt, dass man bei einer ballaststoffreichen Ernährung auch weniger gesättigte Fettsäuren verzehrt. Vollkornprodukte jeglicher Art sind gesünder als jene aus Weißmehl. Sie tragen zur Herzgesundheit bei, weil sie mehr Vitamine, Mineralstoffe und Ballaststoffe enthalten, und sollten regelmäßig und reichlich gegessen werden.

Eher meiden. Meiden Sie Lebensmittel mit versteckten Fetten: Wurst, Kuchen, Plätzchen, Sahne, Vollmilchschokolade, Chips und Co sowie fetten Käse. Neben überflüssigen Kalorien erhöhen sie den Cholesterinspiegel. Süße Getränke, vor allem Limonaden und Fruchtsaftgetränke liefern genauso wie Alkohol überflüssige Zusatzkalorien und sind für die Herzgesundheit verzichtbar.

Essen für die Gesundheit

Dass unsere Ernährungsgewohnheiten erheblichen Einfluss auf unsere körperliche Entwicklung, unsere Gesundheit und auf das Entstehen von Erkrankungen haben, sollte hinlänglich bekannt sein. Der Satz »Du bist, was du isst« hat seine Berechtigung. Neben Nikotin- und Alkoholkonsum gehört die Adipositas zu den relevanten, vermeidbaren Todesursachen. Sie gilt als Risikofaktor für Bluthochdruck, KHK, Herzinfarkt, Schlaganfall, Schlafapnoesyndrom, vorzeitigen Gelenkverschleiß und Tumorerkrankungen wie Dickdarm-, Brust- und Prostatakrebs. Umso unverständlicher ist es allerdings, dass die Zahl der Übergewichtigen weiter steigt. In der Europäischen Union liegt Deutschland diesbezüglich auf Platz 1. Mit einer Gewichtsreduktion von 10 kg ließe sich statistisch der Blutdruck um 10 Prozent, das LDL-Cholesterin um 10 bis 15 Prozent, der Langzeitblutzuckerwert HbA1c um 1 bis 2 Prozent verbessern.

Eine ausgewogene, bilanzierte Ernährung muss keine geschmacklichen Einbußen oder Entbehrungen bedeuten. Im Gegenteil, sie ist sehr wichtig für Gesunderhaltung und Wohlbefinden. Einzelne Schlemmertage zu entsprechenden Anlässen halte ich für völlig unbedenklich. Nur sollten die Mehrzahl der Tage im Jahr eben keine Schlemmertage sein.

Gut für unser Herz

Neben den Nähr- und Wirkstoffen, Fett und Kohlehydraten, Vitaminen und Mineralien enthalten Getreide und Gemüse noch sekundäre Pflanzenstoffe, die für uns bestenfalls nur als Farb-, Geschmacks- oder Aromastoffe wahrnehmbar sind. Der Pflanze dienen diese Stoffe als Schutz gegen UV-Strahlung, zur Wachstumsregulation, als Abwehrstoff gegen Parasiten oder als Lockstoff, zum Beispiel für Tiere, die den Samen weitertragen sollen. Diesen sekundären Pflanzenstoffen wird ein gewisses Maß an Heilkraft zugesprochen. So sollen sie nachweislich

- das Immunsystem stärken,
- Cholesterinwerte und Blutdruck senken,
- die Fließeigenschaften des Blutes verbessern und
- vor Bakterien, Viren und Pilzen schützen.

Allerdings setzt das einen abwechslungsreichen Verzehr von täglich mindestens 250 g Gemüse und 250 g Obst voraus, das möglichst erntefrisch als Rohkost verzehrt werden sollte.

Dass sich Obst und Gemüseverzehr positiv auf das Herz-Kreislauf-System auswirkt, ist hinreichend belegt. Inzwischen haben niederländische Wissenschaftler dokumentiert und bewiesen, dass der Verzehr von Rohkost um ein Vielfaches gesünder ist als das Verspeisen von erhitztem Gemüse. Meistens wird Rohkost nicht gesalzen, was sich günstig auf den Blutdruck auswirken kann.

Rote-Bete-Saft senkt nachweislich den Blutdruck. Denn der Saft enthält sehr viel Nitrat und das weitet die Gefäße, wodurch der Blutdruck sinkt. Allerdings muss man täglich einen halben Liter davon trinken und das sollte wirklich nur tun, wer den Geschmack mag.

Ballaststoffe gehören auch zur gesunden Ernährung. Zu finden sind sie vor allem in Vollkornprodukten. Dazu gehören eine Vielzahl von Kohlehydraten wie Haferkleie oder Pektine, die vom menschlichen Verdauungssystem nicht aufgeschlossen werden können. Deshalb haben sie eine längere Verweildauer im Magen und bewirken u.a. ein längeres Sättigungsgefühl. Lösliche Ballaststoffe, zu denen Haferkleie und Apfelpektin gehören, können Cholesterin und Gallensäure im Darm binden. Auch wird ihnen eine vorbeugende Wirkung gegen Zucker- und Fettstoffwechselerkrankungen sowie Arteriosklerose nachgesagt.

Gut für unser Immunsystem

Eine ausgewogene Ernährung ist der Grundpfeiler für den Erhalt eines gesunden Immunsystems. Nahrungsergänzungsmittel sind nicht notwendig. Natürlich sind ausreichender Schlaf, eine ausreichende Trinkmenge, ausreichend Bewegung und der Verzicht auf Giftstoffe, wie Nikotin und Alkohol, nicht minder bedeutsam.

Wichtig sind vor allem die Vitamine A, B_6 C, D, E, und K. Allerdings kann ein zuviel davon auch schädlich sein, zumindest was Vitamin A betrifft.

- Vitamin A ist in Karotten, aber auch in anderen gelborangen Gemüsen, Milchprodukten und Eigelb enthalten. Es steigert die Abwehrkräfte.
- Vitamin E ist vor allem in grünem Gemüse, Getreiden, Samenöl, Naturreis und Ei enthalten. Eine hohe Dosis Vitamin E verbessert bei älteren Menschen die Abwehrleistung. Wer zu wenig davon verzehrt, kann sich leichter erkälten.
- Vitamin B_6 ist in Getreiden, Nüssen, Avocados, Bananen, Fisch, Fleisch oder Hefe enthalten. Dieses Vitamin ist Bestandteil verschiedener Stoffwechselvorgänge, aber auch die Immunzellen benötigen B_6, sodass ein Mangel daran ebenfalls das Immunsystem schwächen kann.
- Vitamin C (Ascorbinsäure), das in Früchten, Paprika, Hagebutten, Sanddorn oder Kohl enthalten ist, wird ja nachgesagt, dass es vor Erkältungen schützt. Inzwischen wurde nachgewiesen, dass eine zusätzliche Zufuhr nicht schützend wirkt, aber die Dauer einer Infektion unwesentlich verringern kann. Bei einer Infektion ist die Konzentration von Ascorbinsäure in den Immunzellen reduziert. Im Tierversuch zeigte sich, dass durch Vitamin-C-Gabe die Fresszellen aktiver und Mikroorganismen abgetötet wurden. Dennoch wird bei Erkältungsinfekten eine gesonderte Vitamin C Zufuhr als nicht notwendig erachtet. Voraussetzung ist immer, dass wir eine ausgewogene Ernährungsweise praktizieren. Schon mit einer halben roten Paprika oder 200 ml Orangensaft decken Sie Ihren Tagesbedarf von 100 mg.

»Viel« hilft nicht immer »viel«

»Viel hilft viel« – dieser gut gemeinte Ratschlag stimmt nur selten. Doch gerade bei der Ernährung ist manchmal weniger mehr. So können Sie Geld sparen oder in medizinisch Sinnvolleres investieren.

Sind Nahrungsergänzungsmittel sinnvoll?

Die Werbung verheißt uns ein langes und gesundes Leben, wenn wir mit ein paar Pillen mit Vitaminen und Mineralien nachhelfen. Doch ist das wirklich sinnvoll und notwendig? Leiden wir in unserer Wohlstandsgesellschaft unter Mangelsymptomen? Wohl kaum.

Omega-3-Fettsäuren

Unser Körper braucht bestimmte Fettsäuren, aber deshalb Pillen schlucken? Vor allem in fetten Meeresfischen, siehe auch im Abschnitt »Fisch dafür umso mehr« (Seite 150), sind die sogenannten Omega-3-Fettsäuren reichhaltig zu finden, die unser Organismus braucht. Schon 150 g Hering, Makrele oder Lachs pro Woche haben einen positiven Effekt für Ihre Herzgesundheit. Der Nachweis, dass eine Einnahme in Tablettenform besser wäre, konnte in Studien bisher nicht erbracht werden. Wer ein bis zweimal pro Woche Fisch aus der Meeres-Apotheke isst, ist auf jeden Fall besser beraten als mit Omega-3 in Tablettenform.

Vitamine

Weitere Produkte, die Herz-Kreislauf-Gesundheit versprechen, sind Vitamin-E-Präparate. Sie versprechen u. a., den Blutdruck zu senken. Allerdings ist dieses Vitamin in den sogenannten Flavonoiden zu finden, die alle pflanzlichen Lebensmittel enthalten, also überflüssig für jeden, der sich ausgewogen ernährt, denn Obst und Gemüse, liefern davon genug, ohne dass Sie Pillen schlucken müssen.

Coenzym Q 10

Inzwischen gilt das Coenzym Q 10 als Kassenschlager unter den Nahrungsergänzungsmitteln. Es ist als Arzneimittel nicht zugelassen, wird aber in den Regalen der Drogerien und Apotheken als Cholesterinsenker und zum Schutz vor Herz- und Krebserkrankungen angeboten. Mal abgesehen davon, dass Coenzym Q 10 (auch als Ubichion bekannt) in Geflügel, Hülsenfrüchten, Soja und einigen pflanzlichen Ölen wie Olivenöl in ausreichender Menge vorkommt, wurde inzwischen nachgewiesen, dass es die Entstehung freier Radikale fördert und das Risiko für atherosklerotische Erkrankungen und Krebs sogar erhöht. Zumindest warnt das Bundesinstitut für Risikobewertung vor der Einnahme von mehr als 30 Milligramm pro Tag, da die meisten Präparate die Tagesdosis um das Dreifache überschreiten.

Vitamin D

In der Boulevardpresse scheinen Artikel, die sich um das Vitamin D ranken, regelrecht en vogue zu sein. In der Folge kommen Patienten in die Praxis und fordern aktiv die Bestimmung dieses teuren Laborparameters. Klinische Studien formulieren, dass niedrige Vitamin-D-Spiegel eine negativen Einfluss auf diverse Krankheiten haben können. Bluthochdruck, Diabetes mellitus, Osteoporose und Autoimmunerkrankungen werden als Beispiele angeführt. In der Laienpresse avanciert die Substitution mit Vitamin D beinahe schon zum Allheilmittel. Das halte ich aber für übertrieben.

Da der Normwert angehoben wurde, fallen theoretisch mehr Personen in die Gruppe der Patienten mit Vitamin-D-Mangel. Doch die wenigsten brauchen eine medikamentöse Substitution. Circa 80 Prozent des Vitamin D werden in körpereigener Produktion über Haut, Leber und Nieren gebildet und ca. 20 Prozent über Nahrungszufuhr aufgenommen. In unserem Fettgewebe wird es über Monate gespeichert. In unseren Breiten ist die UV-Wirkung auf uns in den Wintermonaten zu gering und unsere Haut ist von dichter Kleidung wegen der niedrigen Temperaturen bedeckt. In dieser Zeit muss unser Körper von seinen Vorräten zehren. In den sonnenintensiveren Monaten reicht es völlig aus, täglich ca. 15 Minuten mit freien Unterarmen die Sonne auf uns wirken zu lassen. Dabei können Sie glatt zwei Fliegen mit einer Klappe schlagen. Sie genießen das Tageslicht und können bei einem flotten Spaziergang etwas für Ihr persönlichen Schrittkonto (mindestens 7000 Schritte täglich, siehe oben) tun. Eine medikamentöse Nahrungsergänzung sollte also nicht die Regel sein.

Mineralstoffe

Magnesium soll vor Stress schützen, weil es die Ausschüttung der Stresshormone Adrenalin und Noradrenalin verhindert. Allerdings nehmen wir, sofern wir uns nicht einseitig ernähren oder krank sind, genügend Magnesium über die Nahrung auf. Konsumieren wir zu viel davon, zum Beispiel über Nahrungsergänzungsmittel, kann das zu Eisenmangel führen, ist nicht gesund und bringt den Mineralstoffhaushalt durcheinander, was zu Kupfermangel führen kann.

Calcium schützt angeblich vor Osteoporose und deshalb gibt es zahlreiche Produkte auf dem Markt. Dabei steigert zu viel Calcium sogar das Risiko, einen Herzinfarkt zu erleiden. Als Ursache vermuten die Wissenschaftler, dass sich dann Calcium im Blut an den Gefäßwänden ablagert und das zu Arteriosklerose führte. Ein Mechanismus, der bei Nierenpatienten hinlänglich bekannt und untersucht ist.

Fazit: Besser gesund ernähren!

Der Markt für Nahrungsergänzungsmittel setzt jährlich über 900 Millionen Euro um, eine unglaublich hohe Summe. Doch keine große Studie konnte einen nachweislichen Nutzen für die Herzgesundheit beschreiben. Das gilt vor allem für die Senkung eines Herzinfarktrisikos. Hier versagten die Pillen, Kapseln, Dragees und Pülverchen. Wer sich in Deutschland weitestgehend ausgewogen ernährt, hat keinen Nährstoffmangel zu befürchten. Es ist folglich viel sinnvoller, Ihr Geld in qualitativ hochwertige, ausgewogene Lebensmittel zu investieren, anstatt sich durch die Gänge und Regale der Drogerien auf der Suche nach Nahrungsergänzungsmitteln zu machen.

Wie viel Flüssigkeit braucht das Herz?

Der Mensch besteht zum größten Teil aus Wasser und braucht Wasser, um den Stoffwechsel und die Organfunktionen inklusive des Kreislaufs aufrechterhalten zu können. Jede Körperzelle ist darauf angewiesen, dass sie mit genügend Flüssigkeit versorgt wird. Beträgt der Wasseranteil bei einem Säugling etwa 70 Prozent, so liegt er bei einem Erwachsenen bei 50 bis 60 Prozent, mit zunehmendem Alter sinkt er auf unter 50 Prozent. Die fettfreie Körpermasse eines jeden besteht dabei konstant aus etwa 70 Prozent Wasser, während das Fettgewebe im Körper nur zu 10 bis 40 Prozent aus Wasser besteht. Frauen haben aufgrund ihres höheren Körperfettanteiles etwa 10 Prozent weniger Wasser im Körper als Männer und Übergewichtige generell einen geringeren Wasseranteil als muskulöse Personen.

Trinken im richtigen Maß

Da wir Flüssigkeit ausscheiden und über die Haut ständig Flüssigkeit verlieren, müssen wir über Getränke dafür sorgen, dass der Körperflüssgkeitsanteil ausgeglichen bleibt. Wer 1,5 bis 2 Liter Flüssigkeit zu sich nimmt, ist in der Regel gut versorgt. Eine höhergradige Herzinsuffizienz kann aber veranlassen, dass Ihnen der Arzt eine Beschränkung der täglichen Trinkmenge auf max. 1,5 Liter empfiehlt. Anderenfalls kann das Herz aufgrund der Volumenbelastung durch mehr Flüssigkeit überfordert werden und eine Lungenstauung verursachen. Dies wäre dann eine akut dekompensierte Herzinsuffizienz. Für Herzinsuffizienz-Patienten gilt die Empfehlung, sich täglich nach der Morgentoilette zu wiegen. Kommt es innerhalb von drei Tagen dabei zu einem Anstieg des Körpergewichts um mehr als zwei Kilo, sollten Sie den Arzt aufsuchen, um weitere Komplikationen und evtl. auch eine Krankenhauseinweisung zu vermeiden.

Bekanntermaßen hat Kaffee einen harntreibenden Effekt. Es ist aber widerlegt, dass Kaffee uns mehr Flüssigkeit entzieht, als wir mit ihm als Getränk zuführen. Die gepflegte

Wiener Sitte, zu jedem Kaffee zusätzlich ein Glas Wasser zu reichen, ist dennoch nicht verkehrt. Es schadet uns in keinem Fall. Ein erhöhter Salzkonsum stört das Flüssigkeitsgleichgewicht. Um für einen Ausgleich der Konzentrationen zu sorgen, wird den Zellen vermehrt Flüssigkeit entzogen, um das Zuviel an Salz wieder über die Nieren ausscheiden zu können. Unser Durstgefühl veranlasst uns daraufhin, vermehrt zu trinken.

Bei älteren Menschen lässt das Durstgefühl nach, deshalb können sie oft nicht abschätzen, ob sie genug getrunken haben. Sie sollten sich zum Trinken motivieren und sich ggf. ihr Tagespensum portionieren. Es ist hierfür hilfreich, sich eine Flasche Wasser in Griffweite auf dem Tisch bereitzustellen und ein gefülltes Glas Wasser schluckweise in 30 bis 45 Minuten zu trinken.

Früher wurde orientierend der Hautfaltentest empfohlen. Dabei wurde der Spannungszustand der Haut über dem Handrücken überprüft, indem man eine Hautfalte abhob. Dieser Test ist aber recht unspezifisch, da alte Menschen ohnehin einen geringen Wassergehalt der Haut aufweisen als junge Menschen. Bei jungen Menschen müsste der Grad der Austrocknung schon deutlich vorangeschritten sein, um hier ein positives Testergebnis zu erhalten. Bei Säuglingen ist der Test schon eher korrekt, zumal sie im Rahmen einer Durchfallerkrankung sehr rasch von einer gefährlichen Austrocknung bedroht sind. Wer ständig von Durstgefühlen geplagt wird und sehr viel trinken muss, sollte seinen Blutzuckerspiegel messen lassen. Denn häufig ist das ein Indiz für Diabetes mellitus. Aber auch andere hormonelle Erkrankungen können hinter einem deutlich gesteigerten Trinkbedürfnis stecken.

Hören sie einfach auf Ihr Durstgefühl

Halten wir fest: Es gibt bislang keine einzige fundierte Studie, die besagt, wie viel Flüssigkeit wir jeden Tag konsumieren sollten. Die oft zitierten mindestens zwei Liter pro Tag sind reines Populärwissen und wissenschaftlich nicht belegt. Es gibt keinen Beweis dafür, dass ein Mensch, der nur 700 ml täglich trinkt, kränker ist als einer, der 2000 ml konsumiert. Im Allgemeinen reicht es, auf sein Durstgefühl zu hören. Probieren Sie es aus. Schauen Sie, wie Sie sich fühlen, wenn Sie bei einem bzw. bei zwei Litern pro Tag angelangt sind. Es schadet nicht.

Nicht über den Durst trinken

Slogans wie »Trinken, bevor der Durst kommt!« halte ich für unsinnig. Für gewöhnlich können Sie sich durchaus auf Ihre Körpersignale verlassen. Wasser füllt den Magen ohne Kalorien und hält das Blut flüssig. Es werden sogar noch Kalorien verbrannt, um das Wasser auf Körpertemperatur zu bringen. Doch die neue Mode der ständig bereitgehaltenen Trinkflaschen läuft aus dem Ruder. Manchmal hat man im Sommer den Eindruck, dass die vielen Menschen, die in der Stadt mit ihren PET-Trinkflaschen herumlaufen, ohne ihre Flasche verdursten würden.

In Extremfällen ist der Körper mit der Zufuhr überfordert. Bei Marathonveranstaltungen hatten Teilnehmer »über den Durst getrunken« und dabei die Konzentration der Elektrolyte Natrium und Kalium im Blut gefährlich verdünnt. Dies führte zu Leistungseinbußen bis hin zu Schwindel, Kreislaufbeschwerden und Ohnmacht. In Einzelfällen gab es sogar Todesfälle aufgrund von Herzrhythmusstörungen. In der täglichen Praxis ist das aber nicht zu befürchten. Ein Überschuss an Wasser kann der gesunde Organismus ausgleichen, indem er einfach mehr Harn produziert. Dabei ist der Urin weniger konzentriert, was man an seiner helleren Farbe leicht erkennen kann. Unter Umständen stören wir dabei unsere Nachtruhe, wenn uns der wiederholte Harndrang auf die Toilette treibt. Die Risiken im Rahmen einer »Überwässerung« bei Herzinsuffizienz habe ich oben schon erwähnt. Aber auch bei fortgeschrittenen Nierenerkrankungen, wie z. B. bei Dialysepflicht, kann unter Umständen die tägliche Trinkmenge auf maximal 500 ml reduziert sein. Im Gegensatz dazu gilt bei Nierensteinpatienten die Empfehlung, die Trinkmenge bewusst hoch zu halten. Mindestens drei Liter pro Tag sollen dabei der Steinbildung vorbeugen.

Ein gesunder Erwachsener sollte so viel trinken, wie sein Durstgefühl es ihm nahelegt, eineinhalb bis zwei Liter sind empfehlenswert. Im Sommer, wenn man viel geschwitzt hat, nach Durchfall oder Erbrechen darf es natürlich auch mehr sein.

Ein Gläschen in Ehren

Im Durchschnitt wurden im Jahr 2012 in Deutschland 135,4 Liter Alkohol pro Kopf getrunken. Das sind 320 Flaschen Bier, 30 Flaschen Wein, 5,4 Liter Schaumwein und fast 8 Flaschen Schnaps. Zwar weisen wissenschaftliche Untersuchungen immer wieder darauf hin, wie gesundheitsfördernd Wein für das Herz-Kreislauf-System sein soll, aber laut der Deutschen Gesellschaft für Ernährung sollten Männer nicht mehr als 20 g Alkohol, das sind entweder 0,25 Liter Wein oder 0,5 Liter Bier, und Frauen nur die Hälfte davon trinken. Nach mediterraner Lebensart sollte Wein auch eher zum als nach oder ohne Essen getrunken werden. Ebenso gehört es dort dazu, zusätzlich auch Wasser zu trinken. All das tun wir hier eher selten.

Zugegeben, ein Glas Wein, mit Genuss getrunken, verbessert das persönliche Wohlgefühl, aber es muss nicht täglich sein. Werden daraus regelmäßig zwei oder drei Gläser oder gar eine ganze Flasche, dann ist das nicht mehr herzgesund. Wer so viel konsumiert, hat nachweislich aufgrund des hohen Alkoholgehaltes sogar ein höheres Herzinfarktrisiko und auch die Blutdruckwerte steigen an.

Fördert Alkohol die Gesundheit?

Gerne wird behauptet, Alkohol fördere die Gesundheit. 2014 wurde eine Studie vorgestellt, die die gesundheitsfördernde Wirkung von Alkohol untersuchen sollte. Die Teilnehmer tranken ein Jahr lang regelmäßig Pinor Noir oder Chardonnay Pinot: die Frauen täglich 0,2 und die Männer 0,3 Liter – fünfmal in der Woche. Sowohl die Cholesterinwerte als auch die Messgrößen für oxidativen Stress zeigten nach einem Jahr keine Veränderung. Diese Studie steht also in starkem Widerspruch zu den Ergebnissen der altbekannten Studien, die allesamt die gesundheitsfördernde Wirkung von Alkohol proklamieren. Im Allgemeinen sind zusammengefasste Studienresultate hinsichtlich ihres Wahrheitsgehalts mit Vorsicht zu genießen. Was sicher ist: Für die Herzgesundheit wären täglich fünf Portionen Obst oder Gemüse besser.

Resveratrol

Resveratrol findet sich in einer Anzahl von Pflanzen und Früchten, zum Beispiel in Weintrauben, Himbeeren und Pflaumen. Es schützt die Pflanzen vor Parasiten und Pilzinfektionen. Mit den Trauben gelangt Resveratrol auch in den Wein und hier soll es für einen herz- und gefäßschützenden Effekt verantwortlich sein.
Dafür scheint es zahlreiche wissenschaftliche Belege zu geben und so ist der Stoff aus dem Wein inzwischen auch als Medikament zu haben. Es gibt auch zahlreiche Studien, die sich damit beschäftigen, ob die Substanz im Medikament besser wirkt als im Wein. Hier gibt es widersprüchliche Aussagen. Allerdings muss man auch bedenken, dass bei diesen Studien immer die Reinform eines Stoffes untersucht wird und nicht die Mischform. Da der Alkohol des Weins das » gute HDL-Cholesterin« ansteigen lässt und das Resveratrol zusätzlich den Insulinstoffwechsel günstig beeinflusst, ist laut dieser Studien der Wein nicht nur wirkungsvoller, sondern bietet auch mehr Genuss als ein Resveratrol-Dragee. Da Wein aus viel mehr Stoffen besteht, liegt das Geheimnis also vielleicht darin, dass Resveratrol in der Mischung mit all den anderen Stoffen, die der Wein enthält, besser wirkt.

Die negativen Seiten des Alkoholgenusses

Schon lange ist bekannt, dass Alkohol auch negativen Einfluss auf die Gesundheit hat. Regelmäßiger Alkoholkonsum scheint an der Entstehung zahlreicher Krebsarten beteiligt zu sein. Zuviel Alkohol ist unbestritten schädlich für Leber, Gehirn und auch für das Herz. Er kann süchtig machen, beeinflusst die Muskelleistung, schädigt die Bauchspeicheldrüse, hemmt die Fettverbrennung und erzeugt Übergewicht. Nicht umsonst nennen manche Männer ihren Bauch auch liebevoll »Bierdepot«. 1 Liter Bier enthält mit 400 Kilokalorien genauso viele Kalorien wie eine Tafel Schokolade. Zum Vergleich: Um diese Kalorien beim Sport zu verbrennen, müsste eine Person mit 70 kg Körpergewicht 40 Minuten lang schnell walken oder ebenso lange langsam joggen. Alkohol ist objektiv betrachtet gar kein Stimmungsmacher. Er wirkt zwar kurzfristig aufmunternd, macht aber auf Dauer schlapp, müde und impotent.

Halten wir also fest: Geringe Menge Alkohol sind zumindest verträglich, sofern bei Männern nicht mehr als 20 g und bei Frauen nicht mit als 10 g genossen werden. Wir sprechen hier somit von einem Genuss- und nicht von einem Arznei- geschweige denn einem Heilmittel.

Ihr Genießeraktionsplan

Ich werde Ihnen jetzt keine irgendwie benannte Diät vorkauen, sondern ich möchte an Ihre »diaita« – Lebensweise – appellieren. Jedes Kilo Übergewicht lässt den Blutdruck um 1 mmHG ansteigen. Bei 20 Kilogramm mehr auf den Rippen geht der Blutdruck dabei meistens in den erhöhten Bereich. Das bedeutet, Ernährung und Bewegung sind die zentralen Faktoren, um den Blutdruck zu beeinflussen. Erledigen Sie kleine Einkäufe zu Fuß oder mit dem Rad und lassen Sie das Auto stehen. Drehen Sie nach dem Mittag-

oder Abendessen lieber eine Runde um den Block, statt sich mit Erdnüssen oder Salzstangen auf das Sofa zu begeben. Und bedenken Sie: Alkohol hemmt den Fettabbau. Wer dauerhaft abspecken und schlank bleiben will, sollte seine Ess- und Trinkgewohnheiten auf den Prüfstand stellen und eventuell ändern. Hungern ist auf jeden Fall falsch. Stattdessen helfen gute Vorsätze und ein paar Kniffe, das eigene Wunschgewicht zu erreichen.

Leicht durch den Tag

Es hilft ungemein, sich zunächst einmal zu vergegenwärtigen, was, wie viel und vor allem wie oft wir unnötig zwischendurch essen oder naschen. Dazu ist es aufschlussreich, über ca. zwei Wochen ein Tagebuch zu führen und vorbehaltlos alles zu notieren, was Sie gegessen und getrunken haben. Dann sollten Sie sich in Ruhe anschauen, was dabei so alles zusammengekommen ist.

Ballaststoffe am Morgen

Ohne Hunger leiden zu müssen, sollten Sie fortan bewusst gut frühstücken. Möglichst komplexe Kohlenhydrate aus ungesüßtem Müsli und ballaststoffreiches Vollkornbrot sollten problemlos für die nächsten fünf Stunden bis zum Mittagessen vorhalten.

Bevor Sie sich das Mittagessen schmecken lassen, trinken Sie ein großes Glas Wasser. Die Flüssigkeitsmenge dehnt den Magen und fördert das Eintreten des Sättigungsgefühls, ohne die Kalorienbilanz negativ zu beeinflussen. Im Gegenteil, die Verstoffwechslung von Wasser verbraucht sogar Energie. Essen Sie bitte mit Zeit und Muße. Kauen Sie bewusst, ohne zu schlingen, bis das Schlucken unmerklich vonstattengeht. Wer nur zwischendurch mal eben schnell sein Mittagessen aus der Imbissbude auf die Hand nimmt und im Gehen isst, tut sich hier keinen Gefallen.

Nach der Hälfte der Portion halten Sie bewusst inne und schieben den Teller von sich weg. Jetzt seien Sie bitte ehrlich zu sich selbst und fragen Sie sich, ob Sie angenehm gesättigt sind, ohne dass der Bauch über dem Gürtel spannt, oder ob Sie weiteressen müssen, weil Sie wirklich noch Hunger haben. Ich bin mir sehr sicher, in den allermeisten Fällen werden Sie sich sagen können: »Wenn ich jetzt weiteresse, mache ich das nur, weil es schmeckt, aber nicht weil ich Hunger habe.« Machen Sie sich frei von den ausgedienten Sprüchen aus Kindertagen mit Anweisungen unserer Eltern: »Iss den Teller leer, sonst gibt es morgen schlechtes Wetter.« Na, dann lassen Sie es halt als schlanker Mensch morgen regnen. Wenn Sie schlemmen möchten und den Teller blitzeblank hinterlassen wollen, dann »verdienen« Sie es sich doch. Verzichten Sie im Vorfeld oder im Nachgang auf eine Hauptmahlzeit und ersetzen Sie sie einfach durch einen Apfel oder absolvieren Sie eine Extra-Trainingseinheit. Nach der Mahlzeit können Sie sich problemlos einen verdauungsförderlichen Espresso statt eines Cappuccinos oder gar eines Milchkaffees gönnen.

So entgehen Sie Fallen am Nachmittag

Für den Nachmittag halten Sie bitte wieder ausreichend Wasser bereit, um bei Aufkommen von Lust nach einer Nascherei widerstehen zu können. Machen Sie sich klar: Wer täglich 50 kcal zu viel zu sich nimmt steigt am Jahresende mit 2,5 kg mehr auf die Waage. Tja, was sind schon 50 kcal: 100 ml Bier, ein halber Riegel Milchschokolade, eine Praline, 10 g Chips (das ist nur ⅓ einer üblichen Portion Chips mit ca. 30 g) oder ca.

6 Gummibärchen. Die sind schnell mal vertilgt. Bitte, fangen Sie jetzt nicht an, Kalorien zu zählen. Fragen Sie sich einfach aufrichtig, ob Sie die Leckereien wirklich brauchen. Trinken Sie ein Glas Wasser und lenken Sie sich ab, indem Sie aufstehen und sich bewegen. Hunger ist hier sicher nicht der Motivator, essen zu müssen.

Konzentrieren Sie sich auf eine andere Aufgabe. Erledigen Sie z. B. eine lästige, aber erforderliche E-Mail-Antwort, die Ihnen noch im Kopf umherschwirrt. Führen Sie ein aufgeschobenes Telefonat oder füllen Sie ein leidiges Antragsformular aus, das seit Langem Ihren Schreibtisch ziert und schon Staub angesetzt hat. Damit haben Sie gleich zwei Fliegen mit einer Klappe geschlagen, dem Verlangen widerstanden und auch noch Lästiges erledigt. Das macht den Kopf frei. Allein dieser kleine Erfolgsschritt stärkt Sie bei zukünftigen Versuchungen. Sie müssen sich einfach nur an den letzten Erfolg erinnern.

Leichtes Essen ist gut für den Schlaf

Das Abendessen sollte leicht verdaulich und magenfreundlich ausfallen. Große und vor allem fettreiche Portionen stören ohnehin das Einschlafen und die Nachtruhe. Der Schwerpunkt sollte abends eher auf den Eiweißen statt auf den Kohlenhydraten liegen. Wer glaubt, sich mit einem lieb gewonnenen Verdauungsschnaps Erleichterung vom drohenden Völlegefühl verschaffen zu können, den muss ich enttäuschen. Studien haben belegt, dass die Magenentleerung nach einem Schnaps nicht schneller vonstatten geht als nach dem Konsum der gleichen Menge Wasser oder Tee. Außerdem kann Alkohol die Spannung der Muskulatur in der unteren Speiseröhre vermindern. Damit wird dem Reflux Vorschub geleistet. Das heißt, wir quälen uns mit lästigem Sodbrennen herum, was Ein- und Durchschlafstörungen erzeugt. Für Empflindliche ist der sogenannte Verdauungsschnaps in jeder Hinsicht kontraproduktiv.

Mäßigen Sie sich, aber stellen Sie das Leben nicht ein

Vor den Sommerferien (wegen der Bikinifigur) und zum Jahreswechsel sind die Magazine voll von Diätempfehlungen jedweder Art. Weg mit dem Speck, lassen Sie die Pfunde purzeln usw. Dafür muss man die Zeitschriften noch nicht mal durchblättern oder gar in die Hand nehmen. Das im Kiosk einsehbare Titelblatt genügt. Darauf beißt die ohnehin gertenschlanke Brünette mit zum sportlichen Zopf gebundenen Haaren und eng anliegendem Top über dem flachen Bauch lächelnd in den Gemüsedip. Im Wartezimmer oder beim Friseur können wir dann nicht anders: Wir überfliegen das Käseblatt und im Mittelteil wird uns in großen Lettern der Shake offeriert, den wir am besten dreimal täglich im Austausch gegen eine lieb gewonnene Mahlzeit genießen. Na, herzlichen Dank.

Ich mache keinen Hehl daraus. Ich bin kein Freund dieser Empfehlungen. Ich mag den Begriff »DIÄT« schon gar nicht. Wir assoziieren ihn mit negativen Gedanken, wie Verzicht, Entbehrung, Verbot, Freudlosigkeit, Hungergefühl und ständigem Gedankenkreisen ums Essen. Der Begriff steht ursprünglich für Krankenkost. Wir sind doch nicht gerne freiwillig krank. Dabei bedeutet der griechische Wortstamm »diaita« eigentlich »Lebensweise«. Das klingt doch schon viel verträglicher. Ich möchte es an dieser Stelle klar und deutlich sagen: Ohne Veränderung der Lebens- und insbesondere der Ernährungsgewohnheiten werden wir keinen nachhaltigen Erfolg unserer Bemühungen erreichen. Ansonsten sind die Ergebnisse auf der heimatlichen Waage, im Rock- oder Hosenbund nur ein frustrierendes Intermezzo und der Jojo-Effekt schlägt zu.

Einfach ausgedrückt: Unser Gewicht ist das Ergebnis aus Energiezufuhr und Energieverbrauch. Liegt die Zufuhr über dem Verbrauch, ächzt die Waage und der Hosenbund kneift. Um das zu verändern, müssen wir die Energiezufuhr herunterfahren oder den Energieverbrauch steigern. Am besten und effektivsten ist es, beides in einem sinnvoll realistischen Maß zu kombinieren: Energiezufuhr runter, Energieverbrauch rauf. Ja, ein Quantum Disziplin ist von erheblichem Vorteil dabei. Aber, und das ist die gute Nachricht, Sie sollten keinen Hunger leiden, Bewegung und Sport können moderat ausfallen und sollten schlichtweg Spaß machen. Ich verspreche Ihnen, es lohnt sich und Ihr Herz wird es Ihnen danken.

Herzlichst

Dr. Mo mit Uschi Müller

10-Punkte-Plan für eine gesunde Ernährung

- Essen Sie regelmäßig und nehmen Sie sich ausreichend Zeit dafür.
- Trinken Sie 1,5 bis 2 Liter Wasser oder zuckerfreie Tees täglich und meiden Sie zuckerhaltige Getränke wie Limonaden und Fruchtnektar.
- Bis zu vier Tassen Kaffee pro Tag sind unproblematisch. Genießen Sie Alkohol nur in Maßen.
- Essen Sie ein- bis zweimal pro Woche Fisch und höchstens zweimal pro Woche Fleisch.
- Salzen und zuckern Sie sparsam, würzen Sie stattdessen mit Gewürzen und Kräutern.
- Verwenden Sie pflanzliche Fette, bevorzugt Olivenöl.
- Garen Sie die Lebensmittel bei möglichst niedrigen Temperaturen. Das erhält die Nährstoffe und verhindert die Bildung schädlicher Substanzen.
- Nehmen Sie täglich fünf Portionen Obst und Gemüse zu sich, die Hälfte davon am besten roh.
- Essen Sie reichlich Getreideprodukte, am besten in der Vollkornvariante (Pasta, Brot, Reis).
- Meiden Sie Fertigprodukte, in denen meist sehr viel Zucker und Fett versteckt ist.

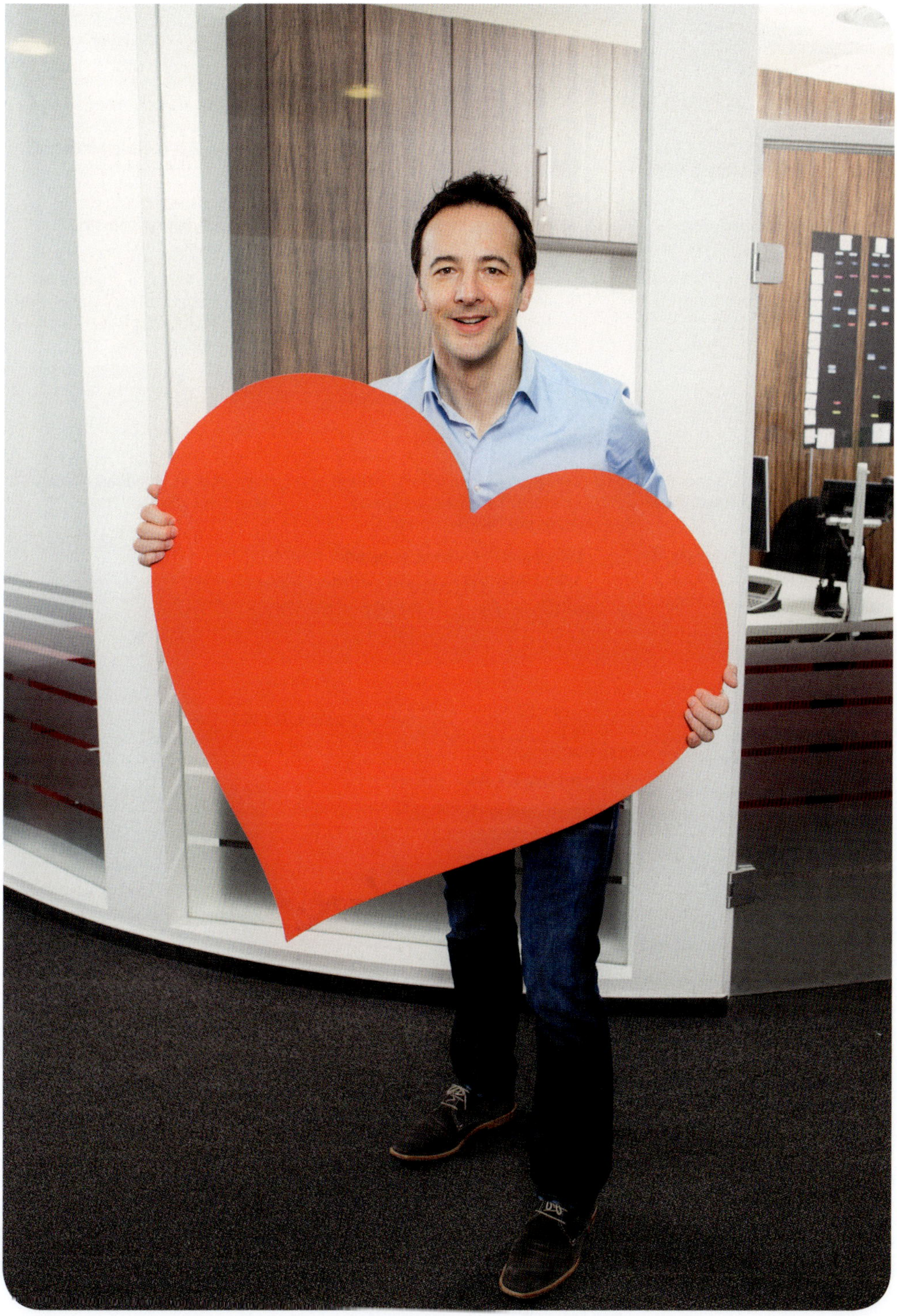

Service

Bücher zum Weiterlesen

Bamberger, C und A. **Die 50 besten Stress-Killer**. Stuttgart: TRIAS, 2012

Blech, J. **Die Heilkraft der Bewegung**. Frankfurt: Fischer Taschenbuch, 2014

Brand, S. **Vergiss Dein nicht**. Freiburg: Kreuz Verlag, 2010

De Marées, H. **Sportphysiologie**. Köln: Sportverlag Strauß, 2003

Esselstyn, C. **Essen gegen Herzinfarkt**. Das revolutionäre Ernährungskonzept. Stuttgart: TRIAS, 2014

Fessler, N. **Einfach. Yoga**. 6 Asana-Reihen für mehr Gesundheit, Achtsamkeit und Energie. Stuttgart: TRIAS, 2015

Koelle K. **Säure-Basen-Balance**. Bindlach: Gondrom Verlag, 2006

Kroidl R, Schwarz S., Lehnigk S. **Kursbuch Spiroergometrie**. Stuttgart: Thieme, 2007

Kusch M, Nüsser S. Training im Griff. **Leistungsdiagnostik im Breitensport**. Arbeitsgemeinschaft für Leistungsdiagnostik, 2009

Quellen

Gotzen R, Lohmann F. **Hoher Blutdruck**. Darmstadt: Steinkopff-Verlag, 2000

Heinrich T, Kusch M. **Lehrheft, Fitness-Trainer A Lizenz**. DFAV e. V. (Deutscher Fitness und Aerobic Verband)

Kreuzer J, Tiefenbacher C. **Atherosklerose. Taschenatlas Spezial**. Stuttgart: Thieme, 2003

Leitzmann C, Keller M. **Vegetarische Ernährung**. Stuttgart: Ulmer, 2009

Pietrzik et al. **Handbuch Vitamine**. München: Elsevier, 2008

Interessante Links

Assmann Stiftung für Prävention: www.assmann-stiftung.de

Berufsverband der Yogalehrenden in Deutschland e.V. www.yoga.de

Deutsche Ärztegesellschaft für Akupunktur e.V. www.daegfa.de

Deutsch-Chinesische Gesellschaft für Psychotherapie e.V. www.dcap.de

Deutsche Gesellschaft für Kardiologie – Herz- und Kreislaufforschung e.V. www.dgk.org

Deutsche Herzstiftung www.herzstiftung.de

Deutscher Pilates Verband www.pilates-verband.de

Heidelberger Akademie für Gesundheitsbildung www.hag-hd.de

Internationale Gesellschaft für Chinesische Medizin e.V. www.tcm.edu

MBSR-MBCT Verband www.mbsr-verband.de

Medizinische Gesellschaft für Qigong Yangsheng e.V. www.qigong-yangsheng.de

Online Register der Universität des Saarlandes für Fälle eines plötzlichen Herztodes www.uni-saarland.de

Step Test at Home www.topendsports.com

Interessante Artikel

Gene für Herzkrankheiten identifiziert: www.nature.com

Wenig Sport ist mehr, Journal of the American College of Cardiology 2014

Broschüre zur sexuellen Beratung herzkranker Menschen: circ.ahajournals.org

Studie zu Yoga und Herzgesundheit von Paula Chu: Paula Chu (Harvard University, Cambridge) et al., European Journal of Preventive Cardiology, doi: 10.1177/2047487314562741

Deutsche Gesellschaft für Endokrinologie: Vitamin D-Mangel in Deutschland oft überbewertet. Endokrinologen raten zum bewussten Umgang mit Vitamin D-Präparaten, (DGE) (Hrsg.) 08.02.11

Stichwortverzeichnis

Bibliografische Information der Deutschen Nationalbibliothek
Die Deutsche Nationalbibliothek verzeichnet diese Publikation in der Deutschen Nationalbibliografie; detaillierte bibliografische Daten sind im Internet über http://dnb.d-nb.de abrufbar.

Programmplanung: Simone Claß
Redaktion: Dr. Sabine Klonk, Stuttgart
Bildredaktion: Christoph Frick

Umschlaggestaltung und Layout:
CYCLUS Visuelle Kommunikation, Stuttgart

Bildnachweis:
Umschlaggestaltung: CYCLUS Visuelle Kommunikation, Stuttgart
Umschlagfoto und Fotos im Innenteil: Jens van Zoest, Wuppertal
Zeichnungen: Stefanie Wawer, München

1. Auflage 2015

Printed in Germany

Satz und Repro: Fotosatz H. Buck, Kumhausen
Gesetzt in: Adobe InDesign CS6
Druck: Grafisches Centrum Cuno, Calbe

Gedruckt auf chlorfrei gebleichtem Papier

ISBN 978-3-8304-8239-0

Auch erhältlich als E-Book:
eISBN (PDF) 978-3-8304-8240-6
eISBN (ePub) 978-3-8304-8241-3

1 2 3 4 5 6

Wichtiger Hinweis: Wie jede Wissenschaft ist die Medizin ständigen Entwicklungen unterworfen. Forschung und klinische Erfahrung erweitern unsere Erkenntnisse. Ganz besonders gilt das für die Behandlung und die medikamentöse Therapie. Bei allen in diesem Werk erwähnten Dosierungen oder Applikationen, bei Rezepten und Übungsanleitungen, bei Empfehlungen und Tipps dürfen Sie darauf vertrauen: Autoren, Herausgeber und Verlag haben große Sorgfalt darauf verwandt, dass diese Angaben dem Wissensstand bei Fertigstellung des Werkes entsprechen. Rezepte werden gekocht und ausprobiert. Übungen und Übungsreihen haben sich in der Praxis erfolgreich bewährt.

Eine Garantie kann jedoch nicht übernommen werden. Eine Haftung des Autors, des Verlags oder seiner Beauftragten für Personen-, Sach- oder Vermögensschäden ist ausgeschlossen.

Geschützte Warennamen (Warenzeichen®) werden nicht immer besonders kenntlich gemacht. Aus dem Fehlen eines solchen Hinweises kann also nicht geschlossen werden, dass es sich um einen freien Warennamen handelt.

Liebe Leserin, lieber Leser,

hat Ihnen dieses Buch weitergeholfen? Für Anregungen, Kritik, aber auch für Lob sind wir offen. So können wir in Zukunft noch besser auf Ihre Wünsche eingehen. Schreiben Sie uns, denn Ihre Meinung zählt!

Ihr TRIAS Verlag

E-Mail-Leserservice
kundenservice@trias-verlag.de

Lektorat TRIAS Verlag
Postfach 30 05 04
70445 Stuttgart
Fax: 0711 89 31-748